Lung Cancer

A Comprehensive Guide for the Clinician

肺癌

临床医师指南

原著 [美] Christina R. MacRosty [美] M. Patricia Rivera

主译 陈 军

中国科学技术出版社

·北 京·

图书在版编目（CIP）数据

肺癌：临床医师指南 / (美) 克里斯蒂娜 · R. 麦克罗斯蒂 (Christina R. MacRosty), (美) M. 帕特里夏 · 里韦拉 (M. Patricia Rivera) 原著；陈军主译 . 北京：中国科学技术出版社 , 2025. 10. -- ISBN 978-7-5236-1401-3

Ⅰ. R734.2-62

中国国家版本馆 CIP 数据核字第 2025H6R929 号

著作权合同登记号：01-2025-0246

First published in English under the title

Lung Cancer: A Comprehensive Guide for the Clinician

edited by Christina R. MacRosty, M. Patricia Rivera

策划编辑 郭仕薪 孙 超
责任编辑 周可欣
装帧设计 佳木水轩
责任印制 徐 飞

出　　版 中国科学技术出版社
发　　行 中国科学技术出版社有限公司
地　　址 北京市海淀区中关村南大街 16 号
邮　　编 100081
发行电话 010-62173865
传　　真 010-62179148
网　　址 http://www.cspbooks.com.cn

开　　本 889mm × 1194mm 1/16
字　　数 314 千字
印　　张 11.5
版　　次 2025 年 10 月第 1 版
印　　次 2025 年 10 月第 1 次印刷
印　　刷 北京博海升彩色印刷有限公司
书　　号 ISBN 978-7-5236-1401-3/R · 3492
定　　价 168.00 元

译者名单

主　译　陈　军

副主译　刘红雨　李永文　张洪兵　任　典

译校者　（以姓氏笔画为序）

丁　晨　丁帝凯　王亚楠　王樱杰　毛富岭
任　凡　任　典　华　钰　刘　懿　刘仁旺
刘红雨　刘明辉　刘京豪　李　彤　李永文
李宣广　李博实　李瑾辉　杨　帆　汪冠男
张子禾　张芮豪　张修闻　张洪兵　张展瑞
陈　琛　陈宇昊　陈沛桀　赵文浩　赵青春
赵泽夏　侯森森　贾超翼　夏春秋　高钰明
高鹏虎　黄　华　曹培俊　常　锐

内容提要

本书引进自 Springer 出版社，是一部专为胸部肿瘤领域临床工作者打造的实用诊疗工具书。全书共 13 章，深度整合了肺癌筛查与预防、肺结节的治疗方法、肺癌的诊断和分期、肺癌治疗、胸膜疾病及并发症治疗等内容，同时提供了肺癌筛查、烟草治疗、分期与诊断的新近指南和建议。本书内容实用，重点突出，语言精练，深入浅出，可为基层医师提供结构化决策支持，助力专科医师掌握国际前沿疗法与循证规范，可作为胸外科、肿瘤内科、呼吸科等临床医师，特别是基层医师的实用参考书，也可为相关学科研究人员提供参考。

译者前言

肺癌作为一种危害我国人民生命健康的恶性肿瘤，尽管医学技术不断提高，新的诊疗方法不断出现，但其发病率与死亡率仍居高不下。国家癌症中心于2024年发布的全国癌症报告显示，我国2022年恶性肿瘤新发病例和死亡人数与前几年相比均有所增加，并且无论是新发病例还是死亡病例，肺癌仍旧高居榜首。对于从事肺癌诊治工作的临床医师而言，医学领域的进展日新月异，如分子分型和分期、靶向药物、免疫疗法等。多学科诊疗在肺癌精准诊疗和综合管理方面的重要性也越来越受到重视，表明肺癌的治疗策略已进入更加多元化和以患者为中心的时代，这些都对临床医师的角色和作用提出了更高的要求。

译者团队依托于天津医科大学总医院肺部肿瘤外科和天津市肺癌研究所，由具备丰富临床、护理和基础研究经验的医师、护理人员和科研人员组成。多年来，团队在肺癌的早诊早治方面独具特色，在肺癌的侵袭转移与肿瘤微环境及耐药逆转等方面的研究方面居于国内外前列，并围绕局部晚期肺癌以外科手术为主的"个体化"多学科综合诊治策略开展了相关研究，并达到国际领先水平。团队始终跟进国内外肺癌诊疗最新进展，并致力于推广其在临床中的应用。本书的翻译与出版，正是团队为国内肺癌临床医师推介近年全球新进展的一个绝佳契机。

本书内容包括肺癌流行病学、筛查、控烟、诊断、分期和治疗策略，以及恶性胸腔积液、肺部并发症的处理和多学科诊疗等方面。各章均由来自全球各领域的专家悉心撰写，内容极具权威性和全面性。本书适合从事肺癌防治和诊疗的医师与科研人员阅读，有助于他们获取行业前沿进展、扩充知识，可以作为日常工作参考。

感谢各位译校者对本书翻译工作的努力与付出，感谢中国科学技术出版社的支持。考虑到中外术语表述存在较大差异，中译本中可能遗有不甚准确或疏漏之处，欢迎读者批评指正。希望本书能为国内从事肺癌临床诊疗工作的医师提供帮助。

天津市肺癌研究所所长
天津医科大学总医院胸部肿瘤中心主任　陈　军
天津医科大学总医院肺部肿瘤外科主任

原书前言

在20世纪初，有医学文献报道了374例肺癌病例，并建立了吸烟与肺癌进展之间的关系[1]。到20世纪中叶，美国和英国发表了两项里程碑式的研究，认定吸烟为肺癌的可能致病因素之一[2–4]。1959年，美国首个肿瘤预防研究（Cancer Prevention Study Ⅰ，CPS Ⅰ）报道了吸烟者因肺癌死亡风险相关性，其中男性为2.69，而女性为11.3[5, 6]。1964年发表的美国公共卫生报告中指出，与非吸烟者相比，吸烟者患肺癌的风险增加了9～10倍，而重度吸烟者增加了20倍。该风险随着吸烟时间的延长而增加，并在戒烟后减少降低[7, 8]。这一报告成为"减少烟草对美国公众健康冲击的里程碑式的第一步"，其意义非凡，以至于选择在周六发表，以降低对股票市场的影响，并成为美国和全世界报纸、广播和电视直播的头条新闻[8, 9]。美国公共卫生报告的广泛传播，提高了公众对吸烟在肺癌发生发展中起作用的认知度[8, 9]。

尽管人们逐渐认识到吸烟是导致肺癌的主要原因，但肺癌仍是美国男性与女性中第二常见的癌症，并且是全球癌症死因之首，尤其在发展中国家[10]。

诊断、分期与肺癌治疗进展提高了美国患者的生存率。Siegel等报道了2001年肺癌诊断率由19%升至2017年的31%以来，晚期肺癌发病率有所降低，2015—2017年中位生存期从8个月延长至13个月，并且患者3年以上生存率亦有所升高[10]。Howlader等报道了2001—2015年男性肺癌特异性生存率由26%上升至35%[11]。这些进展均与靶向治疗的批准使用有关[11]。

几十年来，肺癌的早期筛查一直充满了挑战。发表于2011年的美国国家肺癌筛查试验是一项里程碑式的研究，其表明低剂量CT（low-dose computed tomography，LDCT）可使肺癌死亡率相对降低20%[12]，并促使2013年美国预防服务工作组（United States Preventive Services Task Force，USPSTF）的肺癌筛查指南给予B级建议[13]。肺癌筛查降低死亡率源于早期诊断理念的重要转变[14]。建模研究发现，放宽肺癌筛查的条件，包括纳入低剂量烟草暴露和更多年龄范围人群，显示出比2013年推荐的筛查标准更好的可行性与收益。这促使USPSTF的肺癌筛查可行性标准于2021年再度修订[15, 16]。此修订版标准特别惠及女性，以及黑种人族裔、西班牙裔、美洲印第安人和阿拉斯加原住民患者，尽管他们的烟草暴露较低，但在较年轻的年龄可能面临更高的肺癌风险[16]。

影像学与诊断技术的进步，包括^{18}F-FDG-PET、内支气管超声、外周导航支气管镜检查等，已经彻底改变了肺癌诊断与纵隔分期的方法。TNM分期的标准化和广泛应用，使非小细胞肺癌的预后得到了改善[17, 18]。

一项1995年发表的Meta分析表明，与支持性治疗相比，采用双药铂类化疗的全身治疗后，患者1年生存率能提升10%[19]。这一里程碑式的研究改变了肺癌的治疗策略，激发了当代肺癌治疗的研究新思路，促进了新型化疗制剂的研发及其在非小细胞肺癌手术辅助治疗中的应用。近 20 年来，分子诊断技术的进步已能够检出特异基因组和免疫检查靶点，从而实施精准治疗，彻底改变了肺癌的诊治策略并显著提高了生存率。未来的创新聚焦于更多的分子靶点与标志物，并通过更小的侵入式检测实现诊断和识别分子靶点。此外，微创手术技术和立体定向放疗可降低手术并发症发病率，或为不适合行切除术的早期肺癌患者实施非手术治疗[19]。

随着肺癌在早期被诊断出，患者接受治疗并存活时间更长。据估计，美国超过 65 万人有肺癌病史[20]。这些患者群体可能因肺癌治疗产生的短期或持续影响，而具有特殊的健康问题。因此，需要进一步研究以发现最佳的诊疗方法，来帮助那些已经战胜肺癌的患者。

编写一部涵盖从 20 世纪初至今所有肺癌诊疗领域所有进展的专著是一项非常庞大的任务。本书对肺癌的相关发展和基于指南的诊疗信息进行了全面的回顾，旨在为繁忙的临床医生提供参考。本书以讨论美国及全球肺癌流行病学统计为起始，包括发病率和风险因素。后续的讨论包括关于烟草使用的最新信息、治疗方法及肺癌的筛查、诊断和分期。根据肺癌的不同分期，本书对治疗方法也进行了详细讨论，包括早期（Ⅰ～Ⅱ期）、Ⅲ期和Ⅳ期非小细胞肺癌的治疗，而且单独设立了小细胞肺癌和恶性胸腔积液管理的章节。书中还包含了有关肺癌治疗所致肺部并发症的全面信息，因为对胸外科医师来说是肺癌诊疗的重要组成部分，尤其是在我们的治疗方法不断扩展和新药物不断开发的背景下。书中还提供了多学科诊疗和生理评估的综述，这些都是肺癌患者诊疗中的关键组成部分。

在本书编写过程中，我们对出版时提供最新信息的作者们表示感谢。我们希望这部综合性著作能够激励您进一步扩展知识，随着诊断和治疗方案的不断发展，您将为患者提供最佳的诊疗方案。

Chapel Hill, NC, USA

Christina R.MacRosty

Rochester, NY, USA

M.Patricia Rivera

（常　锐　译　　李永文　校）

参考文献

[1] Adler I. Primary malignant growths of the lungs and bronchi. New York, NY: Longmans, Green, and Company; 1912.
[2] Lickint F. Tabak and Tabakrauch als aetiologischer Faktor des Carcinoms. [Tobacco and tobacco smoke as etiological factors for cancer]. Z Krebsforch 1929;30:349–65.
[3] Doll R, Hill AB. Smoking and carcinoma of the lung; preliminary report. Br Med J. 1950;2:739–48.
[4] Wynder EL, Graham EA. Tobacco smoking as a possible etiologic factor in bronchogenic carcinoma; a study of 684 proved cases. J Am Med Assoc. 1950;143:329–36.
[5] Garfinkel L. Selection, follow up and analysis in the American Cancer Society prospective studies. Natl Cancer Inst Monogr. 1985;67:49–52.
[6] American Cancer Society. History of the cancer prevention studies. n.d. https://www.cancer.org/research/population-science/cancer-prevention-and-survivorship-research-team/acs-cancer-prevention-studies/history-cancer-prevention-study.html. Accessed 8 Apr 2023.
[7] Smoking and Health. United States Surgeon General's Advisory Committee on Smoking and Health. United States Public Health Service Office of the Surgeon General. 1964.
[8] Centers for Disease Control and Prevention Office on Smoking and Health, National Center for Chronic Disease Prevention and Health Promotion. Surgeon general's reports on smoking and tobacco use. 2022. https://www.cdc.gov/tobacco/sgr/index.htm#:~:text=The%20first%20report%20of%20tth,health%20of%20the%20American%20people. Accessed 8 Apr 2023.
[9] National Library of Medicine. Profiles in science: the 1964 Report on smoking and health. n.d. https://profiles.nlm.nih.gov/spotlight/nn/feature/smoking#. Accessed 8 Apr 2023.
[10] Siegel RL, Miller KD, Fuchs HE, Jemal A. Cancer statistics 2022. CA Cancer J Clin. 2022;72(1):7–33.
[11] Howlader N, Jorjaz G, Mooradian MJ, Meza R, Kong CY, et al. The effect of advance sin lung cancer treatment on population mortality. N Engl J Med. 2020;383(7):640–9.
[12] Aberle DR, Adams AM, Berg CD, Black WC, Clapp JD, Fagerstrom RM, et al. Reduced lung cancer mortality with low-dose computed tomographic screen ing. N Engl J Med. 2011;365(5):395–409.
[13] United States Preventive Services Task Force. Final recommendation statement lung cancer screening: United States Preventative Services Task Force. 2013. https://www.uspreventiveservicestaskforce.org/uspstf/recommendation/lung-cancer-screening– december– 2013. Accessed 8 Sep 2022.
[14] Passiglia F, Cinquini M, Bertolaccini L, et al. Benefits and harms of lung cancer screening by chest computed tomography: a systematic review and meta-analysis. J Clin Oncol. 2021;39(23):2574–85.
[15] United States Preventive Services Task Force. Final recommendation statement lung cancer screening: United States Preventive Services Task Force. 2021. https://www.uspreventiveservicestaskforce.org/uspstf/recommendation/lung-cancer-screening#fullrecommendationstart. Accessed 8 Apr 2023.
[16] Meza R, Jeon J, Toumazis I, ten Haaf K, et al. Evaluation of the benefits and harms of lung cancer screening with low-dose computed tomography: model ing study for the US Preventive Services Task Force. JAMA. 2021;325(10):988–97.
[17] Detterbeck FC. The eighth edition TNM stage classification for lung cancer: what does it mean on main street? J Thorac Cardiovasc Surg. 2018;155(1):356–9.
[18] Detterbeck F, Boffa D, Kim A, Tanoue L. The eighth edition lung cancer stage classification. Chest. 2017;151(1):193–203.
[19] Chemotherapy in non-small cell lung cancer: a meta-analysis using updated data on individual patients from 52 randomized clinical trials. BMJ. 1995;311:899–909.
[20] Miller KD, Nogueira L, Devasia T, Mariotto AB, Yabroff KR, Jemal A, et al. Cancer treatment and survivorship statistics 2022. CA Cancer J Clin. 2022;72(5):409–36.

目 录

第1章 美国和全球肺癌的流行病学和发病率

US and Global Epidemiology and Incidence Rates of Lung Cancer

Erin DeBiasi 著

毛富岭 陈 琛 译 李永文 校

2020年全球有220万例肺癌新发病例[1]。在全球范围内，肺癌是第二大常见癌症，约占所有癌症病例的11%，也是癌症相关死亡的最常见原因[1]。据统计，2020年因肺癌死亡人数为180万人，占所有癌症死亡人数的18%[1]。

肺癌的发病率和死亡率密切相关，据报道，肺癌的死亡率和发病率比高达0.85。肺癌的5年生存率尤为低下，据最新的美国统计数据显示仅为23%，这个数据在低收入国家更低[2, 3]。例如，巴西、保加利亚、印度和泰国等的肺癌患者，其5年生存率甚至不足10%。与其他恶性肿瘤相比，肺癌的死亡率是很低的[4]。肺癌对生命的威胁不容忽视，已导致高达4000万伤残调整生命年（disability-adjusted life year，DALY），其中99%是寿命损失年（years of life lost，YLL）[5]。肺癌始终是导致寿命损失年最多的头号恶性肿瘤。

在全球范围内，肺癌总病例数呈现出持续上升的态势。数据显示，2007—2017年的10年间，病例数增加了高达37%[5]。然而，值得注意的是，在这10年间晚期肺癌的发病率却以每年6.5%的速度急剧下降。与此同时，局部肺癌的发病率则以每年4.5%的速度上升，这可能归因于筛查方法的改进[4]。这种局部肺癌发病率的上升，导致3年生存率从2004年的21%上升到2018年的31%。总体而言，在美国，肺癌的发病率正在逐步下降，男性每年下降3%，女性每年下降1%。

一、肺癌发病率的影响因素

影响特定人群的发病率的几个因素包括年龄、性别、烟草使用和社会经济背景。

（一）年龄

随着时间的推移，DNA损伤不断累积和端粒缩短，导致癌症发病率随年龄增长而增加。在男性和女性整体人群中，肺癌诊断的中位年龄为70岁[6]。在美国，70岁以上男性患肺癌的概率最高（1/17），50—59岁和60—69岁年龄段的男性，患肺癌的概率呈现随年龄降低而逐渐下降的趋势（50—59岁为1/169，60—69岁为1/59）[4]。美国女性患肺癌的概率略低一些。值得注意的是，被诊断为非小细胞肺癌（non-small cell lung cancer，NSCLC）的年轻患者更多的是女性和（或）非白种人[7]。这些年轻患者的肿瘤类型往往是腺癌，并呈现出体积更大、分期更晚的特点。然而，年轻患者由于并发症相对较少，更有可能接受治疗，总体生存率相较于同期年长患者有所提高。

（二）性别

在全球范围内，肺癌仍然是女性第二常见的恶性肿瘤，仅次于乳腺癌，也是女性癌症死亡的第二大常见原因[1]。与男性相比，女性的肺癌发病率呈现相对较晚的趋势，这与女性吸烟时间相对较晚有关[8]。

最近，对美国超过450 000例肺癌病例的SEER数据库的进行深入分析后发现，无论疾病处于哪个阶段，男性的肺癌发病率均高于女性（男性每 100 000 人中有 74 例，女性每 100 000 人中有 52 例）[9]。而且男性被诊断为晚期Ⅲ～Ⅳ期肺癌的可能性更大[9]。尽管如此，肺癌的发病率差距正在逐渐缩小。在美国，女性肺癌发病率在 20 世纪 90 年代末达到峰值后开始呈现下降趋势，但下降速度远慢于男性[4]（图 1–1A）。此外，在美国和其他几个国家，女性与男性的发病率在出生较晚的队列中有显著增加[10, 11]。而在美国以外的地区，性别相关的肺癌发病率因地理区域不同而有所差异（图 1–2）。如北美地区的男性与女性肺癌发病的比例为 1.2，但北非地区则为 5.6[1]。

虽然男性和女性肺癌死亡率都在持续下降，但女性的下降幅度不如男性显著（图 1–1B）。根据比较模型的预测，到 2045 年，女性的肺癌死亡率可能会超过男性[12]。

（三）烟草使用

由于烟草使用的趋势变化，预计全球肺癌发病率和死亡率的趋势将随之改变。目前，令人担忧的是，超过 80% 的烟草使用者居住在低收入国家[13]。历史上，烟草使用最初在美国和英国等高收入国家中最为普遍，这些国家同时也相应地经历了高肺癌发病率的困扰[14]。然而，随着高收入国家烟草使用率的下降，其肺癌死亡率也相应降低[15]。吸烟与年龄调整后发病率和死亡率仍呈正相关[16]。值得注意的是，烟草使用中的性别差异也导致许多国家女性的发病率持续上升[17]。

（四）社会经济因素

社会人口指数（sociodemographic index，SDI）和人类发展指数（human development index，HDI）可用于对全球疾病负担进行分层。SDI 结合了人均国民总收入、教育程度和总生育率等多个指标，而 HDI 还纳入了出生时的预期寿命这一关键指标。在肺癌的发病率的探讨中，我们发现中高 SDI 国家的男性发病率最高，高达 1/13，而在高 SDI 国家的女性发病率最高，这一比例也高达 1/28；相对而言，低 SDI 国家的男性和女性肺癌发病率最低，分别为 1/45 和 1/142[5]。总体而言，高 HDI 国家的肺癌发病率是低 HDI 国家 3～4 倍[1]。具体而言，密克罗尼西亚 / 波利尼西亚、东欧和南欧、东亚和西亚的男性肺癌发病率最高。而在女性中，肺癌发病率最高的则是北美、北欧和西欧、密克罗尼西亚 / 波利尼西亚、澳大利亚 / 新西兰等国家和地区。肺癌死亡率与发病率之比（mortality-to-incidence ratio，MIR）与 HDI 之间存在双变量关联。HDI 较高（更发达）的国家往往拥有较低的 MIR（肺癌 5 年生存率相对较高）[16]。

二、吸烟相关风险因素

（一）吸烟

在美国，80%～90% 的肺癌是由吸烟引起的[18, 19]。值得注意的是，男性中与吸烟相关的肺癌比例高于女性。在烟草使用尚未广泛流行的地区，与吸烟相关的肺癌比例正在逐渐下降；然而，一个令人担忧的现象是，在 20—49 岁新确诊的肺癌患者中，高达 72% 的女性和 81% 的男性具有吸烟史[19]。在有重度吸烟史的个体中，75 岁的肺癌累计风险高达 16%，在 85 岁时则高达 30%[20, 21]。相比之下，从不吸烟的个体的平均终生肺癌风险仅为 1%。

在 20 世纪之前，肺癌发病率低且相关报道有限。据统计，到 1900 年为止，仅有 140 份关于肺癌的已发表报道[22]。然而，在 20 世纪初，由于大规模生产和营销，香烟开始流行起来。

1912 年，Issac Adler 首次将烟草烟雾与肺癌联系起来。他注意到肺部肿瘤数量的显著增多，并推测可能是烟草的滥用有关[23]。然而，直到 20 世纪中叶这一理论才得到充分验证，得益于人口研究、动物实验、细胞病理学的发展，以及烟草烟雾中致癌物的发现。1939 年，Franz Hermann Müller 发表了一项病例对照研究，指出烟草使用者的癌症发病率明显较高[24]。随后，德国、英国和美国也发表了其他几项观察性研究，进一步支持了这一观点。1954 年，Doll 和 Hill 发表了一项

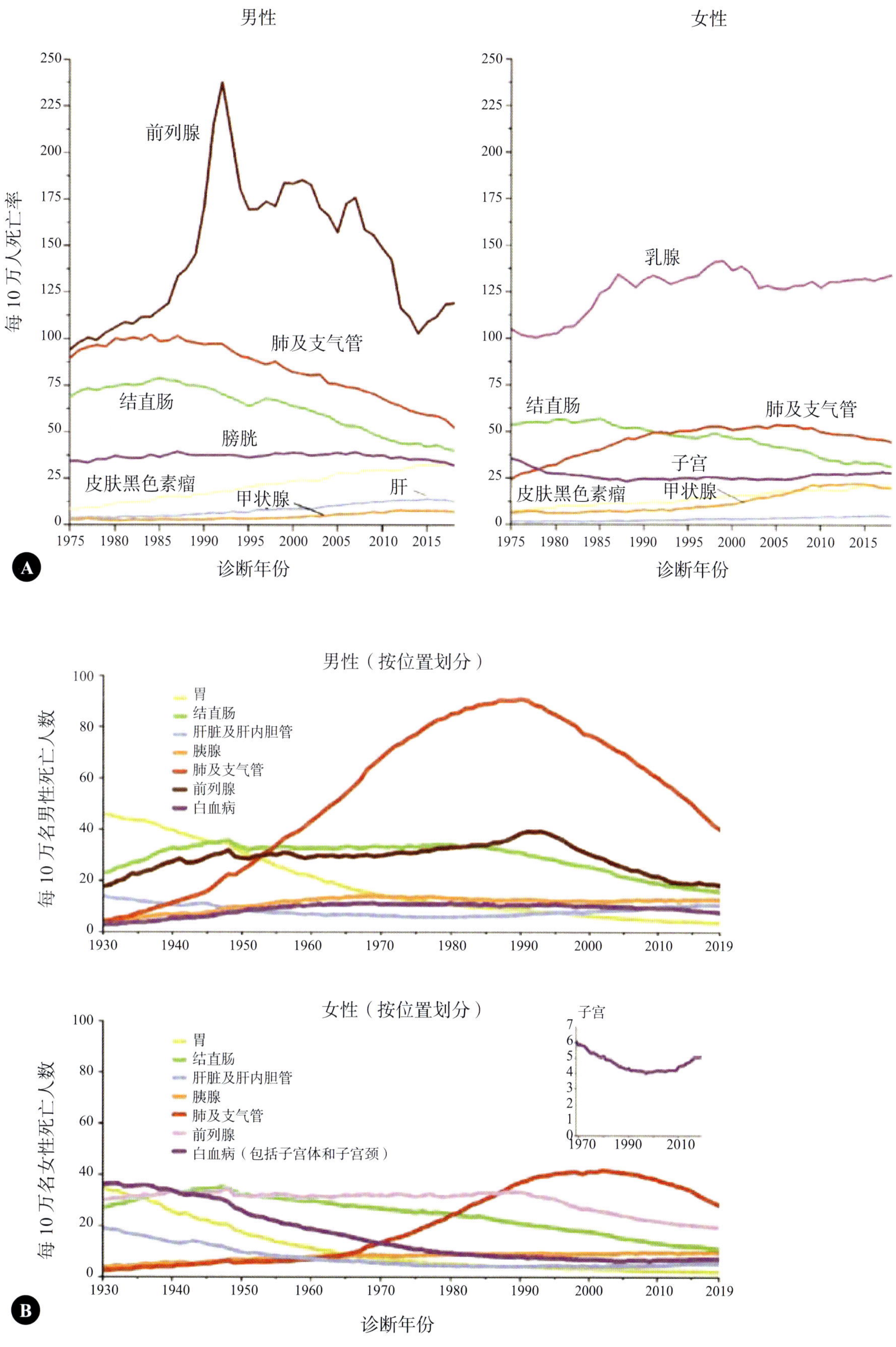

▲ 图 1-1　**A. 美国 1975—2015 年癌症发病率的性别趋势；B. 美国 1930—2019 年癌症死亡率的性别趋势**

经许可转载，引自 Siegel RL，2022

关于英国3093名男性医师中肺癌发病率的研究结果，这些医师按吸烟习惯进行了分层分析[25]。研究发现，每天吸烟超过35支的人死于肺癌的可能性是其他人群的40倍。同年，美国的一个纳入187 766名男性的队列研究也得出类似的结论，从而无可争议地确立了吸烟与肺癌之间的关联[26]。此外，关于肺部细胞水平变化的研究为烟草烟雾与癌症的关联提供了机制性解释。烟草烟雾导致纤毛脱落和纤毛细胞死亡，从而使肺部致癌物更加集中[27]。同时，科学家也在动物模型中进行了烟草烟雾和焦油诱发致癌的实验[28, 29]。此前，煤焦油中的多环芳烃已被确定为致癌物，并很快在烟草烟雾中也被发现[30]。随着时间的推移，在烟草烟雾中发现了几十种致癌物质。1954年，美国癌症协会董事会宣布，烟草烟雾明确会导致肺癌，这一观点在1964年得到了美国卫生局局长的进一步认可。

尽管烟草烟雾与肺癌的关联已经确认有70年了，但吸烟在全球仍然相当普遍。2016年的数据显示，全球烟草吸烟率仍高达21.6%[16]。据估计目前全球15岁以上的吸烟者超过11亿[13]。吸烟率的地理差异比较明显，欧洲国家的吸烟更为普

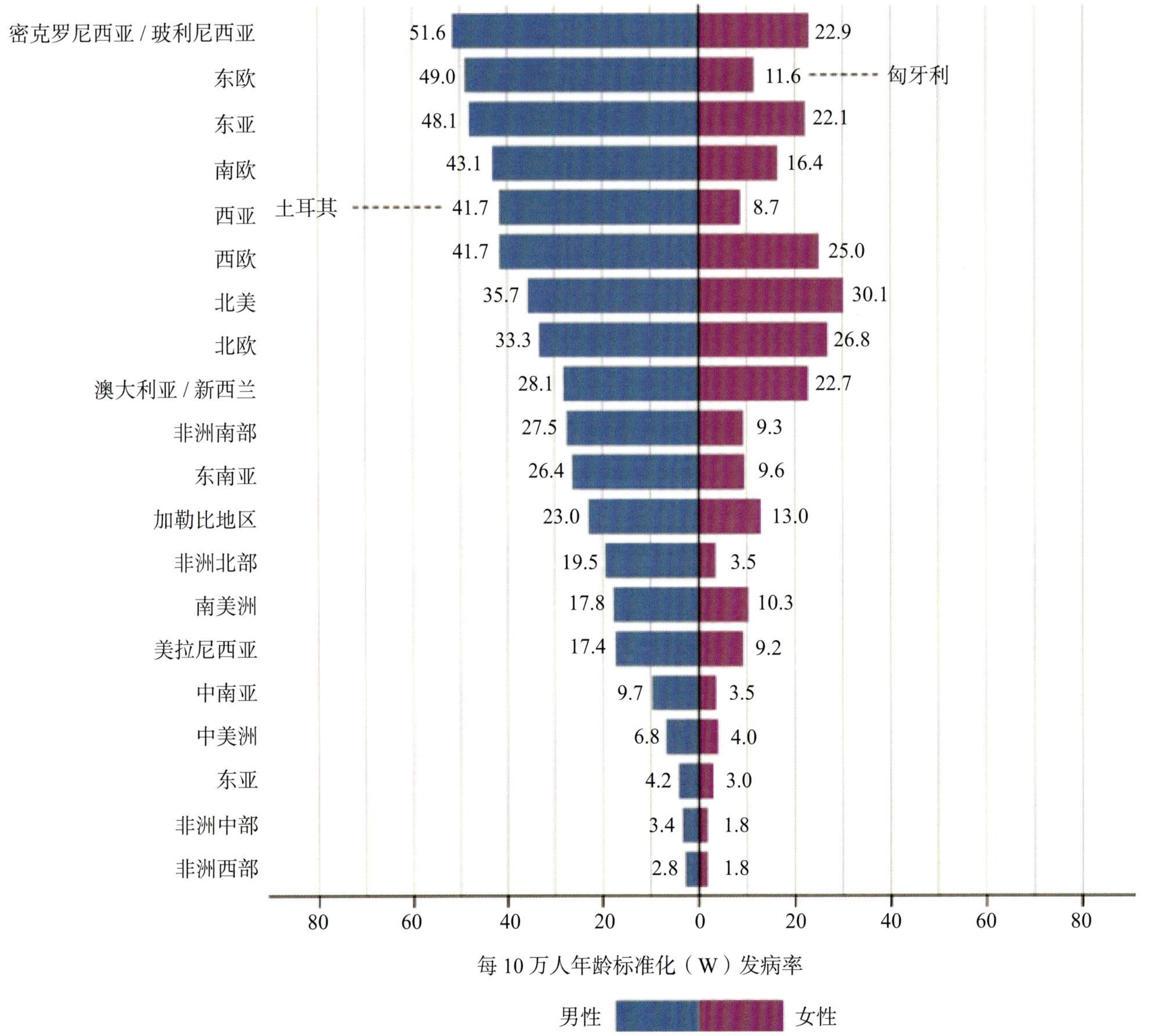

▲ **图1-2 2020年男性和女性肺癌年龄标准化发病率的地域差异**
经许可转载，引自Sung H., 2021

遍（图 1–3），吸烟率最高的前十个国家中有五个在欧洲。美国烟草盛行的高峰是在 20 世纪 50—60 年代，当时大约有 50% 的成年男性吸烟，此后这一比例有所下降（图 1–4）。至 2020 年，18 岁以上的美国成年人中有 12.5%（即约 3080 万人）吸烟[31]。这一数字远低于 2005 年，当时美国成年吸烟者占比高达 21%。值得注意的是，男性吸烟率略高于女性，分别为 14% 和 11%，而在美国印第安人及阿拉斯加原住民群体中，烟草使用率更是高达 27%。

（二）"二手烟"

燃烧烟草产品释放出的致癌物不仅直接危害吸烟者的健康，也可能通过"二手烟"（secondhand smoke，SHS）或侧流烟对他人造成间接伤害。在认识到个人吸烟的致癌特性后，人们就对 SHS 的影响进行了研究。尽管"二手烟"中的致癌物浓度通常较低，但由于暴露可能从童年时期就开始，从而导致整体终身暴露量显著增加。早在 20 世纪 60 年代，已经证明吸烟者的子女更容易生病，主要是呼吸道疾病，相较于不吸烟家庭的孩子，他们患病更为频繁[32]。到了 20 世纪 80 年代，人们注意到重度吸烟者的妻子即使不吸烟，其肺癌发病率也相对较高[33]。随着研究的深入，直到 1986 年，"二手烟"被正式认定为引起肺癌的一个原因[34]。血清中的可替宁是一种尼古丁代谢物，可以作为"二手烟"暴露的标志。从 1988 年到 2014 年，虽然美国不吸烟人口的"二手烟"的暴露率从 87.5% 下降到 25.2%，但在这个比例之后趋于平稳[35]（图 1–5）。值得注意的是，3—11 岁的儿童、非西班牙裔黑种人、生活贫困或家中有吸烟者的人群，其"二手烟"暴露水平最高。2006 年，美国卫生局局长发布了一份题为《非自愿接触烟草烟雾的健康后果》（*The Health Consequences of Involuntary Exposure to Tobacco Smoke*）的报告[36]。在这份报告中指出尽管社会已努力减少"二手烟"的暴露，仍有 43% 不吸烟的个体体内检测到了可替宁，而超过 60% 的 3—11 岁的儿童仍然暴露于"二手烟"的环境中。与 SHS 暴露相关的不良事件在儿童和成人中均有记录，其中包括肺癌的发生。总体而言，大约 2.7% 的肺癌病例可归因于"二手烟"暴露[18]。对于那些不吸烟但在家或工作中暴露于"二手烟"的人群，其患肺癌的风险增加了 20%～30%。与不吸烟且未接触 SHS 的个体相比，接触"二手烟"的个体患肺癌的风险比（hazard ratio，HR）为 1.31（95%CI 1.17～1.45）[37]。最近的一项研究涉及 432 831 名参与者，调查了吸烟对孕期胎儿影响，以及童年时期"二手烟"暴露的影响[38]。研究结果显示，早期烟草暴露的人，相较于与从不使用烟草的人相比，无论是成人、青少年还是儿童，其肺癌的发病率显著增加，调整后的风险比分别为 6.10

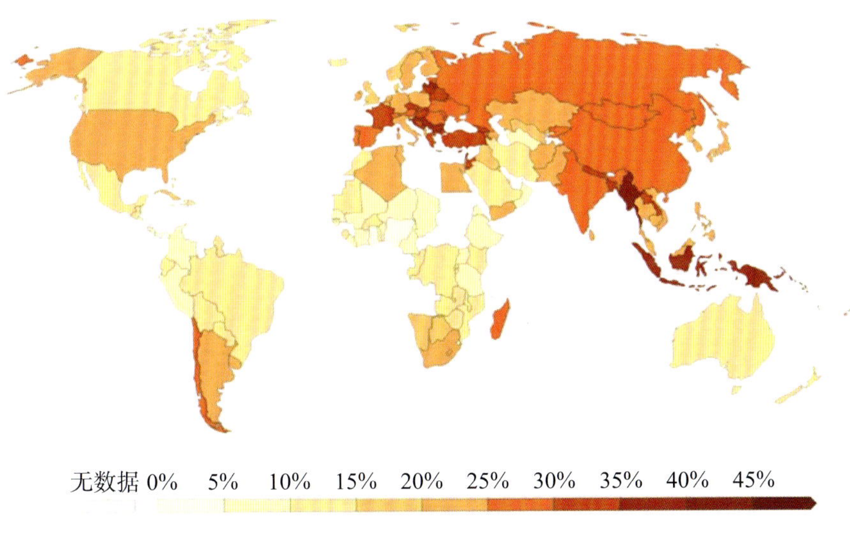

◀ 图 1-3　根据世界卫生组织的数据，2020 年全球吸烟流行率（百分比）

引自 Hannah Ritchie and Max Roser (2013)— "Smoking." Published online at OurWorldInData.org. Retrieved from: https://ourworldindata.org/smoking [Online Resource]

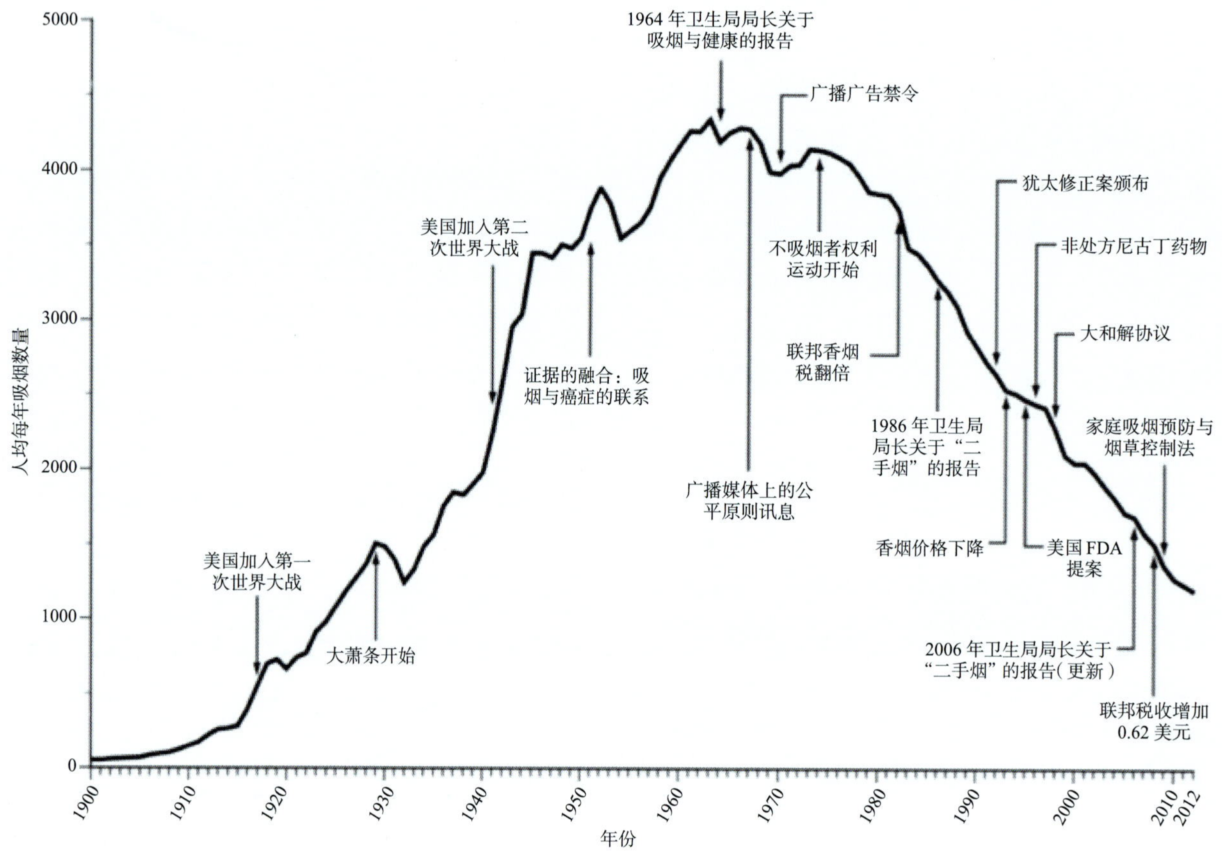

▲ 图 1-4　美国香烟使用时间线

引自 US Department of Health and Human Services, The Health Consequences of Smoking-50 Years of Progress: a report of the Surgeon General, Centers for Disease Control and Prevention, National Center for Chronic Disease Prevention and Health Promotion, and Office of Smoking and Health

（95%CI 5.25～7.09）、9.56（95%CI 8.31～11.00）和 15.15（95%CI 12.90～17.79）。此外，与孕期烟草未暴露的参与者相比，孕期烟草暴露人群的肺癌发病率（HR=1.59，95%CI 1.44～1.76，$P<0.001$）和肺癌死亡率（HR=1.70，95%CI 1.54～1.87，$P<0.001$）更高。

由于电子烟（e-electronic cigarettes，EC）属于相对较新的产品，吸入电子烟产生的“二手烟”雾的影响尚未得到充分的确定。

（三）吸雪茄烟

在过去几十年里，由于香烟销售受到严格的征税和监管，以及公众认为吸雪茄烟对健康影响较小，雪茄的吸烟量和销售量呈现出增长趋势[39, 40]。尽管吸雪茄烟的人在吸烟时会调整自己的习惯，仍会使自己暴露在与香烟相似的尼古丁和主流烟雾的其他成分中[41]。然而，越来越多的研究表明，吸雪茄烟和斗烟会增加患肺癌的风险[42-45]。虽然与只吸香烟相比（HR=4.06，95%CI 3.84～4.29），只吸雪茄和斗烟患癌风险较小（HR=1.61，95%CI 1.11～2.32；HR=1.58，95%CI 1.05～2.38）[45]，但它们的危害仍不容忽视。与不吸烟的人相比，吸雪茄的人患肺癌死亡的风险相对较高（HR=5.1，95%CI 4.0～6.6）[44]。

（四）吸大麻烟

大麻和香烟的频繁同时使用，以及两者在许多国家的非法地位，为直接研究大麻对肺癌风险的影响带来不小的挑战。研究表明，大麻的使用与肺癌的发展之间存在明显的正相关关系，尤其

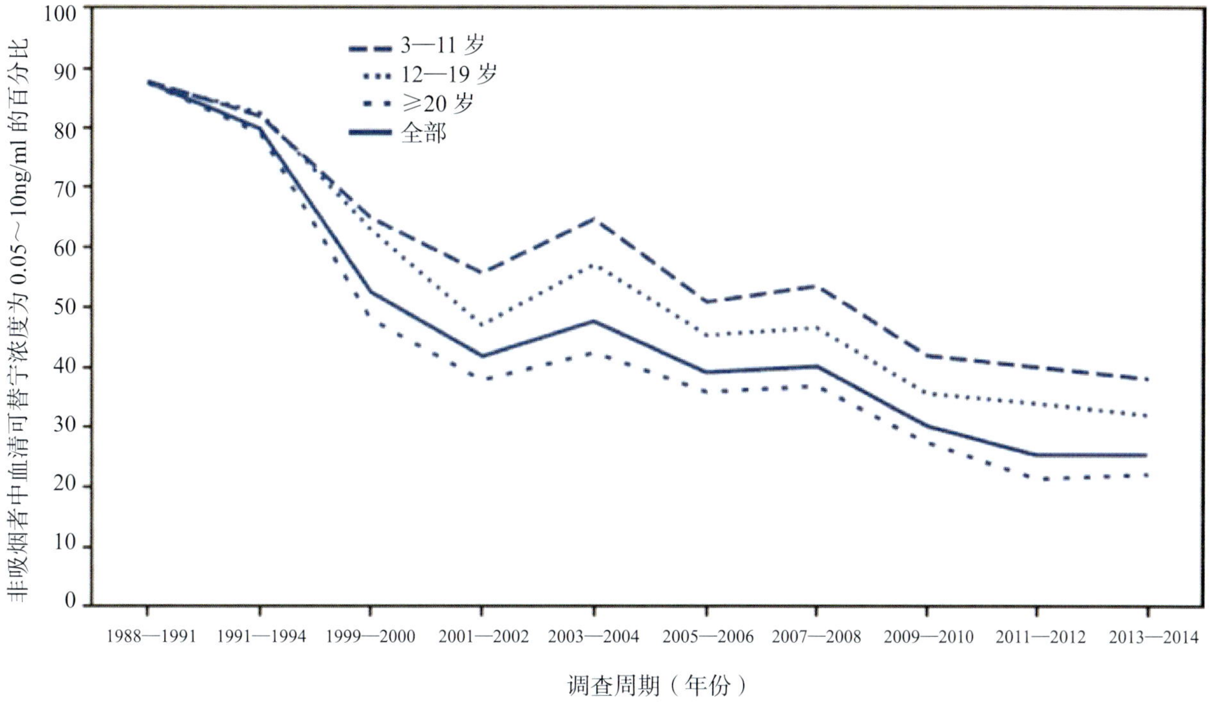

▲ 图 1-5　美国 3 岁以上不吸烟个体的"二手烟"暴露百分比，1988—2014 年

引自 Tsai J, Homa DM, Gentzke AS, et al. Exposure to Secondhand Smoke Among Nonsmokers—United States, 1988–2014. MMWR Morb Mortal Wkly Rep 2018;67:1342–1346

是在长期、重度使用者中更为明显[46]。对几项研究的 Meta 分析表明，吸入大麻烟雾可能导致肺癌发生具备生物学合理性，但未能确定它们之间的直接关联[47]。

（五）电子烟吸入

虽然最初设计为替代烟草香烟的一种减害产品，然而，电子烟在以往不吸烟人群中，尤其是年轻人群中的使用率剧增[48-51]。这些设备含有尼古丁和多种香料，这些成分溶解在甘油或丙二醇液体混合物中，通过加热产生烟雾。鉴于电子烟的相对新颖性，关于其安全性的纵向数据尚不清楚。然而，针对电子烟作为烟草香烟"更安全"替代品的使用不断增加，美国国家科学院、工程院和医学院在 2018 年发布的一份共识声明中，明确指出与电子烟使用相关的健康风险[52]。现已知电子烟含有明确的致癌物，包括尼古丁衍生物、多环芳烃、重金属、醛类和其他复杂的有机化合物。与吸烟者相比，电子烟使用者的尿液中的有毒和致癌代谢物含量较少，但仍可以检测到[53]。电子烟的烟雾在动物模型的肺部表现出致瘤性[54]，并在人和动物模型中造成 DNA 损伤[54, 55]。为了更准确地了解电子烟使用与肺癌之间的潜在关系，需要进行持续的纵向流行病学研究。

（六）戒烟

大规模的公共卫生努力已显著提高了戒烟率，这一积极变化对降低肺癌风险[56-58]具有深远影响，而且这种效果会随着戒烟时间的延长而进一步显现。具体来说，到 75 岁时患肺癌的累积风险呈现出明显的下降趋势：60 岁戒烟者的风险为 10%，50 岁戒烟者降至 6%，而 40 岁和 30 岁戒烟者则分别降低至 3% 和 2%[56]。这一趋势同样体现在戒烟后预期寿命，越早戒烟，寿命延长的时间越长。如 25—34 岁戒烟的人预期寿命可增加约 10 年，而35—44岁或45—54岁戒烟的人则分别增加约9年和6年[58]。减少吸烟同样有助于降低肺癌的发病率，这种降低是剂量依赖性的，即吸烟量越少，患肺癌风险越低[59]。然而，戒烟后重新吸烟，即使数量较少，与持续戒烟相比，患肺癌风险仍会有所增加。而与不吸烟的人相比，患肺癌风险仍然较高[57]。

值得一提的是，即使在肺癌确诊后，戒烟仍然是有益的[60]。早期肺癌确诊后持续吸烟会导致全因死亡风险增加（HR=2.94，95%CI 1.15～7.54）、癌症复发（HR=1.86，95%CI 1.01～3.41）和第二原发性肿瘤发生（HR=4.31，95%CI 1.09～16.98）的风险增加。与持续吸烟相比，肺癌确诊后的戒烟使调整的中位总生存期延长（6.6年 vs. 4.8年，*P*=0.001）、5年总生存率（60.6% vs. 48.6%，*P*=0.001）和无进展生存期（54.4% vs. 43.8%，*P*=0.004）均显著增加[61]。已确诊肺癌的患者持续的尼古丁暴露会增加脑转移的发生率和进展[62]。

（七）从不吸烟

大约1/4的新诊断肺癌病例发生在终生吸烟少于100支的个体中[63]。总体而言，患有肺癌的患者，尤其是非腺癌患者，从不吸烟的比例相对较低[19, 64]。然而，值得注意的是，从不吸烟却被诊断出肺癌的个体比例正在上升，尤其是女性中这一趋势更加明显[65, 66]。在一些亚洲国家，60%～80%的女性肺癌患者从未吸烟[63]。而在美国，女性肺癌患者从不吸烟的比例明显高于男性，比例分别为19%和9%[67]。具体说，在美国，20—49岁女性中与吸烟无关的肺癌发病率最高，约占28%[19]。此外，在美国，从未吸烟的个体中的肺癌发病率已从1995年的8%上升至2013年的15%，这一增长趋势与性别、诊断阶段和种族无关[66]。

非吸烟相关肺癌的亚型主要是腺癌，占肺癌的50%～60%。相比之下，肺鳞状细胞癌和小细胞肺癌在从未吸烟的个体中的发病率较低，分别为6%～8%和2.5%[68]。

在从不吸烟的个体中，驱动基因突变更为常见。美国一项针对从不吸烟的肺腺癌患者的最新研究发现有80%的肿瘤中存在基因改变[69]。此外，约7%的从不吸烟个体样本的DNA修复基因种系突变与吸烟个体相似。此外，一些样本还表现出对被动吸烟有反应的基因突变特征。

在美国，EGFR突变在从不吸烟的肺腺癌中尤为常见，占40%～60%的病例。而这种突变在所有腺癌病例中仅占约15%[70]。低烟草烟雾或无烟草烟雾暴露的患者主要与*EGFR*基因的第19和21外显子突变相关[71]。

在3%～7%的非小细胞肺癌（MSCLC）患者中发现了海胆微管相关蛋白4（EML4）与间变性淋巴瘤激酶（ALK）融合突变[70]。EML4-ALK融合突变与EGFR和KRAS突变相互排斥。与EGFR野生型和EGFR突变型相比，EML4-ALK融合突变在较年轻的人群和男性中更常见[72]。与EGFR突变相似，EML4-ALK融合突变更多出现在轻度和从不吸烟的肺癌患者中。

相反，KRAS突变在吸烟的肺癌患者中更为常见[73, 74]。在不吸烟的肺癌患者中观察到了不同的突变谱，在不吸烟的人群中更多的突变类型是转换突变（G→A），而非颠换突变[74]。

三、非吸烟相关风险因素

（一）性别

早期研究明确提出吸烟可能导致女性更容易患肺癌。有几项研究表明，女性往往在相对较年轻的时候被诊断出肺癌，并且她们烟草使用量相对较低[75-77]。然而，这一观点并非毫无争议。其他大型研究并没有发现男性和女性对烟草致癌作用的易感性有显著区别。在一项涉及超过460 000名美国人的大型队列研究中，具有相似吸烟史的男性和女性在肺癌发病率没有显著差异[78]。

值得注意的是，从不吸烟的女性肺癌发病率高于男性。激素因素至少在一定程度上导致这些差异。研究表明，雌激素受体在不吸烟的肺癌患者中的表达存在差异。具体来说，非小细胞肺癌标本中 ER-β 的表达比 ER-α 的表达更高[79]。与男性相比，不吸烟的女性中 ER-β 表达更高[80]。

（二）种族

在美国，肺癌的诊断和最终治疗方案方面存在明显的种族差异。根据美国肺脏协会的数据，不同种族在肺癌的早期诊断率上存在显著差异。具体而言，欧裔美国人在早期阶段被诊断出肺癌的频率相对较高，达到 25%，而相比之下，非裔美国人、亚裔美国人和拉丁裔美国人的早期诊断率则分别为 21%、21% 和 22%[81]。此外，非裔和拉丁裔患者也比欧裔患者不太可能接受手术治疗，特别是美国的拉丁裔群体，接受手术治疗的可能性要小得多。

（三）饮食与补品

饮食调整和服用补品长期以来被认为在癌症发展中发挥预防作用[82, 83]。然而，2014 年，USPSTF 在评估了多项研究后，不建议常规使用补品（如 β- 胡萝卜素和维生素 E）来预防癌症[84]。这一结论主要是基于两项大型的随机安慰剂对照试验，这些试验评估了在高风险肺癌组中补充维生素的效果[85, 86]。在针对因吸烟或石棉暴露而处于高风险癌症人群的 α- 生育酚加 β- 胡萝卜素预防实验和萝卜素与维生素疗效试验中，因补充 β- 胡萝卜素、维生素 E 和（或）维生素 A 的试验组肺癌发病率和死亡率过高，遂提前终止。在随后的干预后分析中，这种增加的风险在维生素补充后的数年中持续存在[87, 88]。最近，USPSTF 进行的一项 Meta 分析显示，与 β- 胡萝卜素补充相关的肺癌发生的风险比为 1.2（95%CI 1.01～1.42）[89]。

（四）体重

高体重指数（body mass index，BMI）和肥胖与许多癌症的风险增加有关。然而有趣的是，肺癌的情况却有所不同。研究发现，肺癌的风险与较高的 BMI 呈反比。虽然很难将实际的 BMI 影响与吸烟和肺癌发生前的临床前消瘦等混杂因素区分开来，但几项研究表明，低 BMI 是肺癌的一个独立风险因素[90, 91]。在最近的一项大型队列研究中，成年后 BMI 轨迹的上升导致肺癌风险降低[90]。这种趋势甚至在排除了随访早期（第 1～4 年）发病的患者依然成立。在这项研究中，研究者还确定了与 BMI 相关的基因，这些基因参与调节细胞生长、分化和炎症。这可能为我们提供了一种理解 BMI 与肺癌风险之间因果关系的线索。另外，在一项对超过 770 000 人经过长达 20 年中位随访的研究中，在控制了吸烟这一重要变量后，BMI 与肺癌之间的反比关系仍然存在[91]。

（五）潜在肺部疾病

虽然良性肺部疾病对肺癌发展的影响往往受到同时吸烟的混淆，但确实存在一些与吸烟史无关的基础肺部疾病，它们与肺癌风险增加有关。这些疾病常常伴随着各种慢性炎症，会创造一个有利于肿瘤发展的微环境[92]。此外，先天免疫和炎症的激活导致细胞因子的产生，这些细胞因子对刺激肿瘤生长至关重要[93]。

在对国际肺癌联盟的 17 项研究进行汇总分析中，研究人员评估了基础肺部疾病对肺癌风险的影响，这是一项具有里程碑意义的研究。该研究纳入了包括 24 607 例肺癌病例和 81 829 例对照[94]。研究结果显示，肺气肿的肺癌风险最高，相对风险（relative risk，RR）达到 2.44。其次是肺炎（RR=1.57）、肺结核（RR=1.48）和慢性支气管炎（RR=1.47）。值得注意的是，即使在从不吸烟的个体中，也观察到肺气肿（RR=2.21）、肺结核（RR=1.50）和肺炎（RR=1.35）的风险升高。此外，研究还注意到基础肺部疾病的数量增加与肺癌风险呈正相关。

多项研究已经证实了慢性阻塞性肺疾病（chronic obstructive pulmonary disease，COPD），包括肺气肿和慢性支气管炎，与肺癌呈正相关关系，并且这种关系可能与吸烟史无关[95-97]。在一项针对 602 例肺癌患者的队列研究中，50% 的肺癌患者患有 COPD，而健康对照组中这一比例仅为 8%[95]。另一项对448 600名不吸烟个体进行的为期20年的前瞻性研究也发现，肺气肿或慢性支气管炎患者的肺癌相关死亡率有所增加（死亡率为2.44）[96]。此外，研究发现，α（1）–抗胰蛋白酶缺乏携带者患肺癌的风险比非携带者高70%[97]。来自国家肺癌筛查试验的数据进一步支持了COPD与肺癌之间的关联。这项研究对18473名吸烟个体进行分析，发现气流受限的严重程度与肺癌风险之间存在线性关系[98]。尽管COPD与肺癌之间的确切机制尚不清楚，但研究者认为，在COPD中发现的过量金属蛋白酶和生长因子会促进癌前转化或上皮–间充质转化，这些过程与气流受限相关[99, 100]。

间质性肺病和特发性肺纤维化（idiopathic pulmonary fibrosis，IPF）与肺癌发病率的增加有关。在一项Meta分析中，IPF患者的肺癌发病率高达13%[101]。而在美国IPF患者人群中，肺癌的发病率更是比普通人群高3.34倍[102]。IPF患者的肺癌风险随着时间的推移显著增加，如在患病1年时风险为1.1%，而在患病10年时风险则升至31.1%[103]。此外，在IPF患者中，肺癌常见于下叶（IPF中为63%，非IPF中为26%），并且多为鳞状组织学类型。

除了间质性肺病和IPF，支气管扩张也是肺癌的一个独立风险因素。在非囊性纤维化人群中，支气管扩张患者的肺癌发病率显著升高（2.099/1000人年 vs. 0.742/1000人年，$P<0.001$）[104]。这种风险增加与吸烟状况无关（从不吸烟个体的aHR=1.28，95%CI 1.17～1.41；有吸烟史个体的aHR=1.26，95%CI 1.10～1.44）。

与结核感染相关的显著炎症会导致肺部发生变化，从而促进肿瘤生长[105]。在中国台湾的一项队列研究表明，每年有肺结核病史的人中每10万人中有269人患肺癌，而没有肺结核病史的人中每10万人中仅有153人患肺癌[106]。研究还发现，在肺结核感染后的前2～4年内，患肺癌风险最高，发病率比（incidence rate ratio，IRR）高达1.98，并且在感染后的12年内，患肺癌的风险仍持续升高（IRR=1.59）。

（六）放疗

先前因患有其他原发性癌症接受过放疗的患者，其罹患肺癌的风险会显著增加。特别值得关注的是，那些因霍奇金淋巴瘤或乳腺癌而接受纵隔放疗的患者。数据显示，对于吸烟的个体而言，在霍奇金淋巴瘤化疗/放疗后10～20年内，他们患肺癌的风险为每1000人中50～150人[107]。与未接受放疗的患者相比，接受过放疗的乳腺癌患者发生原发性肺癌的可能性更高（2.25% vs. 0.23%）[108]。

（七）家庭风险因素

几项研究表明，肺癌家族史阳性是患病风险增加的重要因素，尤其是在不吸烟的个体中表现更为明显[109, 110]。这可能是遗传和环境因素共同造成的。具体来说，若某人在50岁前有肺癌病史的一级亲属，那么该不吸烟人群患肺癌的风险显著增加（HR=1.8，95%CI 1.0～3.2）[109]。另外，涵盖吸烟和不吸烟混合人群的研究也显示了类似的结果（HR=1.63，95%CI 1.31～2.01）[110]。如果家族中有多个成员患有肺癌，这种风险会进一步加剧（HR=3.6，95%CI 1.56～8.31）。这种正相关导致肺癌家族史被纳入了多个肺癌风险预测模型[111, 112]。

四、职业及环境因素

众多职业性和环境性暴露会增加肺癌的风险。其中氡和石棉是导致肺癌发生最常见的两种因素。当然，还有其他的因素包括砷、硬金属粉尘、铍、氯甲基醚、铬、甲醛、镍、多环芳烃和氯乙烯等的暴露。同时吸烟可能会增加与暴露相关的肺癌风险。

（一）石棉

石棉是一种天然存在的纤维，由水合镁硅酸盐构成。它的纤维类型主要有两种：蛇纹石（最常见的亚型是温石棉）和闪石。尽管蛇纹石纤维是商业上最常用的石棉，毒性较小，但它仍然具有致病性[113, 114]。长期石棉暴露可导致多种肺部疾病，包括石棉肺、胸膜疾病及恶性肿瘤，如非小细胞肺癌、小细胞肺癌和间皮瘤。职业暴露可能以多种方式发生，但通常发生在纤维的开采或加工以及工业应用过程中，包括纺织品、水泥、造船和绝缘工作。非职业性暴露可能来源于与石棉工人脏衣服密切接触、含有石棉的建筑物的翻新、拆除工作及环境暴露。自20世纪70年代以来，美国对石棉的使用实施了严格限制，目前仅限于汽车刹车片和屋顶产品。

石棉暴露引起的最常见的实质性并发症是石棉肺或通常在肺下叶的胸膜下区域发生的缓慢进展性弥漫性肺纤维化。这些并发症由纤维对肺实质的直接毒性作用和炎症介质的释放导致。

大量研究表明，石棉暴露是增加肺癌风险的主要职业因素之一。在排除吸烟状况和饮食因素后，男性肺癌中有高达12%的病例与石棉暴露有关[115]。在一项针对美国从事绝缘工作的工人队列中，肺癌更是占其死亡原因的19%[116]。尤其在不吸烟的个体中，石棉暴露（RR=3.6）和石棉肺（RR=7.40）均会增加肺癌的死亡率。当吸烟与石棉暴露同时存在时，肺癌的风险更是显著增加[116, 117]。在上述队列中，吸烟使肺癌的风险增加14.1倍。而在已患有石棉肺的个体中，这种风险更是达到了惊人的36.8倍。

关于非职业性石棉暴露与肺癌风险的关系目前仍存在争议。一项在加拿大矿业小镇进行的研究显示，尽管该地区被认为具有中等环境石棉暴露，女性患肺癌的风险并没有增加[118]。然而，最近的一项研究却表明，生活在石棉源附近的人患肺癌的风险增加，风险估计值为1.48[119]。

（二）氡

氡是一种无色无味的天然气体。它是由岩石和土壤中自然存在的^{238}U衰变产生的。氡通过α粒子对呼吸道上皮造成损害。氡通常在矿山的矿石或水中以高浓度存在，它最初与矿工中的肺癌病例有关。然而，值得注意的是，氡在家庭中也可能以高浓度出现，它从土壤通过地基的裂缝渗入家中。早在20世纪60年代，氡与肺癌的关联在矿工群体中得到了确认[120]。

虽然住宅中氡的浓度通常低于矿山，但也可能形成不容忽视的高浓度区域。在美国，氡已成为导致肺癌的第二大主要原因，令人震惊的是，每15户美国家庭中就有1户的氡水平高于环境保护署所建议的安全阈值[121]。研究进一步显示，住宅中氡的含量与肺癌风险成正比例增加，每增加100Bq/m^3，肺癌风险便上升11%[122]。而在欧洲，据估计2%的肺癌死亡可归因于氡的暴露[123]。

（三）环境污染

在全球范围内，大约一半的地区依然依赖未加工的生物质燃料和煤炭进行取暖或烹饪[124]。这些传统燃料燃烧时释放的排放物，特别是室内燃煤排放物，已被证实对人类有致癌作用[125]。这些排放物包括多环芳烃（polycyclic aromatic hydrocarbons，PAH）、甲基化PAH和含氮杂环芳烃化合物[126]。这些排放物在通风不良的区域可以达到很高的浓度。一项超过27 000名中国人的大型队列研究显示，使用烟煤的人死于肺癌的绝对风险高达18%～20%，而使用无烟煤的人死亡风险则降低至仅为0.5%[127]。

此外，环境空气污染，尤其是吸收了大量多环芳烃和其他有毒化学物质的颗粒物，与肺癌风险增加有关[128]。在对17项欧洲研究的大规模分析中，研究人员评估了空气中颗粒物长期暴露对肺癌发展的影响[128]。结果表明，在超过30万人的联合人群队列中，暴露于空气动力学直径小于10μm和2.5μm（即PM_{10}和$PM_{2.5}$）的颗粒物时罹患肺癌（尤其是腺癌）的风险比增加。在美国，也同样得出类似的结论，每增加10μg/m^{3}的颗粒物空气污染，肺癌死亡风险增加8%[129]。此外，柴油发动机尾气也被证实以剂量依赖的方式增加肺癌的风险[130]。

结论

虽然许多因素可能影响肺癌的发展，但无可争议的是，吸烟仍然是美国和全球范围内肺癌的主要病因。虽然随着早期检测技术的进步，肺癌的预后总体有所改善，但肺癌仍然是癌症死亡的主要原因。在美国，归因于不懈的公共卫生努力，烟草使用及其相关的“二手烟”暴露得到了显著控制。然而，全球范围内吸烟率依然居高不下。更令人担忧的是，非烟草形式的吸烟正在上升，特别是在美国，电子烟普及速度惊人，而其监管基本上处于真空状态。同时，大麻的使用在地区上是合法的也加剧了这一趋势。这些新型吸烟方式对健康的影响尚未完全显现，但其潜在风险不容忽视。

参考文献

[1] Sung H, Ferlay J, Siegel RL, Laversanne M, Soerjomataram I, Jemal A, et al. Global cancer statistics 2020: GLOBOCAN estimates of incidence and mortality worldwide for 36 cancers in 185 countries. CA Cancer J Clin. 2021;71(3):209–49.

[2] Allemani C, Matsuda T, Di Carlo V, Harewood R, Matz M, Niksic M, et al. Global surveil lance of trends in cancer survival 2000–14 (CONCORD-3): analysis of individual records for 37 513 025 patients diagnosed with one of 18 cancers from 322 population-based registries in 71 countries. Lancet. 2018;391(10125):1023–75.

[3] SEER. Cancer stat facts: lung and bronchus cancer. 2022.https://seer.cancer.gov/statfacts/html/lungb.html.

[4] Siegel RL, Miller KD, Fuchs HE, Jemal A. Cancer statistics, 2022.CA Cancer J Clin. 2022;72(1):7–33.

[5] Fitzmaurice C, Abate D, Abbasi N, Abbastabar H, Abd-Allah F, Abdel-Rahman O, et al. Global, regional, and national cancer incidence, mortality, years of life lost, years lived with disability, and disability-adjusted life-years for 29 cancer groups, 1990 to 2017: a systematic analysis for the global burden of disease study. JAMA Oncol. 2019;5(12):1749–68.

[6] Torre LA, Siegel RL, Jemal A. Lung cancer statistics. Adv Exp Med Biol. 2016;893:1–19.

[7] Arnold BN, Thomas DC, Rosen JE, Salazar MC, Blasberg JD, Boffa DJ, et al. Lung cancer in the very young: treatment and survival in the national cancer data base. J Thorac Oncol. 2016;11(7):1121–31.

[8] Thomas L, Doyle LA, Edelman MJ. Lung cancer in women: emerging differences in epide miology, biology, and therapy. Chest. 2005;128(1):370–81.

[9] Tolwin Y, Gillis R, Peled N. Gender and lung cancer-SEER-based analysis. Ann Epidemiol. 2020;46:14–9.

[10] Jemal A, Miller KD, Ma J, Siegel RL, Fedewa SA, Islami F, et al. Higher lung can cer incidence in young women than young men in the United States. N Engl J Med. 2018;378(21):1999–2009.

[11] Fidler-Benaoudia MM, Torre LA, Bray F, Ferlay J, Jemal A. Lung cancer incidence in young women vs. young men: a systematic analysis in 40 countries. Int J Cancer. 2020;147(3):811–9.

[12] Jeon J, Holford TR, Levy DT, Feuer EJ, Cao P, Tam J, et al. Smoking and lung cancer mor tality in the united states from 2015 to 2065: a comparative modeling approach. Ann Intern Med. 2018;169(10):684–93.

[13] WHO. Global report on trends in prevalence of tobacco use 2000–2025.Geneva: World Health Organization; 2019.

[14] Parkin DM, Bray FI, Devesa SS. Cancer burden in the year 2000.The global picture. Eur J Cancer. 2001;37(Suppl 8):S4–66.

[15] Devesa SS, Blot WJ, Fraumeni JF Jr. Declining lung cancer rates among young men and women in the United States: a cohort analysis. J Natl Cancer Inst. 1989;81(20):1568–71.

[16] Sharma R. Mapping of global, regional and national incidence, mortality and mortality-to-incidence ratio of lung cancer in 2020 and 2050.Int J Clin Oncol. 2022;27(4):665–75.

[17] Lortet-Tieulent J, Renteria E, Sharp L, Weiderpass E, Comber H, Baas P, et al. Convergence of decreasing male and increasing female incidence rates in major tobacco-related cancers in Europe in 1988–2010.Eur J Cancer. 2015;51(9):1144–63.

[18] Islami F, Goding Sauer A, Miller KD, Siegel RL, Fedewa SA, Jacobs EJ, et al. Proportion and number of cancer cases and deaths attributable to potentially modifiable risk factors in the United States. CA Cancer J Clin. 2018;68(1):31–54.

[19] Siegel DA, Fedewa SA, Henley SJ, Pollack LA, Jemal A. Proportion of never smokers among men and women with lung cancer in 7 US States. JAMA Oncol. 2021;7(2):302–4.

[20] Samet JM, Wiggins CL, Humble CG, Pathak DR. Cigarette smoking and lung cancer in New Mexico. Am Rev Respir Dis. 1988;137(5):1110–3.

[21] Crispo A, Brennan P, Jockel KH, Schaffrath-Rosario A, Wichmann HE, Nyberg F, et al. The cumulative risk of lung cancer among current, ex– and never-smokers in European men. Br J Cancer. 2004;91(7):1280–6.

[22] Proctor RN. The history of the discovery of the cigarette-lung cancer link: evidentiary tradi tions, corporate denial, global toll. Tob Control. 2012;21(2):87–91.

[23] Adler I. Primary malignant growth of the lung and bronchi. New York, NY: Longman, Green, Company; 1912.

[24] Müller FH. Tabakmissbrauch und lungencarcinom. Zeitschrift für Krebsforschung. 1940;49(1):57–85.

[25] Doll R, Hill AB. The mortality of doctors in relation to their smoking habits; a preliminary report. Br Med J. 1954;1(4877):1451–5.

[26] Hammond EC, Horn D. The relationship between human smoking habits and death rates: a follow-up study of 187,766 men. J Am Med Assoc. 1954;155(15):1316–28.

[27] Hilding AC. On cigarette smoking, bronchial carcinoma and ciliary action. II. Experimental study on the filtering action of cow's lungs, the deposition of tar in the bronchial tree and removal by ciliary action. N Engl J Med. 1956;254(25):1155–60.

[28] Wynder EL, Graham EA, Croninger AB. Experimental production of carcinoma with ciga rette tar. Cancer Res. 1953;13(12):855–64.

[29] Roffo AH. Durch Tabak beim Kaninchen entwickeltes Carcinom. Zeitschrift für Krebsforschung. 1931;33(1):321–32.

[30] Roffo A. Krebserzeugendes benzpyren, gewonnen aus tabakteer. Zeitschrift für Krebsforschung. 1939;49(5):588–97.

[31] Cornelius ME, Loretan CG, Wang TW, Jamal A, Homa DM. Tobacco product use among adults – United States, 2020.MMWR Morb Mortal Wkly Rep. 2022;71(11):397–405.

[32] Cameron P, Kostin JS, Zaks JM, Wolfe JH, Tighe G, Oselett B, et al. The health of smokers' and nonsmokers' children. J Allergy. 1969;43(6):336–41.

[33] Hirayama T. Non-smoking wives of heavy smokers have a higher risk of lung cancer: a study from Japan. Br Med J (Clin Res Ed). 1981;282(6259):183–5.

[34] 1986 Surgeon General's report: the health consequences of involuntary

smoking. MMWR Morb Mortal Wkly Rep. 1986;35(50):769–70.
[35] Tsai J, Homa DM, Gentzke AS, Mahoney M, Sharapova SR, Sosnoff CS, et al. Exposure to secondhand smoke among nonsmokers–United States, 1988–2014.MMWR Morb Mortal Wkly Rep. 2018;67(48):1342–6.
[36] US Department of Health and Human Services. The health consequences of involuntary exposure to tobacco smoke. Bethesda, MD: USDHHS; 2006.
[37] Kim CH, Lee YC, Hung RJ, McNallan SR, Cote ML, Lim WY, et al. Exposure to secondhand tobacco smoke and lung cancer by histological type: a pooled analysis of the International Lung Cancer Consortium (ILCCO). Int J Cancer. 2014;135(8):1918–30.
[38] He H, He MM, Wang H, Qiu W, Liu L, Long L, et al. In utero and childhood/adolescence exposure to tobacco smoke, genetic risk and lung cancer incidence and mortality in adult hood. Am J Respir Crit Care Med. 2022;207(2):173–82.
[39] Agaku IT, Alpert HR. Trends in annual sales and current use of cigarettes, cigars, roll-your-own tobacco, pipes, and smokeless tobacco among US adults, 2002–2012.Tob Control. 2016;25(4):451–7.
[40] Consumption of cigarettes and combustible tobacco--United States, 2000–2011.MMWR Morb Mortal Wkly Rep. 2012;61(30):565–9.
[41] Rosenberry ZR, Pickworth WB, Koszowski B. Large cigars: smoking topography and toxi cant exposure. Nicotine Tob Res. 2018;20(2): 183–91.
[42] Malhotra J, Borron C, Freedman ND, Abnet CC, van den Brandt PA, White E, et al. Association between cigar or pipe smoking and cancer risk in men: a pooled analysis of five cohort studies. Cancer Prev Res (Phila). 2017;10(12):704–9.
[43] Baker F, Ainsworth SR, Dye JT, Crammer C, Thun MJ, Hoffmann D, et al. Health risks asso ciated with cigar smoking. JAMA. 2000;284(6):735–40.
[44] Shapiro JA, Jacobs EJ, Thun MJ. Cigar smoking in men and risk of death from tobacco-related cancers. J Natl Cancer Inst. 2000;92(4):333–7.
[45] Christensen CH, Rostron B, Cosgrove C, Altekruse SF, Hartman AM, Gibson JT, et al. Association of cigarette, cigar, and pipe use with mortality risk in the US population. JAMA Intern Med. 2018;178(4):469–76.
[46] Callaghan RC, Allebeck P, Sidorchuk A. Marijuana use and risk of lung cancer: a 40-year cohort study. Cancer Causes Control. 2013;24(10):1811–20.
[47] Mehra R, Moore BA, Crothers K, Tetrault J, Fiellin DA. The association between marijuana smoking and lung cancer: a systematic review. Arch Intern Med. 2006;166(13):1359–67.
[48] McMillen RC, Gottlieb MA, Shaefer RMW, Winickoff JP, Klein JD. Trends in electronic cigarette use among US adults: use is increasing in both smokers and nonsmokers. Nicotine Tob Res. 2014,17(10):1195–202.
[49] Corey CG, Ambrose BK, Apelberg BJ, King BA. Flavored tobacco product use among middle and high school students—United States, 2014.Morb Mortal Wkly Rep. 2015;64(38):1066–70.
[50] Singh T, Arrazola RA, Corey CG, Husten CG, Neff LJ, Homa DM, et al. Tobacco use among middle and high school students--United States, 2011–2015.MMWR Morb Mortal Wkly Rep. 2016;65(14): 361–7.
[51] Gentzke AS, Wang TW, Jamal A, Park-Lee E, Ren C, Cullen KA, et al. Tobacco product use among middle and high school students – United States, 2020.MMWR Morb Mortal Wkly Rep. 2020;69(50):1881–8.
[52] National Academies of Sciences E, Medicine, Stratton K, Kwan LY, Eaton DL. Public health consequences of E-cigarettes. Washington, DC: The National Academies Press; 2018.
[53] Hecht SS, Carmella SG, Kotandeniya D, Pillsbury ME, Chen M, Ransom BW, et al. Evaluation of toxicant and carcinogen metabolites in the urine of e-cigarette users versus cigarette smokers. Nicotine Tob Res. 2015;17(6):704–9.
[54] Canistro D, Vivarelli F, Cirillo S, Babot Marquillas C, Buschini A, Lazzaretti M, et al. E-cigarettes induce toxicological effects that can raise the cancer risk. Sci Rep. 2017;7(1):2028.
[55] Ganapathy V, Manyanga J, Brame L, McGuire D, Sadhasivam B, Floyd E, et al. Electronic cigarette aerosols suppress cellular antioxidant defenses and induce significant oxidative DNA damage. PLoS One. 2017;12(5):e0177780.
[56] Peto R, Darby S, Deo H, Silcocks P, Whitley E, Doll R. Smoking, smoking cessation, and lung cancer in the UK since 1950: combination of national statistics with two case-control studies. BMJ. 2000;321(7257):323–9.
[57] Newcomb PA, Carbone PP. The health consequences of smoking. Cancer Med Clin North Am. 1992;76(2):305–31.
[58] Jha P, Ramasundarahettige C, Landsman V, Rostron B, Thun M, Anderson RN, et al. 21st-century hazards of smoking and benefits of cessation in the United States. N Engl J Med. 2013;368(4):341–50.
[59] Yoo JE, Han K, Shin DW, Jung W, Kim D, Lee CM, et al. Effect of smoking reduction, cessa tion, and resumption on cancer risk: a nationwide cohort study. Cancer. 2022;128(11):2126–37.
[60] Parsons A, Daley A, Begh R, Aveyard P. Influence of smoking cessation after diagnosis of early stage lung cancer on prognosis: systematic review of observational studies with meta-analysis. BMJ. 2010;340:b5569.
[61] Sheikh M, Mukeriya A, Shangina O, Brennan P, Zaridze D. Postdiagnosis smoking cessation and reduced risk for lung cancer progression and mortality: a prospective cohort study. Ann Intern Med. 2021;174(9):1232–9.
[62] Tyagi A, Wu SY, Sharma S, Wu K, Zhao D, Deshpande R, et al. Exosomal miR-4466 from nicotine-activated neutrophils promotes tumor cell stemness and metabolism in lung cancer metastasis. Oncogene. 2022;41(22):3079–92.
[63] Sun S, Schiller JH, Gazdar AF. Lung cancer in never smokers--a different disease. Nat Rev Cancer. 2007;7(10):778–90.
[64] Ou SH, Ziogas A, Zell JA. Prognostic factors for survival in extensive stage small cell lung cancer (ED-SCLC): the importance of smoking history, socioeconomic and marital statuses, and ethnicity. J Thorac Oncol. 2009;4(1):37–43.
[65] Zeng Q, Vogtmann E, Jia MM, Parascandola M, Li JB, Wu YL, et al. Tobacco smoking and trends in histological subtypes of female lung cancer at the Cancer Hospital of the Chinese Academy of Medical Sciences over 13 years. Thorac Cancer. 2019;10(8):1717–24.
[66] Pelosof L, Ahn C, Gao A, Horn L, Madrigales A, Cox J, et al. Proportion of never-smoker non-small cell lung cancer patients at three diverse institutions. J Natl Cancer Inst. 2017;109(7):djw295.
[67] Wakelee HA, Chang ET, Gomez SL, Keegan TH, Feskanich D, Clarke CA, et al. Lung cancer incidence in never smokers. J Clin Oncol. 2007;25(5):472–8.
[68] Centers for Disease Control and Prevention. Lung cancer among people who never smoked. 2021.https://www.cdc.gov/cancer/lung/nonsmokers/index.htm.
[69] Devarakonda S, Li Y, Martins Rodrigues F, Sankararaman S, Kadara H, Goparaju C, et al. Genomic profiling of lung adenocarcinoma in never-smokers. J Clin Oncol. 2021;39(33):3747–58.
[70] Johnson BE, Kris MG, Berry LD, Kwiatkowski DJ, Iafrate AJ, Varella-Garcia M, et al. A multicenter effort to identify driver mutations and employ targeted therapy in patients with lung adenocarcinomas: The Lung Cancer Mutation Consortium (LCMC). J Clin Oncol. 2013;31(15_suppl):8019.
[71] Lee YJ, Shim HS, Kang YA, Hong SJ, Kim HK, Kim H, et al. Dose effect of cigarette smoking on frequency and spectrum of epidermal growth factor receptor gene mutations in Korean patients with non-

small cell lung cancer. J Cancer Res Clin Oncol. 2010;136(12):1937–44.
[72] Shaw AT, Yeap BY, Mino-Kenudson M, Digumarthy SR, Costa DB, Heist RS, et al. Clinical features and outcome of patients with non-small-cell lung cancer who harbor EML4–ALK. J Clin Oncol Off J Am Soc Clin Oncol. 2009;27(26):4247–53.
[73] Le Calvez F, Mukeria A, Hunt JD, Kelm O, Hung RJ, Tanière P, et al. TP53 and KRAS muta tion load and types in lung cancers in relation to tobacco smoke: distinct patterns in never, former, and current smokers. Cancer Res. 2005;65(12):5076–83.
[74] Riely GJ, Kris MG, Rosenbaum D, Marks J, Li A, Chitale DA, et al. Frequency and distinc tive spectrum of KRAS mutations in never smokers with lung adenocarcinoma. Clin Cancer Res. 2008;14(18):5731–4.
[75] Donington JS, Colson YL. Sex and gender differences in non-small cell lung cancer. Semin Thorac Cardiovasc Surg. 2011;23(2):137–45.
[76] Hansen MS, Licaj I, Braaten T, Langhammer A, Le Marchand L, Gram IT. Sex differences in risk of smoking-associated lung cancer: results from a cohort of 600,000 Norwegians. Am J Epidemiol. 2018;187(5):971–81.
[77] Powell HA, Iyen-Omofoman B, Hubbard RB, Baldwin DR, Tata LJ. The association between smoking quantity and lung cancer in men and women. Chest. 2013;143(1):123–9.
[78] Freedman ND, Leitzmann MF, Hollenbeck AR, Schatzkin A, Abnet CC. Cigarette smoking and subsequent risk of lung cancer in men and women: analysis of a prospective cohort study. Lancet Oncol. 2008;9(7):649–56.
[79] Wu CT, Chang YL, Shih JY, Lee YC. The significance of estrogen receptor beta in 301 surgi cally treated non-small cell lung cancers. J Thorac Cardiovasc Surg. 2005;130(4):979–86.
[80] Schwartz AG, Prysak GM, Murphy V, Lonardo F, Pass H, Schwartz J, et al. Nuclear estrogen receptor beta in lung cancer: expression and survival differences by sex. Clin Cancer Res. 2005;11(20):7280–7.
[81] American Lung Association. State of lung cancer, racial and ethnic disparities. Chicago, IL: American Lung Association; 2021.https://www.lung.org/research/state-of- lung- cancer/racial-and- ethnic-disparities.
[82] Steinmetz KA, Potter JD. Vegetables, fruit, and cancer. I. Epidemiology. Cancer Causes Control. 1991;2(5):325–57.
[83] Shekelle RB, Rossof AH, Stamler J. Dietary cholesterol and incidence of lung cancer: the Western Electric Study. Am J Epidemiol. 1991;134(5):480–4.
[84] Moyer VA. Vitamin, mineral, and multivitamin supplements for the primary prevention of cardiovascular disease and cancer: U.S. Preventive services Task Force recommendation statement. Ann Intern Med. 2014;160(8):558–64.
[85] Alpha-Tocopherol BCCPSG. The effect of vitamin E and beta carotene on the incidence of lung cancer and other cancers in male smokers. N Engl J Med. 1994;330(15):1029–35.
[86] Omenn GS, Goodman GE, Thornquist MD, Balmes J, Cullen MR, Glass A, et al. Effects of a combination of beta carotene and vitamin A on lung cancer and cardiovascular disease. N Engl J Med. 1996;334(18):1150–5.
[87] Goodman GE, Thornquist MD, Balmes J, Cullen MR, Meyskens FL Jr, Omenn GS, et al. The beta-carotene and retinol efficacy trial: incidence of lung cancer and cardiovascular disease mortality during 6–year follow-up after stopping beta-carotene and retinol supplements. J Natl Cancer Inst. 2004;96(23):1743–50.
[88] Virtamo J, Pietinen P, Huttunen JK, Korhonen P, Malila N, Virtanen MJ, et al. Incidence of cancer and mortality following alpha-tocopherol and beta-carotene supplementation: a pos tintervention follow-up. JAMA. 2003;290(4):476–85.
[89] O'Connor EA, Evans CV, Ivlev I, Rushkin MC, Thomas RG, Martin A, et al. Vitamin and mineral supplements for the primary prevention of cardiovascular disease and cancer: updated evidence report and systematic review for the US Preventive Services Task Force. JAMA. 2022;327(23):2334–47.
[90] You D, Wang D, Wu Y, Chen X, Shao F, Wei Y, et al. Associations of genetic risk, BMI tra jectories, and the risk of non-small cell lung cancer: a population-based cohort study. BMC Med. 2022;20(1):203.
[91] Wood AM, Jonsson H, Nagel G, Häggström C, Manjer J, Ulmer H, et al. The inverse asso ciation of body mass index with lung cancer: exploring residual confounding, metabolic aberrations and within-person variability in smoking. Cancer Epidemiol Biomark Prev. 2021;30(8):1489–97.
[92] Coussens LM, Werb Z. Inflammation and cancer. Nature. 2002;420(6917):860–7.
[93] Lin WW, Karin M. A cytokine-mediated link between innate immunity, inflammation, and cancer. J Clin Invest. 2007;117(5):1175–83.
[94] Brenner DR, Boffetta P, Duell EJ, Bickeboller H, Rosenberger A, McCormack V, et al. Previous lung diseases and lung cancer risk: a pooled analysis from the International Lung Cancer Consortium. Am J Epidemiol. 2012;176(7):573–85.
[95] Young RP, Hopkins RJ, Christmas T, Black PN, Metcalf P, Gamble GD. COPD preva lence is increased in lung cancer, independent of age, sex and smoking history. Eur Respir J. 2009;34(2):380–6.
[96] Turner MC, Chen Y, Krewski D, Calle EE, Thun MJ. Chronic obstructive pulmonary disease is associated with lung cancer mortality in a prospective study of never smokers. Am J Respir Crit Care Med. 2007;176(3):285–90.
[97] Yang P, Sun Z, Krowka MJ, Aubry MC, Bamlet WR, Wampfler JA, et al. Alpha1–antitrypsin deficiency carriers, tobacco smoke, chronic obstructive pulmonary disease, and lung cancer risk. Arch Intern Med. 2008;168(10):1097–103.
[98] Hopkins RJ, Duan F, Chiles C, Greco EM, Gamble GD, Aberle D, et al. Reduced expiratory flow rate among heavy smokers increases lung cancer risk. Results from the national lung screening trial-American College of Radiology Imaging Network Cohort. Ann Am Thorac Soc. 2017;14(3):392–402.
[99] Gohy ST, Hupin C, Fregimilicka C, Detry BR, Bouzin C, Gaide Chevronay H, et al. Imprinting of the COPD airway epithelium for dedifferentiation and mesenchymal transition. Eur Respir J. 2015;45(5):1258–72.
[100] Sohal SS, Reid D, Soltani A, Ward C, Weston S, Muller HK, et al. Reticular basement mem brane fragmentation and potential epithelial mesenchymal transition is exaggerated in the air ways of smokers with chronic obstructive pulmonary disease. Respirology. 2010;15(6):930–8.
[101] Brown SW, Dobelle M, Padilla M, Agovino M, Wisnivesky JP, Hashim D, et al. Idiopathic pulmonary fibrosis and lung cancer. A systematic review and meta-analysis. Ann Am Thorac Soc. 2019;16(8):1041–51.
[102] Yoon JH, Nouraie M, Chen X, Zou RH, Sellares J, Veraldi KL, et al. Characteristics of lung cancer among patients with idiopathic pulmonary fibrosis and interstitial lung disease – analy sis of institutional and population data. Respir Res. 2018;19(1):195.
[103] Yoo H, Jeong BH, Chung MJ, Lee KS, Kwon OJ, Chung MP. Risk factors and clinical char acteristics of lung cancer in idiopathic pulmonary fibrosis: a retrospective cohort study. BMC Pulm Med. 2019;19(1):149.
[104] Choi H, Park HY, Han K, Yoo J, Shin SH, Yang B, et al. Non-cystic fibrosis bronchiecta sis increases the risk of lung cancer independent of smoking status. Ann Am Thorac Soc. 2022;19(9):1551–60.
[105] Nalbandian A, Yan BS, Pichugin A, Bronson RT, Kramnik I. Lung carcinogenesis induced by chronic tuberculosis infection:

the experimental model and genetic control. Oncogene. 2009;28(17):1928–38.

[106] Wu CY, Hu HY, Pu CY, Huang N, Shen HC, Li CP, et al. Pulmonary tuberculosis increases the risk of lung cancer: a population-based cohort study. Cancer. 2011;117(3):618–24.

[107] Lorigan P, Radford J, Howell A, Thatcher N. Lung cancer after treatment for Hodgkin's lym phoma: a systematic review. Lancet Oncol. 2005;6(10):773–9.

[108] Huang YJ, Huang TW, Lin FH, Chung CH, Tsao CH, Chien WC. Radiation therapy for inva sive breast cancer increases the risk of second primary lung cancer: a nationwide population-based cohort analysis. J Thorac Oncol. 2017;12(5):782–90.

[109] Brenner DR, Hung RJ, Tsao MS, Shepherd FA, Johnston MR, Narod S, et al. Lung cancer risk in never-smokers: a population-based case-control study of epidemiologic risk factors. BMC Cancer. 2010;10:285.

[110] Lissowska J, Foretova L, Dabek J, Zaridze D, Szeszenia-Dabrowska N, Rudnai P, et al. Family history and lung cancer risk: international multicentre case-control study in Eastern and Central Europe and meta-analyses. Cancer Causes Control. 2010;21(7):1091–104.

[111] Spitz MR, Etzel CJ, Dong Q, Amos CI, Wei Q, Wu X, et al. An expanded risk prediction model for lung cancer. Cancer Prev Res (Phila). 2008;1(4):250–4.

[112] Tammemagi CM, Pinsky PF, Caporaso NE, Kvale PA, Hocking WG, Church TR, et al. Lung cancer risk prediction: prostate, lung, colorectal and ovarian cancer screening trial models and validation. J Natl Cancer Inst. 2011;103(13):1058–68.

[113] Sichletidis L, Chloros D, Spyratos D, Haidich AB, Fourkiotou I, Kakoura M, et al. Mortality from occupational exposure to relatively pure chrysotile: a 39–year study. Respiration. 2009;78(1):63–8.

[114] Deng Q, Wang X, Wang M, Lan Y. Exposure-response relationship between chrysotile expo sure and mortality from lung cancer and asbestosis. Occup Environ Med. 2012;69(2):81–6.

[115] van Loon AJ, Kant IJ, Swaen GM, Goldbohm RA, Kremer AM, van den Brandt PA. Occupational exposure to carcinogens and risk of lung cancer: results from The Netherlands cohort study. Occup Environ Med. 1997;54(11):817–24.

[116] Markowitz SB, Levin SM, Miller A, Morabia A. Asbestos, asbestosis, smoking, and lung cancer. New findings from the North American insulator cohort. Am J Respir Crit Care Med. 2013;188(1):90–6.

[117] Ngamwong Y, Tangamornsuksan W, Lohitnavy O, Chaiyakunapruk N, Scholfield CN, Reisfeld B, et al. Additive synergism between asbestos and smoking in lung cancer risk: a systematic review and meta-analysis. PLoS One. 2015;10(8):e0135798.

[118] Camus M, Siemiatycki J, Meek B. Nonoccupational exposure to chrysotile asbestos and the risk of lung cancer. N Engl J Med. 1998;338(22):1565–71.

[119] Kwak K, Kang D, Paek D. Environmental exposure to asbestos and the risk of lung cancer: a systematic review and meta-analysis. Occup Environ Med. 2022;79(3):207–14.

[120] Wagoner JK, Archer VE, Lundin FE Jr, Holaday DA, Lloyd JW. Radiation as the cause of lung cancer among uranium miners. N Engl J Med. 1965;273:181–8.

[121] Surgeon General Releases National Health Advisory On Radon [press release]. Health and Human Services. 2005.

[122] Krewski D, Lubin JH, Zielinski JM, Alavanja M, Catalan VS, Field RW, et al. Residential radon and risk of lung cancer: a combined analysis of 7 North American case-control studies. Epidemiology. 2005;16(2):137–45.

[123] Darby S, Hill D, Auvinen A, Barros-Dios JM, Baysson H, Bochicchio F, et al. Radon in homes and risk of lung cancer: collaborative analysis of individual data from 13 European case-control studies. BMJ. 2005;330(7485):223.

[124] Smith KR, Samet JM, Romieu I, Bruce N. Indoor air pollution in developing countries and acute lower respiratory infections in children. Thorax. 2000;55(6):518–32.

[125] Household use of solid fuels and high-temperature frying. IARC Monogr Eval Carcinog Risks Hum. 2010;95:1–430.

[126] Lan Q, Chapman RS, Schreinemachers DM, Tian L, He X. Household stove improvement and risk of lung cancer in Xuanwei, China. J Natl Cancer Inst. 2002;94(11):826–35.

[127] Barone-Adesi F, Chapman RS, Silverman DT, He X, Hu W, Vermeulen R, et al. Risk of lung cancer associated with domestic use of coal in Xuanwei, China: retrospective cohort study. BMJ. 2012;345:e5414.

[128] Raaschou-Nielsen O, Andersen ZJ, Beelen R, Samoli E, Stafoggia M, Weinmayr G, et al. Air pollution and lung cancer incidence in 17 European cohorts: prospective analyses from the European Study of Cohorts for Air Pollution Effects (ESCAPE). Lancet Oncol. 2013;14(9):813–22.

[129] Pope CA III, Burnett RT, Thun MJ, Calle EE, Krewski D, Ito K, et al. Lung cancer, cardiopulmonary mortality, and long-term exposure to fine particulate air pollution. JAMA. 2002;287(9):1132–41.

[130] Olsson AC, Gustavsson P, Kromhout H, Peters S, Vermeulen R, Brüske I, et al. Exposure to diesel motor exhaust and lung cancer risk in a pooled analysis from case-control studies in Europe and Canada. Am J Respir Crit Care Med. 2011;183(7):941–8.

第 2 章 肺癌筛查
Lung Cancer Screening

Christine M.Lambert Abbie Begnaud 著
李瑾辉 张展瑞 译 夏春秋 刘红雨 校

一、肺癌筛查的发展历程

成功的筛查试验需要疾病具有可识别风险因素且处于临床前期阶段。如果能在出现症状之前发现疾病，并且早期治疗能降低死亡率，那么筛查就可能对疾病转归产生有意义的影响。我们今天所知的肺癌就符合这些标准。20 世纪中叶，肺癌的负担迅速增长，从一种罕见的疾病变为癌症相关死亡的首要原因[1]。英国科学家于 1950 年报道了吸烟与肺癌之间的关系，报道称从 1922 年到 1947 年，英国的肺癌死亡率增加了 15 倍[2]。随后，美国卫生总监和英国皇家内科医学院的报告也明确指出吸烟与肺癌有关[3]。

（一）痰细胞学检查和胸部 X 线检查

几十年来，临床医师和研究人员一直在寻求有效的肺癌筛查（lung cancer screening，LCS）检测方法。在肺癌流行的早期，痰细胞学和胸部 X 线被研究作为潜在的筛查试验。当单纯的定期胸片检查[4]似乎不足以早期发现肺癌和改善肺癌死亡率时，Mayo 诊所、约翰斯・霍普金斯大学、纪念斯隆凯特琳癌症中心联合进行了一项大型研究招募了年龄超过 45 岁、日吸烟量达一包的男性参与胸部 X 线和（或）痰液细胞学检查[5]。该研究在 20 世纪 80 年代早期启动，共纳入超过 30 000 名受试者，并进行了长达 10 年的跟踪观察，最终结果显示痰液细胞学和胸部 X 线检查在减少肺癌死亡率方面未能展现出显著效益。1996 年，USPSTF 就肺癌筛查发表了其首个建议，对使用胸部 X 线或痰液细胞学筛查无症状个体给出了 D 级推荐，意味着反对使用这些方法。

20 世纪 90 年代末，正值肺癌死亡率的高峰期，筛查再次引起了人们的关注，尤其是对之前试验的复审表明，这些试验的力度可能不足以准确评估其效果。前列腺癌、肺癌、结肠直肠癌和卵巢癌筛查试验（Prostate，Lung，Colorectal，and Ovarian Cancer Screening Trial，PLCO）应运而生。PLCO 筛查试验招募了超过 15 万名参与者，其设计的效力足以检测肺癌死亡率至少 10% 的变化[6]。然而，该试验的结果明确指出，每年进行一次胸部 X 线检查作为肺癌筛查手段是无效的。具体来说，与未接受肺癌筛查的对照组相比，75 000 名每年接受胸部 X 线检查的参与者并未显示出肺癌死亡率的降低。此外，英国和美国的其他大型研究同样未能证实当时可用的诊断技术（结合痰细胞学和胸片检查）能够有效改善肺癌死亡率。

USPSTF 是一个独立的全国性机构，由志愿成员组成，负责审阅已发表的有关预防性医疗服务的文献。他们评估现有证据，并对包括癌症筛查在内的预防性医疗服务提出建议。2004 年，USPSTF 对 LDCT 肺癌筛查发布了 I 级推荐意见，这一级别表明缺乏足够证据支持或反对该项筛查[7]。具体而言，该建议指出："目前的数据不支持采用任何方式进行肺癌筛查。然而，这些数据也不足以得出肺癌筛查无效的结论，尤其是对女性而言。"得出这一推荐意见审阅的证据包括一些早期小规模的低剂量胸部 CT 肺癌筛查研究，而胸部 CT 的广泛应用为有效的肺癌筛查方式带来了新的期望。

（二）胸部 CT 用于肺癌筛查

2013 年，在美国国家肺癌筛查试验（National Lung Screening Trial，NLST）取得具有里程碑意义的成果之后[8]，USPSTF 更新了肺筛查指南[9]。这一更新标志着低剂量计算机断层扫描（low-dose computed tomography，LDCT）用于肺癌筛查首次获得了有利的 B 级推荐，即"高度确定净获益为中度，或中度确定净获益为中度至实质性"，具体建议为推荐"55—80 岁、有 30 包 / 年吸烟史、目前吸烟或戒烟时间短于 15 年的个体进行筛查。一旦个体戒烟达 15 年、出现严重健康问题限制预期寿命，或无法或无意进行肺部根治性手术时，应终止筛查"。癌症干预和监测建模网络（Cancer Intervention and Surveillance Modeling Network，CISNET）对基于风险因素的肺癌筛查策略进行了广泛的情景模拟，包括不同的开始筛查年龄、停止筛查年龄、吸烟量和戒烟时间阈值。研究结果显示，USPSTF 2013 年的指南通常是风险因素阈值最有效的组合[10]。

大多数主要专业学会［包括美国癌症学会、美国胸科学会（American Thoracic Society，ATS）、美国胸科医师学会（American College of Chest Physicians，ACCP）、胸外科医师学会和美国国家综合癌症网络（National Comprehensive Cancer Network，NCCN）］都赞同采用 LDCT 进行肺癌筛查。值得关注的例外是美国家庭医师学会（American Academy of Family Physicians，AAFP），该学会的建议仍持模棱两可态度，理由是"证据不足"[11]。鉴于家庭医师在初级保健临床医师中所占比例最大，这种对 LDCT 肺癌筛查持不认可态度的做法无疑影响了该项服务最初的使用率[12]。

（三）美国的预防保健覆盖政策

2010 年，一项重大政策变革使 B 级推荐意见具有特殊重要性。2010 年通过的平价医疗法案要求私人保险公司承保 USPSTF 推荐的 A 级或 B 级预防性服务，并且这些服务无须支付费用分担（即无免赔额和无共付额）[13, 14]。此外，平价医疗法案授权对医疗保险的预防服务覆盖范围进行扩展，将 USPSTF 的建议纳入其中，并要求医疗补助计划覆盖其推荐的 A 级或 B 级预防性服务。

医疗保险或医疗补助计划对预防性服务的承保是通过国家承保范围确定来编纂的。2014 年，医疗保险和医疗补助服务中心（Centers for Medicare and Medicaid services，CMS）应肺癌倡导者的要求，对肺癌筛查进行了一次全国性的承保分析[15]。由此产生的承保资格限于 55—77 岁、吸烟至少 30 包 / 年的个体，并附加了额外的规定和前所未有的承保条件[16]。其中一个主要的承保条件是，须由一名有资质的独立临床医师（或高级执业护士）亲自进行共同决策访问，以确认资格并讨论风险和获益。对这一要求的批评者认为这是接受治疗的一个不必要的障碍。但也有人认为，对于像 LDCT 肺癌筛查这样的预防性服务，其风险和益处因患者的个体因素而异，包括肺癌风险、并发症和个人价值观。

二、肺癌筛查的依据

（一）美国国家肺癌筛查试验

国家肺癌筛查试验随机招募了 53 454 名 55—74 岁的参与者，这些参与者至少有 30 包 / 年的吸烟史，并且当前仍在吸烟或戒烟时间少于 15 年。参与者随机分配接受单视图（后前位投影）胸部 X 线检查或 LDCT，在随机分配时进行首次筛查，并连续 2 年每年进行一次筛查，共计三次筛查检查。中位随访时间为 6.5 年。筛查结果会告知参与者，但未强制执行特定的研究程序对可疑发现做进一步评估。

LDCT 组的肺癌诊断率较高，为每 10 万人年 645 例，而胸部 X 线组为每 10 万人年 572 例。具有重要临床意义的是，LDCT 组的 Ⅰ 期诊断率更高，而Ⅲ期和Ⅳ期非小细胞肺癌的比例较低。LDCT 组的阳性筛查率也更高，非肺部癌症异常的检出率是胸部 X 线组的 3 倍。最终，LDCT 组中有 96.4%

的阳性结果是假阳性，而X线组为94.5%。

NLST研究达到预定的研究终点时终止，即LDCT组与X线组肺癌死亡率降低20%。对于LDCT而言，为预防1例肺癌死亡所需筛查的人数是320。为制订2013年肺癌筛查建议，USPSTF在为肺癌筛查做出建议时，审查了来自NLST的证据，并借助癌症干预与监测建模网络模型获得了更多信息[10, 17]。

（二）全球肺癌筛查试验

在NLST前后几年，欧洲各地开展了大量肺癌筛查试验，包括德国肺癌筛查干预试验（German Lung Cancer Screening Intervention，LUSI）、丹麦肺癌筛查试验（Danish Lung Cancer Screening Trial，DLCST）、意大利多中心肺部检测研究（Multicentric Italian Lung Detection, MILD）和英国肺癌筛查试验（UK Lung Cancer Screening Trial，UKLS），每项试验都研究了CT筛查与常规治疗的效果[18–21]。虽然入组标准中参与者的年龄和吸烟暴露相对类似，但这些试验在确定和招募对象、筛查间隔期、结节管理和随访时间等方面采用了不同方法。与NLST相比，这些试验的研究人群和随访年限明显偏小，因此无足够的统计力显示肺癌筛查对死亡率的获益[22, 23]。

2020年，第二大筛查研究，荷兰－比利时随机肺癌筛查试验（荷兰语缩写：NELSON）的结果公布[24]。该试验随机分配了15 789名参与者（13 195名男性和2594名女性），年龄为50—74岁，具有至少每天吸烟10支，持续30年（15包/年）或每天吸烟15支，持续25年（18.75包/年）的吸烟史。曾吸烟者需符合上述吸烟史，并且在最近10年内有明确的戒烟日期。干预组在基线时进行筛查，然后间隔1年、2年和2.5年进行一次筛查，共进行四次筛查。所有个体至少被随访10年。

在男性参与者中，LDCT筛查组的肺癌检出率更高，为每千人年5.58例，相比之下，对照组为每千人年4.91例。在干预组中通过筛查发现的癌症中，58.6%为第Ⅰ期，而对照组为13.8%。同样，Ⅳ期肺癌在干预组所占比例为9.4%，但在对照组中占45.7%。10年时，男性的肺癌死亡率降低了24%，女性降低了33%。

NELSON试验结果中引起进一步关注和讨论的值得注意的方面包括：尽管筛查不是每年进行一次，但仍发现了死亡率方面的益处；与NLST相比，NELSON试验的阳性扫描率和所需的随访研究更少。NELSON试验报告的总体假阳性扫描率为1.2%，基线“不确定”扫描率为19.7%，根据检查随访时计算的体积倍增时间，后者大部分被判定为阴性。相比之下，NLST报告的基线阳性扫描率为27.3%，总体假阳性率为23.3%。鉴于假阳性筛查结果的影响（如心理影响和潜在的侵入性检查需求），阳性或不确定扫描的数量尤其值得关注。使用基于体积的LDCT，其重点是体积测量和体积倍增时间，而不是基于标准LDCT的直径估计值，这可能有助于降低阳性或不确定扫描的比例，尤其是在筛查的后期阶段。

（三）肺癌筛查证据的局限性

NELSON和NLST都显示了肺癌筛查的死亡率获益。然而，这两项试验在推广性方面存在局限，尤其是研究人群代表性的问题。NLST的研究对象中59%为男性，90%以上为白种人，而NELSON研究的主要分析对象为男性，种族未报道，但假定为白种人。NELSON试验无法检测女性死亡率获益[25]，但结果却显示女性获益程度甚至超过男性。此外，NLST研究的样本相对年轻健康[26]，与现实世界的筛查人群[27, 28]相比，不再吸烟且受教育程度较高的人群比例偏高。研究表明，NLST和NELSON试验的参与者及环境并不能代表美国总体人口[29]。小型研究提示，教育程度较低者[30]和黑种人人群[31]可能从肺癌筛查中获益更多。对南方社区队列研究中肺癌病例的分析[32]表明，USPSTF 2013年标准对黑种人的敏感性较低，67%的黑种人肺癌患者由于吸烟史不足而不符合筛查条件。这种临床大型试验纳入人群类型与疾病负担最重人群之间的差异并非个例[33, 34]。

除了参与者特征的差异外，NLST 和 NELSON 的研究方案也是大多数实际筛查项目所无法复制的。例如，NLST 对放射科医师（LDCT 解读经验和培训）的要求比目前对肺癌筛查 LDCT 解读的要求更严格[35]。NELSON 试验的放射科医师对结节进行了计算机辅助检测[36]，包括体积测量。在 NLST 和 NELSON 试验中，筛查主要在备受推崇的学术医疗中心进行，其结果可能无法在所有临床环境中实现。

三、2021 年 USPSTF 肺癌筛查建议

自 2013 年肺癌筛查指南发布以来，在制订 2021 年修订的 USPSTF 指南时，几项重要试验值得考虑。关键证据问题集中在患者选择标准上，特别是 NLST 的参与者和环境是否能代表整个美国人口，以及与年龄和包 / 年吸烟史（基于风险因素的策略）相比，使用个体化风险计算（基于风险模型的策略）是否能改善患者选择。综合来自最大的随机对照试验（NLST 和 NELSON 试验）和模型研究的证据[37, 38]，支持扩大建议，将筛查资格门槛降低至 50 岁起始年龄和 20 包 / 年的吸烟暴露。女性和黑种人、西班牙裔、美国印第安人 / 阿拉斯加原住民可从降低的筛查烟雾暴露阈值中获益。2021 年保持 B 级推荐，但认为净获益的确定性为中等。在 2021 年 USPSTF 更新建议后不久，AAFP 就批准了新指南。肺癌倡导者再次敦促重新评估 CMS 的全国承保范围，促使其做出新的承保决定[39]。2022 年，CMS 发布最终决定，根据新的资格标准扩大对肺癌筛查的承保范围，同时取消了之前的部分条件[40]。

四、肺癌筛查的方法

（一）LDCT 筛查检查技术

根据美国 NCCN 指南[41]，LDCT 筛查检查的总辐射量应≤3mSv，其中 1mSv 为美国个人年平均本底辐射水平，全球平均值为 2～4mSv（基于平均体型的患者）。美国放射学会（American College of Radiology，ACR）指定肺癌筛查中心[42, 43]需遵守类似的技术标准，包括 CT 扫描仪的辐射剂量（computed tomography dose index，$CTDI_{vol}$）、切片厚度和图像采集时间。LDCT 扫描的辐射量约为传统 CT 扫描的 1/8，随着临床医师尝试使用超低剂量 CT（ultralow-dose CT，ULDCT）扫描，未来辐射量可能会进一步降低[44]。

所述的 LDCT 技术假定患者的 BMI＜30，因此要根据体重调整总辐射剂量。层面厚度≤2.5mm（首选 1.0mm），采集时间≤10s 或一次屏气。LDCT 不使用任何对比剂。

结节大小以两个测量值的平均值报告：一种测量方法是单张图像上结节最长径线及其垂直径线。另一种方法是体积分析和体积倍增时间，使用最近的 NELSON 试验[24]中使用的自动或半自动计算机程序进行测量。体积分析可提供有关结节随时间增长的更敏感信息，从而最终降低假阳性发现率。但也存在局限性，因为不规则的结节仍然难以测量[45]。尽管容积 CT 在欧洲较为常用，但在美国尚未被纳入常规临床实践。

（二）释义

在 NLST 中，扫描到直径为 4mm 或更大的结节被视为阳性结果，该研究的特点是假阳性率高，90% 的阳性扫描并未导致肺癌诊断[46]。为了规范筛查报告并降低 NLST 报告的假阳性率，ACR 创建了肺部报告和数据系统（Lung Reporting and Data System，Lung-RADS）[47]。在制订 Lung-RADS 标准时，参考了对 4～6mm NLST 结节的分析及国际早期肺癌行动计划（International Early Lung Cancer Action Program，I-ELCAP）的结果[48]。通过将实性结节直径为 6mm、亚实性或磨玻璃结节直径大于或等于 20mm 作为 LDCT 阳性的大小标准，在回顾性应用于 NLST 的参与者时，Lung-RADS 标准的假阳性筛查结果减少和阳性预测值增加[49, 50]。

至本报告发表时，ACR 已发布了两版 Lung-RADS 更新。Lung-RADS 1.1 版于 2019 年发布，将非实性结节可能为良性的阈值从 20mm 提高到

30mm，将胸膜周围结节可能为良性的阈值从 6mm 提高到 10mm，建议将结节平均直径的测量精确到小数点后一位数，并在直径测量的基础上增加了体积测量，为未来采用体积测量技术做准备[51]。2022 年 11 月发布的 Lung-RADS 2022 版增加了关于肺囊性病变和气道结节的指导意见。虽然英国胸科学会（British Thoracic Society，BTS）推荐使用体积测量，但其对临床决策的影响尚不明确，而且广泛应用体积测量在实践中仍存在一定限制[52]。

表 2-1 列出了 Lung-RADS 2022 版的分类标准。

（三）风险与获益

与任何临床程序一样，肺癌筛查的风险和获益需要根据每个人的情况加以考虑。肺癌筛查的目的和主要益处，是有可能在无症状阶段早期发现肺癌，而非等待症状出现时肺癌已处于晚期。肺癌生存率的最大决定因素是诊断时的分期。如图 2-1 所示，国际肺癌研究协会（International Association for the Study of Lung Cancer，IASLC）制订的现行肺癌原发肿瘤、淋巴结受累和远处转移分期（tumor，nodes and metastases，TNM）（第 8 版），将 1cm（ⅠA$_1$ 期）和 2cm（ⅠA$_2$ 期）的肺结节区分为不同分期群体[53]。这凸显了通过肺癌筛查实现早期发现的重要影响。

（四）肺癌筛查会导致分期转变吗

随机 LDCT 试验中早期癌症的比率差异显著（表 2-2）。与对照组及同期 SEER 登记[58]处平均诊断阶段相比，LDCT 筛查在所有情况下都有着更高的早期阶段癌症比率。SEER 登记处报告的非小细胞肺癌早期（Ⅰ期或Ⅱ期）诊断比例从 2006 年的 26% 增至 2016 年的 31%。这一发现很可能部分源于筛查的早期发现效应，部分则由于偶然在胸部 CT 上发现的肺癌所致。

从发现的癌症数量或从诊断到死亡的年数的角度来看，任何形式的癌症筛查都可能是有益的。但当筛查导致更早期诊断并延长总体存活时间时，我们必须考虑前导时间偏倚的可能性，即死亡发生的时间可能与基于症状诊断的时间相同[59]。过度诊断、发现永远不会有临床意义的轻微癌症，或癌症患者被诊断出有危及生命的并发症而先于癌症病程死亡，也会影响人们对筛查有效性的看法[60]。

决定进行肺癌筛查并非对个人没有潜在风险，这些风险需要讨论和考虑[60]。每年的辐射暴露无论多低，持续数十年都将累积到较高水平[61]，并增加辐射诱发癌症的风险。发现可疑结节会增加需要进行活检或手术切除等侵入性诊断程序的可能性，这可能是治愈性的，但对一些人来说可能导致良性结节的诊断。与肺癌无关的偶然发现在 LDCT 上也很常见，大多数检查至少会有一处此类发现。虽然 NLST[62]报告的偶然发现率为 20%，但实际筛查项目报告的偶然发现率超过一半，“几乎全部”检查都有偶然发现。目前，还没有针对 LDCT 意外发现的标准报告策略[63]，导致报告存在较大差异。虽然其中大多数并无临床意义，但它们有可能影响个人和临床医师对肺癌筛查的体验。

（五）筛查策略

使肺癌治疗效果最大化的一个关键因素是患者的选择，即肺癌高危人群，他们可以从早期检测和手术治愈的可能中获益。大量的讨论和研究都集中在识别这些“高危人群”的最佳方法上。迄今为止，大多数肺癌筛查研究和指南都是基于年龄和吸烟史来选择筛查对象。这种基于风险因素（年龄、吸烟包 / 年数或戒烟时间）的筛查策略，现已成为美国肺癌筛查的基础，用于确定是否符合筛查条件。

由于年龄和个人吸烟史并非肺癌发生的唯一决定因素，因此单单考虑这两项因素会忽视其他影响因素（如社会健康决定因素和家族史）的作用。一些 NLST 参与者虽符合基于风险因素的筛查标准，但实际肺癌风险相对较低，而另一些不符合标准者的肺癌风险则更高。在一项小型队列研究中，只有一半的肺癌患者[64]符合 NLST 或

表 2-1　Lung-RADS 2022 版

American College of Radiology　**Lung-RADS® v2022**　**发布日期：2022 年 11 月**

Lung-RADS	类别描述	检查结果	建议
0	未完成 人口流行率约为＜1%	需要对比之前的胸部 CT 检查结果	与先前胸部 CT 对比
		部分或全部肺无法评估	需要额外的肺癌 CT 扫描
		提示炎症或感染过程的检查结果	1～3 个月 LDCT
1	阴性 人口流行率约为 39%	无肺结节 具有良性特征的结节： • 完全钙化，中心型钙化，爆米花样钙化，同轴环状钙化 • 含有脂肪成分	
2	良性（依据影像特征或惰性的生物学行为） 人口流行率约为 45%	胸膜旁结节： • 基线或新发结节平均直径＜10mm（524mm^3） • 实性结节，边缘光滑，形态为卵圆形、扁圆形或三角形 实性结节： • 基线＜6mm（＜113mm^3） • 新发＜4mm（＜34mm^3） 部分实性结节： • 基线测量平均径＜6mm（＜113mm^3） 非实性结节（GGN）： • 基线、新发或生长，平均径＜30mm（＜14 137mm^3） • ≥30mm（≥14 137mm^3）结节稳定或缓慢生长 气道结节： 基线或新发或稳定的亚肺段结节 • 6 个月 CT 随访无变化或缩小的 3 类结节 • 经适当诊断后证明为良性病变的 4B 结节	12 个月内进行 LDCT 筛查
3	可能为良性（依据影像特征或生物学行为） 人口流行率约为 9%	实性结节： • 基线≥6mm，＜8mm（≥113mm^3 但＜268mm^3） • 新发≥4mm，＜6mm（≥34mm^3 但＜113mm^3） 部分实性结节： • 总平均直径≥6mm（≥113mm^3），并且实性成分＜6mm（＜113mm^3） • 新发总平均直径＜6mm（＜113mm^3） 非实性结节（GGN）： • 基线或新发≥30mm（≥14 137mm^3） 不典型肺囊肿： • 囊性成分增加（平均径）的厚壁囊肿 3 个月随访 CT 显示稳定或缩小的 4A 类病变（不包括气道结节）	6 个月 LDCT

（续表）

American College of Radiology		Lung-RADS® v2022	发布日期：2022 年 11 月
4A	可疑恶性 人口流行率约为 4%	实性结节： • 基线≥8mm，＜15mm（≥268mm^3，＜1767mm^3） • 增长＜8mm（＜268mm^3） • 新发≥6mm，＜8mm（≥113mm^3，＜268mm^3） 部分实性结节： • 基线总平均直径≥6mm（≥113mm^3），实性成分≥6mm，＜8mm（≥113mm^3，＜268mm^3） • 新发或增长的实性成分＜4mm（＜34mm^3） 气道结节： 基线或新发的气管和肺段以上支气管内的结节 不典型肺囊肿： • 基线厚壁囊肿 • 基线多房囊肿 • 薄壁或厚壁囊肿，演变成为多房囊肿	3个月LDCT；如果实性结节或实性成分≥8mm（≥268mm^3），可考虑 PET-CT
4B	非常可疑恶性 人口流行率约为 2%	气道结节： 稳定或生长的气管和肺段以上支气管内结节	转诊进行进一步临床评估
		实性结节： • 基线≥15mm（≥1767mm^3） • 新发或增长≥8mm^3（≥268mm^3） 部分实性结节： • 基线实性成分≥8mm（≥268mm^3）或 • 新发或增长的实性成分≥4mm（≥34mm^3） 不典型肺囊肿： • 厚壁囊肿囊壁增厚 / 结节 • 增长的多房性囊肿（平均直径） • 多房性囊肿的分房增多或新发不透明度增加（结节、磨玻璃密度或实变） 缓慢增长的实性或部分实性结节，在多次筛查检查中显示增长	诊断性胸部 CT 或增强 CT；如果实性结节或实性成分≥8mm（≥268mm^3），可考虑 PET-CT；组织活检；和（或）转诊进一步临床评估；根据临床评估、患者意愿及恶性风险进行管理
4X	人口流行率约为＜1%	3 类或 4 类结节，伴有使肺癌可能性增大的其他特征或影像学表现	
S	有临床意义或有潜在的临床意义 人口流行率约为 10%	修饰语：对于与肺癌无关的具有临床意义或潜在临床意义的发现，在 0～4 类后添加 S 作为补充	视具体结果而定

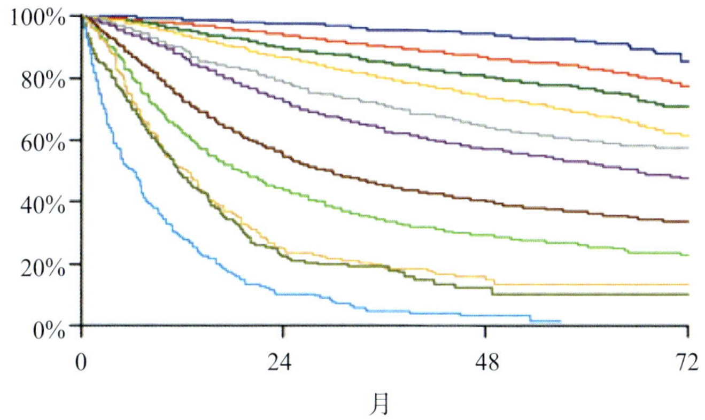

建议的分期	死亡 / 总数	中位生存期	24 月	60 月
ⅠA_1	68/781	未达到	97%	92%
ⅠA_2	505/3105	未达到	94%	83%
ⅠA_3	546/2417	未达到	90%	77%
ⅠB	560/1928	未达到	87%	68%
ⅡA	215/585	未达到	79%	60%
ⅡB	605/1453	66.0	72%	53%
ⅢA	2052/3200	29.3	55%	36%
ⅢB	1551/2140	19.0	44%	26%
ⅢC	831/986	12.6	24%	13%
ⅣA	336/484	11.5	23%	10%
ⅣB	328/398	6.0	10%	0%

◀ **图 2-1　根据第 8 版肺癌 TNM 临床分期划分的 2 年生存率和 5 年生存率**
经许可转载，引自 publisher

USPSTF 2013 年的肺癌筛查资格标准。纠正这种不一致的一种方法是使用基于风险模型的筛查，即根据纳入各种人口统计学和历史变量的风险预测模型的结果，来选择个体进行癌症筛查[65]。

肺癌风险模型的一个例子是 $PLCOm_{2012}$ 模型，该模型估计个人未来 6 年罹患肺癌的风险，除了年龄和吸烟暴露强度外，还包括其他导致肺癌风险的因素，如家族史、教育程度和其他医学状况[66]。包括事后分析和模型研究在内的低质量证据表明，基于风险模型选择筛查对象可提高肺癌筛查的效率，包括降低筛查所需人数和假阳性率。目前，风险预测模型是肺癌筛查领域一个活跃的研究方向，英国肺癌筛查试验和国际肺癌筛查试验等已采用此类模型选择研究人群[21, 67]。然而，与直接依据风险因素制订的筛查资格标准相比，实施基于风险模型的筛查策略需要收集更多额外信息，这无疑会增加筛查的操作难度和接受障碍。

五、肺癌筛查的实施

（一）实施现状

尽管肺癌筛查的推荐和批准被许多人誉为降低肺癌死亡率的一大步，但实施起来却充满挑战。自进行年度 LDCT 扫描用于肺癌筛查被证实可降低总体和特异性死亡率后的十年来，符合筛查条件者的比例提升非常缓慢。在美国约 850 万符合条件的人中，只有 6% 的人接受了肺癌筛查[68, 69]。相比之下，乳腺癌的筛查率在 USPSTF 首次提出建议后仅 3 年，筛查率即显著上升[70]。

自 1999 年以来，采用另一种成像测试，符合条件并接受乳房 X 线钼靶检查的乳腺癌筛查率一直维持在 70% 以上[70]。美国卫生与公众服务部制订的“2030 年健康人群”目标是 77% 的女性接受乳房 X 线钼靶检查的乳腺癌筛查，但符合肺癌筛查条件的人接受 LDCT 检查比率仅有 7.5%[70, 71]，尽管这两项筛查的效率相当，即所需筛查人数挽救一条生命的数量相近[72, 73]。两种癌症筛查之间

表 2-2　显示肺癌分期向早期转变的 LDCT 随机试验

LDCT 随机试验（筛查结束年份）	报告的早期肺癌比例（LDCT/ 对照组）
美国国家肺癌筛查试验（NLST）[46]，2007	50%/31% Ⅰ期 57%/39% Ⅰ期 + Ⅱ期
意大利肺癌筛查试验（ITALUNG）[54]，2009	36%/11% Ⅰ期 43%/18% Ⅰ期 + Ⅱ期
利用新型成像技术和分子检测方法检测和筛查早期肺癌（DANTE）[55]，2010	45%/22% Ⅰ期 61%/41% Ⅰ期 + Ⅱ期
丹麦肺癌筛查试验（DLST）[56]，2010	68%/21% Ⅰ期 68%/29% Ⅰ期 + Ⅱ期
意大利多中心肺部检测研究（MILD）[57]，2011	63%/[a] Ⅰ期 71%/[a] Ⅰ期 + Ⅱ期
德国肺癌筛查干预试验（LUSI）[18]，2011	67%/8% Ⅰ期 73%/22% Ⅰ期 + Ⅱ期
荷兰 – 比利时随机肺癌筛查试验（NELSON）[24]，2012	40%/13% Ⅰ期 49%/23% Ⅰ期 + Ⅱ期

a. 未报告的组别

这一鲜明差异，主要源于公众对疾病的认知差异及管理政策的差异。虽然从其他癌症筛查试验中吸取的经验教训可能适用于肺癌筛查，但肺癌的特殊性在于存在其他癌症所不存在的额外的系统层面的政策障碍和个人层面的心理障碍。在个人层面，对肺癌治疗的悲观态度及与行为风险疾病（吸烟）相关的羞耻感，均会阻碍患者和医疗服务提供者的参与。在系统层面，支付方对肺癌治疗承保范围的监管要求也是导致肺癌筛查利用率低的原因之一。

（二）系统层面的障碍

与其他癌症不同，肺癌筛查的资格是基于与吸烟有关的历史行为 / 暴露。估算（和记录）一个人的“包 / 年吸烟史”非常耗时，而且不容易存储在大多数电子健康档案（electronic health records，EHR）中。回忆偏差和吸烟羞耻感也会影响个人准确报告吸烟史的能力。此外，CMS 在其 2015 年承保范围确定备忘录中规定的肺癌筛查承保范围的复杂性也是系统层面障碍的主要来源[16]。由于电子健康记录无法提供准确的吸烟包 / 年史估计值，因此识别符合肺癌筛查条件的人群非常困难[74]。作为一项新的筛查试验，其资格要求比年龄和（或）性别更为复杂，许多临床医师表示，缺乏电子病历通知来帮助识别符合肺癌筛查资格的候选者是一个障碍[75]。

CMS 隶属于美国卫生与公众服务部，负责监管公共医疗保险计划，即医疗保险和医疗补助，这两项计划覆盖了美国老年人、残障人士和低收入人群等。CMS 对肺癌筛查的报销提出了前所未有的额外要求，对临床医师、筛查检查单本身、图像的技术规格、解读图像的放射科医师、进行检查的成像中心都有影响。这些要求中影响最大的是要求进行面对面的访问，由医师或高级医疗服务提供者进行共同决策（shared decision-making，SDM）并记录在案。事实证明，共同决策对符合肺癌筛查条件的个人和医疗系统来说是一个相当大的挑战。这与乳腺癌筛查的乳房 X 线检查形成鲜明对比，后者不需要临床医师开具处方，妇女可自行转诊进行乳房 X 线检查。CMS（与 USPSTF 相比）在年龄上限方面的细微差别也增加了对基于个人保险范围的不同资格的混淆。根据 NLST 方案，55—74 岁的参与者每年接受三次 LDCT 扫描，并随访数年至最高 77 岁，CMS 采用了这一年龄范围（54—57 岁，59—77 岁）作为筛查资格[15]。然而，根据模型数据，USPSTF 将符合条件的年龄范围定为 55—80 岁[16]。CMS 的另一项要求是参与肺癌筛查登记。唯一获批登记机构为 ACR 下属的国家放射学数据注册中心。虽然该会也设有乳腺 X 线等其他影像登记处，但影像中心无须参与登记即可获得 CMS 的乳腺 X 线筛查报销[76]。2021 年，在重新审查肺癌筛查覆盖范围时，CMS 放宽了部分要求：共同决策不再限定为由医师 / 高级医护人员面对面或执行，参与登记也不再作为强制条件。但筛查资格的年龄上限依旧与 USPSTF 存在差异，78—80 岁人群的资格仍将取决于其加入的具体保险计划。

（三）临床医师层面的障碍

肺癌筛查的资格和承保范围前所未有的复杂性造成了临床医师层面的障碍。临床医师表示，他们不确定保险范围、缺乏时间、缺乏管理调查结果的专业知识[77, 78]。许多初级保健提供者都是家庭医师，而他们的主要组织直到 2021 年才认可肺癌筛查，因此怀疑和相互矛盾的信息也是造成临床医师层面障碍的原因之一。

（四）共同决策访问和决策辅助工具

尽管共同决策的理念旨在以患者为中心，但要求通过面对面就诊过程实施共同决策，对患者和临床医师均构成了一定负担[79, 80]。共同决策的内容和质量差异很大[81]。为促进这一过程，研究人员开发了许多决策辅助工具，但在患者知识、决策冲突和决策后悔方面的结果各不相同[82, 83]。最大的一项研究调查了决策辅助工具对接受肺癌筛查治疗的影响，结果显示，接受肺癌筛查或接受 LDCT 治疗的意向没有差异，但决策冲突有所减少[84]。一项研究表明，高质量的共同决策（包括对风险的讨论）会影响患者再次做出相同决定和每年复查的信心[85]。该研究还表明，部分患者更愿意将决定权交给医疗服务提供者。另有研究显示，当肺癌筛查知识较低且未使用决策辅助工具时，决策冲突的程度较低[80]。大多数决策辅助工具依赖于基于 Bach 或 $PLCOm_{2012}$ 两种风险模型之一的个人风险计算器[66, 86]，并为用户提供其肺癌风险水平的风险和收益比较。辅助决策工具则侧重于预测接受筛查的获益和风险发生概率，同时鼓励患者考虑自己的价值观[87]。

（五）肺癌筛查项目结构

肺癌筛查项目可分为集中式、分散式或混合式[88]。集中式项目接受潜在合格患者的转诊，进行共同决策，在适当的情况下安排 LDCT，并管理异常结果的随访。事实证明，集中式项目的年度依从性更高，与筛查资格指南的一致性也更高[89, 90]。据推测，分散式计划避免了转诊到其他临床医师和（或）诊所的额外障碍，从而增加了患者的就诊机会。一项混合计划提供由初级保健医师进行筛查或转诊至专科医师的服务，结果显示，大多数初级保健医师的习惯性行为方式是一致的，要么亲自进行所有筛查，要么将所有患者转诊至专科医师进行筛查[91]。

（六）坚持进行筛查

虽然肺癌筛查基线检查率低得令人沮丧，美国全国平均水平为 5%[68]，但事实证明，每年的坚持率也同样具有挑战性。一项汇总分析发现，年度坚持率为 55%，远低于 NLST[92]。在一项研究中，项目结构（集中式）是年度坚持率的最大独立预测因素[89]。在该研究中，集中式项目的年度坚持率为 70%，而分散式项目的坚持率为 41%。另一项研究[93]也报道了类似的结果，即在分散计划中，以及在基线肺癌筛查正常的黑种人人群中，年度坚持率较低。一项系统回顾和 Meta 分析[92]得出结论，患者的教育程度、白种人和曾经吸烟状况等因素也预示着较高的年度依从率。然而，要实现肺癌筛查的全部获益，每年的坚持率必须高于目前的水平。微观模拟模型显示[94]，随着每年筛查坚持率的降低，筛查的获益也会直接减少。

要实现筛查的获益，除了每年坚持进行肺癌筛查外，还必须坚持按照建议对 LDCT 的异常进行随访。最近的一项队列研究[95]显示，只有不到 50% 的筛查阳性结果会按照建议进行随访。更多的可疑结果与更高的筛查阳性坚持率有关，但即使在延长随访时间后，仍有 20% 的可疑检查似乎没有得到适当的随访。在集中式肺癌筛查项目中，阳性筛查的随访依从性似乎更高[93]。

（七）患者层面的障碍

患者层面的一些障碍与健康的社会决定因素相关。也就是说，那些吸烟量大且可能从肺癌筛查中获益的个人也更有可能具有较低的教育水平，并经历系统性的种族歧视[96]。患者面临的障碍包括有形因素，如保险覆盖范围和交通问题[97]。交通问题尤为重要，因为大多数符合肺癌筛查资格的人所居住的地区与肺癌筛查的可及性存在反向关系，特别是在2015年CMS要求下[98]。恐惧、耻辱和虚无主义等心理障碍也会影响患者，因为肺癌的存活率创历史新低，而吸烟者也会遭受内在和外在的羞耻感[77]。

（八）肺癌筛查与戒烟

吸烟仍然是肺癌最重要的致病因素。肺癌筛查降低死亡率的益处也体现在该过程促进了戒烟行为。一些研究表明，肺癌筛查对戒烟产生了积极作用。意大利肺癌筛查试验发现，筛查组患者的戒烟率高于常规护理组[99]。一项使用行为风险因素监测系统（behavioral risk factor surveillance system，BRFSS）数据的横断面研究发现，接受肺癌筛查的参与者不太可能是正在吸烟者，其更有可能在前一年尝试过戒烟[100]。

促进戒烟的咨询和干预措施包括在USPSTF关于肺癌筛查的建议和CMS的决定备忘录中[40, 101]。尽管戒烟的重要性得到了广泛的认可，但在共同的决策过程中，戒烟咨询往往是有限的。甚至更少的情况下，患者会被转介到专门的戒烟服务或获得戒烟药物治疗的处方[102, 103]。美国国立卫生研究院资助的几项研究正在进行，以了解如何使用肺癌筛查来最大限度地促进戒烟[104]。

六、肺癌筛查中新出现的问题

（一）肺癌筛查试验的未来发展方向

一种不涉及电离辐射风险或不需要前往影像中心要求的肺癌筛查测试，将有助于改善肺癌筛查的风险和可及性。一种假阳性结果和偶然发现较少的筛查测试使肺癌风险较低的人进行筛查成为可能，如很久以前戒烟或从不吸烟但有氡暴露或肺癌家族史的人。可以设想采用这样的测试进行人群筛查，如果结果异常，则可使用LDCT进行后续检查。截至2022年，尚未有此类肺癌筛查测试可供临床使用，但一些正在研究中的新技术具有这一潜力。

血液检测可用于改善不确定肺结节患者的风险分层，包括蛋白质组学或DNA甲基化等技术。一种是通过测量两种血浆蛋白的相对数量的商业化血液检测，被证明在处理不确定性肺结节方面比PET表现更好[105]。另一种血液检测是在高危人群中观察循环DNA中的甲基化模式以早期发现肺癌，正处于多中心临床试验中。对血液样本进行代谢组学分析的新兴技术也在测试中[106]。多份报道显示，狗能够检测肺癌，这可能表明患病人群会释放挥发性有机化合物[107]。因此，几项临床试验正在进行呼气分析与呼气化合物的机器学习分析，以早期和无创性检测肺癌。至少已发布了一项具有希望的结果[108]。这些技术尚未准备好用于常规筛查，但扩展了未来筛查方法的可能性。

（二）其他高危人群的肺癌筛查

虽然吸烟是导致肺癌的主要原因[109]，但已知的其他环境或职业暴露也可能会导致肺癌，但指南并未清楚描述。此外，对某些高危群体的研究表明，早期实施肺癌筛查是有益的[110, 111]，如已证实在环境或职业环境中接触石棉的个人。

NCCN指南指出，风险评估是以年龄和吸烟史为基础的，建议在共同的决策过程中考虑其他可能的肺癌风险因素，如职业暴露、氡暴露、肺癌家族史和个人肺部疾病史（慢性阻塞性肺疾病或肺纤维化）[41]。然而，大多数保险并不常规覆盖不符合USPSTF标准个体的肺癌筛查。讨论确定个人是否基于年龄和吸烟史符合肺癌筛查的标准提供了一个机会，以评估和宣教其他导致肺癌的原因，如可能的氡暴露。此外，鉴于吸烟与氡或石棉暴露的已知协同效应，这也是提供戒烟咨询的重要机会[109]。

（三）COVID-19大流行期间的肺癌筛查

在2020年3月COVID-19大流行开始时，根据专家的建议，肺癌、乳腺癌和其他常规癌症筛查的登记被推迟[112, 113]。许多筛查项目于2020年恢复运作，一些项目报告可疑结节增加，需要进一步侵入性检查[114]。2019—2020 年，美国肺癌筛查率似乎保持稳定，在州一级有一些显著的差异，可能是由于封锁程序、感染率或筛查基础设施的差异[69]。与乳腺癌或结肠癌等其他类型的癌症筛查相比，COVID-19 大流行前肺癌筛查的低使用率被认为是导致肺癌筛查使用率变化较小的原因[115]。就肺癌而言，许多肺癌高危患者由于潜在的肺部健康状况，同时也是 COVID-19 严重并发症的高危人群。

由于担心新冠肺炎可能会导致肺癌筛查内部的差异加剧，已有研究根据性别、种族和其他人口统计因素对肺癌筛查的发病率进行了分析。在一项州级范围的研究中，筛查率没有因种族或城市 / 农村状况而有所不同[116]；另一项研究确实注意到了种族和性别在检查“缺勤率”方面存在差异[114]。随着时间的推移，对肺癌发病率和死亡率的持续关注将进一步深入了解 COVID-19 大流行对肺癌筛查行为的影响。

结论

肺癌是世界上最致命的癌症。LDCT 筛查在降低肺癌死亡率方面展现了希望。然而，肺癌筛查在美国的实施相对缓慢，可能是由于多方面原因，包括系统层面的障碍，如获得医疗保健的不平等、复杂的医疗保险和医疗补助报销规定，以及对肺癌的羞耻和虚无主义等心理因素。在为所有符合条件的人提供筛查的过程中，潜在从肺癌筛查中获益最多的群体，如美国黑人、教育程度较低的人、仍然吸烟的人和女性，筛查率远远落后于其他人群。未来，其他肺癌筛查测试可能会在不增加危害和成本的情况下扩大使用范围，但这些测试尚未确定。吸烟是肺癌最重要的危险因素，但还有其他已知的危险因素，包括氡、空气污染、石棉暴露和家族史。此外，一些没有可识别危险因素的个人确实会患上肺癌，因此这仍然是一个重要的研究领域。

参考文献

[1] Sharma D, Newman TG, Aronow WS. Lung cancer screening: history, current perspectives, and future directions. Arch Med Sci. 2015;11(5):1033–43.
[2] Doll R, Hill AB. Smoking and carcinoma of the lung; preliminary report. Br Med J. 1950;2(4682):739–48.
[3] Ridge CA, McErlean AM, Ginsberg MS. Epidemiology of lung cancer. Semin Interv Radiol. 2013;30(2):93–8.
[4] Weiss W, Boucot KR, Cooper DA. The Philadelphia pulmonary neoplasm research project. Survival factors in bronchogenic carcinoma. JAMA. 1971;216(13):2119–23.
[5] Berlin NI, Buncher CR, Fontana RS, Frost JK, Melamed MR. The National Cancer Institute Cooperative Early Lung Cancer Detection Program. Results of the initial screen (prevalence). Early lung cancer detection: introduction. Am Rev Respir Dis. 1984;130(4):545–9.
[6] Oken MM, Hocking WG, Kvale PA, Andriole GL, Buys SS, Church TR, et al. Screening by chest radiograph and lung cancer mortality: the Prostate, Lung, Colorectal, and Ovarian (PLCO) randomized trial. JAMA. 2011;306(17):1865–73.
[7] United States Preventive Services Task Force. Final recommendation statement lung can cer: screening, May 2004: United States Preventive Services Task Force; 2004.https://www.uspreventiveservicestaskforce.org/uspstf/recommendation/lung-cancer– screening– 2004.Accessed 8 Sep 2022.
[8] Aberle DR, Adams AM, Berg CD, Black WC, Clapp JD, Fagerstrom RM, et al. Reduced lung-cancer mortality with low-dose computed tomographic screening. N Engl J Med. 2011;365(5):395–409.
[9] United States Preventive Services Task Force. Final recommendation statement lung cancer screening: United States Preventative Services Task Force. 2013.https://www.usprevenn tiveservicestaskforce.org/uspstf/recommendation/lung-cancer– screening– december– 2013.Accessed 8 Sep 2022.
[10] de Koning HJ, Meza R, Plevritis SK, ten Haaf K, Munshi VN, Jeon J, et al. Benefits and harms of computed tomography lung cancer screening strategies: a comparative modeling study for the U.S. Preventive Services Task Force. Ann Intern Med. 2014;160(5):311–20.
[11] Gates TJ. Screening for cancer: concepts and controversies. Am Fam Physician. 2014;90(9):625–31.
[12] Bazemore A, Wilkinson E, Petterson S, Green LA. Proportional erosion of the primary care physician workforce has continued since 2010.Am Fam Physician. 2019;100(4):211–2.
[13] Seiler N, Malcarney MB, Horton K, Dafflitto S. Coverage of clinical preventive services under the Affordable Care Act: from law to access. Public Health Rep. 2014;129(6):526–32.
[14] United States Preventive Services Task Force. Procedure manual Appendix I. Congressional mandate establishing the U.S. Preventive Services Task Force. 2019.https://uspreventi veservicestaskforce.org/uspstf/about-uspstf/methods– and– processes/procedure– manual/procedure-manual– appendix– i. Accessed 28 Feb 2022.
[15] Centers for Medicare & Medicaid Services. National coverage analysis; Tracking sheet; Screening for lung cancer with low dose computed tomography (LDCT) CAG-00439N. 2015.https://www.cms.gov/medicare-coverage– database/view/ncacal– tracking– sheet.aspx?NCAId=274&bc=AiAAAAAAAgAAAA%3d%3d&. Accessed 17 Aug 2022.

[16] Centers for Medicare & Medicaid Services. National coverage analysis; Decision memo; Screening for lung cancer with low dose computed tomography (LDCT) CAG-00439N. 2015.https://www.cms.gov/medicare-coverage-database/view/ncacal- decision- memo.aspx?proposed=N&ncaid=274&bc=0.Accessed 30 Aug 2022.

[17] de Koning HJ, Meza R, Plevritis SK, ten Haaf K, Munshi VN, Jeon J, Erdogan SA, Kong CY, Han SS, van Rosmalen R, Choi SE, Miller M, Moolgavkar S, Pinsky PF, Berg CD, de Gonzalez AB, Black WC, Tammemagi CM, Hazelton WD, Feuer EJ, McMahon PM. Benefits and harms of computed tomography lung cancer screening programs for high-risk popula tions. Rockville, MD: Agency for Healthcare Research and Quality; 2013.Contract No.: AHRQ Publication 13-05196-EF-2.

[18] Becker N, Motsch E, Trotter A, Heussel CP, Dienemann H, Schnabel PA, et al. Lung cancer mortality reduction by LDCT screening-results from the randomized German LUSI trial. Int J Cancer. 2020;146(6):1503–13.

[19] Wille MM, Dirksen A, Ashraf H, Saghir Z, Bach KS, Brodersen J, et al. Results of the ran domized Danish lung cancer screening trial with focus on high-risk profiling. Am J Respir Crit Care Med. 2016;193(5):542–51.

[20] Pastorino U, Rossi M, Rosato V, Marchianò A, Sverzellati N, Morosi C, et al. Annual or biennial CT screening versus observation in heavy smokers: 5-year results of the MILD trial. Eur J Cancer Prev. 2012;21(3):308–15.

[21] Baldwin DR, Duffy SW, Wald NJ, Page R, Hansell DM, Field JK. UK Lung Screen (UKLS) nodule management protocol: modelling of a single screen randomised controlled trial of low-dose CT screening for lung cancer. Thorax. 2011;66(4):308–13.

[22] Silva M, Pastorino U, Sverzellati N. Lung cancer screening with low-dose CT in Europe: strength and weakness of diverse independent screening trials. Clin Radiol. 2017;72(5):389–400.

[23] van der Aalst CM, Ten Haaf K, de Koning HJ. Lung cancer screening: latest developments and unanswered questions. Lancet Respir Med. 2016;4(9):749–61.

[24] de Koning HJ, van der Aalst CM, de Jong PA, Scholten ET, Nackaerts K, Heuvelmans MA, et al. Reduced lung-cancer mortality with volume CT screening in a randomized trial. N Engl J Med. 2020;382(6):503–13.

[25] van Iersel CA, de Koning HJ, Draisma G, Mali WP, Scholten ET, Nackaerts K, et al. Risk-based selection from the general population in a screening trial: selection criteria, recruit ment and power for the Dutch-Belgian randomised lung cancer multi-slice CT screening trial (NELSON). Int J Cancer. 2007;120(4):868–74.

[26] National Lung Screening Trial Research T, Aberle DR, Adams AM, Berg CD, Clapp JD, Clingan KL, et al. Baseline characteristics of participants in the randomized national lung screening trial. J Natl Cancer Inst. 2010;102(23):1771–9.

[27] Majeed H, Zhu H, Williams SA, Hamann HA, Natchimuthu VS, Lee J, et al. Prevalence and impact of medical comorbidities in a real-world lung cancer screening population. Clin Lung Cancer. 2022;23(5):419–27.

[28] Melzer AC, Begnaud A, Lindgren BR, Schertz K, Fu SS, Vock DM, et al. Self-reported exer cise capacity among current smokers eligible for lung cancer screening: distribution and association with key comorbidities. Cancer Treat Res Commun. 2021;28:100443.

[29] Jonas DE, Reuland DS, Reddy SM, Nagle M, Clark SD, Weber RP, et al. U.S. Preventive Services Task Force Evidence Syntheses, formerly Systematic Evidence Reviews. Screening for lung cancer with low-dose computed tomography: an evidence review for the US Preventive Services Task Force. Rockville, MD: Agency for Healthcare Research and Quality (US); 2021.

[30] Guichet PL, Liu BY, Desai B, Surani Z, Cen SY, Lee C. Preliminary results of lung can cer screening in a socioeconomically disadvantaged population. AJR Am J Roentgenol. 2018;210(3):489–96.

[31] Prosper AE, Inoue K, Brown K, Bui AAT, Aberle D, Hsu W. Association of inclusion of more black individuals in lung cancer screening with reduced mortality. JAMA Netw Open. 2021;4(8):e2119629.

[32] Aldrich MC, Mercaldo SF, Sandler KL, Blot WJ, Grogan EL, Blume JD. Evaluation of USPSTF lung cancer screening guidelines among African American adult smokers. JAMA Oncol. 2019;5(9):1318–24.

[33] Haddad DN, Sandler KL, Henderson LM, Rivera MP, Aldrich MC. Disparities in lung cancer screening: a review. Ann Am Thorac Soc. 2020;17(4):399–405.

[34] Siegel RL, Miller KD, Jemal A. Cancer statistics, 2019.CA Cancer J Clin. 2019;69(1):7–34.

[35] National Lung Screening Trial Research T, Aberle DR, Berg CD, Black WC, Church TR, Fagerstrom RM, et al. The National Lung Screening Trial: overview and study design. Radiology. 2011;258(1):243–53.

[36] Ru Zhao Y, Xie X, de Koning HJ, Mali WP, Vliegenthart R, Oudkerk M. NELSON lung can cer screening study. Cancer Imaging. 2011;11 Spec No A(1A):S79–84.

[37] Jonas DE, Reuland DS, Reddy SM, Nagle M, Clark SD, Weber RP, et al. Screening for lung cancer with low-dose computed tomography: updated evidence report and systematic review for the US Preventive Services Task Force. JAMA. 2021;325(10):971–87.

[38] Meza R, Jeon J, Toumazis I, Ten Haaf K, Cao P, Bastani M, et al. Evaluation of the benefits and harms of lung cancer screening with low-dose computed tomography: modeling study for the US Preventive Services Task Force. JAMA. 2021;325(10):988–97.

[39] Centers for Medicare & Medicaid Services. National coverage analysis; Tracking sheet; Screening for lung cancer with low dose computed tomography (LDCT) CAG-00439R. 2022.https://www.cms.gov/medicare-coverage- database/view/ncacal- tracking-sheet.aspx?ncaid=304.Accessed 17 Aug 2022.

[40] Centers for Medicare & Medicaid Services. National coverage analysis; Decision memo; Screening for lung cancer with low dose computed tomography (LDCT) CAG-00439R. 2022.https://www.cms.gov/medicare-coverage- database/view/ncacal- decision-memo.aspx?proposed=N&ncaid=304.Accessed 28 Feb 2022.

[41] National Comprehensive Cancer Network. NCCN guidelines version 2.2022 lung cancer screening 2022.2022.https://www.nccn.org/professionals/physician_gls/pdf/lung_screen ing.pdf. Accessed 2 Aug 2022.

[42] American College of Radiology. Adult lung cancer screening technical specifications. https://www.acraccreditation.org/–/media/ACRAccreditation/Documents/LCS/Lung- Cancer- Screening-Technical- Specifications.pdf. Accessed 5 Jul 2022.

[43] American College of Radiology. ACR–STR practice parameter for the performance and reporting of lung cancer screening thoracic computed tomography (CT). 2019.https://www.acr.org/–/media/ACR/Files/Practice- Parameters/CT- LungCaScr.pdf. Accessed 5 Jul 2022.

[44] Vonder M, Dorrius MD, Vliegenthart R. Latest CT technologies in lung cancer screening: protocols and radiation dose reduction. Transl Lung Cancer Res. 2021;10(2):1154–64.

[45] Chelala L, Hossain R, Kazerooni EA, Christensen JD, Dyer DS, White CS. Lung-RADS ver sion 1.1: challenges and a look ahead, from the AJR special series on radiology reporting and data systems. AJR Am J Roentgenol. 2021;216(6):1411–22.

[46] National Lung Screening Trial Research T, Aberle DR, Adams AM, Berg CD, Black WC, Clapp JD, et al. Reduced lung-cancer mortality with low-dose computed tomographic screen ing. N Engl J Med. 2011;365(5):395–409.

[47] American College of Radiology. Lung-RADS version 1.0.2014.

[48] Henschke CI, Yip R, Yankelevitz DF, Smith JP. Definition of a positive

test result in computed tomography screening for lung cancer: a cohort study. Ann Intern Med. 2013;158(4):246–52.

[49] McKee BJ, Regis SM, McKee AB, Flacke S, Wald C. Performance of ACR lung-RADS in a clinical CT lung screening program. J Am Coll Radiol. 2015;12(3):273–6.

[50] Pinsky PF, Gierada DS, Black W, Munden R, Nath H, Aberle D, et al. Performance of lung-RADS in the national lung screening trial: a retrospective assessment. Ann Intern Med. 2015;162(7):485–91.

[51] Dyer SC, Bartholmai BJ, Koo CW. Implications of the updated lung CT screening report ing and data system (lung-RADS version 1.1) for lung cancer screening. J Thorac Dis. 2020;12(11):6966–77.

[52] Devaraj A, van Ginneken B, Nair A, Baldwin D. Use of volumetry for lung nodule manage ment: theory and practice. Radiology. 2017;284(3):630–44.

[53] Goldstraw P, Chansky K, Crowley J, Rami-Porta R, Asamura H, Eberhardt WE, et al. The IASLC lung cancer staging project: proposals for revision of the TNM stage groupings in the forthcoming (eighth) edition of the TNM classification for lung cancer. J Thorac Oncol. 2016;11(1):39–51.

[54] Paci E, Puliti D, Lopes Pegna A, Carrozzi L, Picozzi G, Falaschi F, et al. Mortality, sur vival and incidence rates in the ITALUNG randomised lung cancer screening trial. Thorax. 2017;72(9):825–31.

[55] Infante M, Cavuto S, Lutman FR, Brambilla G, Chiesa G, Ceresoli G, et al. A randomized study of lung cancer screening with spiral computed tomography: three-year results from the DANTE trial. Am J Respir Crit Care Med. 2009;180(5):445–53.

[56] Saghir Z, Dirksen A, Ashraf H, Bach KS, Brodersen J, Clementsen PF, et al. CT screen ing for lung cancer brings forward early disease. The randomised Danish Lung Cancer Screening Trial: status after five annual screening rounds with low-dose CT. Thorax. 2012;67(4): 296–301.

[57] Pastorino U, Rossi M, Rosato V, Marchiano A, Sverzellati N, Morosi C, et al. Annual or bien nial CT screening versus observation in heavy smokers: 5-year results of the MILD trial. Eur J Cancer Prev. 2012;21(3):308–15.

[58] Flores R, Patel P, Alpert N, Pyenson B, Taioli E. Association of stage shift and popu lation mortality among patients with non-small cell lung cancer. JAMA Netw Open. 2021;4(12):e2137508.

[59] Szklo M, Neito FJ. Epidemiology beyond the basics. 2nd ed. Sudbury, MA: Jones and Bartlett Publishers; 2007.

[60] Mazzone PJ, Silvestri GA, Souter LH, Caverly TJ, Kanne JP, Katki HA, et al. Screening for lung cancer: CHEST guideline and expert panel report. Chest. 2021;160(5):e427–e94.

[61] McCunney RJ, Li J. Radiation risks in lung cancer screening programs: a comparison with nuclear industry workers and atomic bomb survivors. Chest. 2014;145(3):618–24.

[62] Nguyen XV, Davies L, Eastwood JD, Hoang JK. Extrapulmonary findings and malignancies in participants screened with chest CT in the national lung screening trial. J Am Coll Radiol. 2017;14(3):324–30.

[63] Tanoue LT, Sather P, Cortopassi I, Dicks D, Curtis A, Michaud G, et al. Standardizing the reporting of incidental, non-lung cancer (category S) findings identified on lung cancer screening low-dose CT imaging. Chest. 2022;161(6):1697–706.

[64] Pu CY, Lusk CM, Neslund-Dudas C, Gadgeel S, Soubani AO, Schwartz AG. Comparison between the 2021 USPSTF lung cancer screening criteria and other lung cancer screening criteria for racial disparity in eligibility. JAMA Oncol. 2022;8(3):374–82.

[65] Ten Haaf K, Jeon J, Tammemägi MC, Han SS, Kong CY, Plevritis SK, et al. Risk prediction models for selection of lung cancer screening candidates: a retrospective validation study. PLoS Med. 2017;14(4):e1002277.

[66] Tammemägi MC, Katki HA, Hocking WG, Church TR, Caporaso N, Kvale PA, et al. Selection criteria for lung-cancer screening. N Engl J Med. 2013;368(8):728–36.

[67] Lim KP, Marshall H, Tammemägi M, Brims F, McWilliams A, Stone E, et al. Protocol and rationale for the international lung screening trial. Ann Am Thorac Soc. 2020;17(4):503–12.

[68] Fedewa SA, Kazerooni EA, Studts JL, Smith RA, Bandi P, Sauer AG, et al. State variation in low-dose computed tomography scanning for lung cancer screening in the United States. J Natl Cancer Inst. 2021;113(8):1044–52.

[69] Fedewa SA, Bandi P, Smith RA, Silvestri GA, Jemal A. Lung Cancer Screening Rates During the COVID-19 Pandemic. Chest. 2022;161(2):586–9.

[70] National Cancer Institute. Cancer trends progress report; breast cancer screening: National Institutes of Health. 2022.https://progressreport.cancer.gov/detection/breast_cancer. Accessed 25 Jul 2022.

[71] National Cancer Institute. Cancer trends progress report; lung cancer screening. National Institutes of Health. 2022.https://progressreport.cancer.gov/detection/lung_cancer. Accessed 25 Jul 2022.

[72] Hendrick RE, Helvie MA. Mammography screening: a new estimate of number needed to screen to prevent one breast cancer death. AJR Am J Roentgenol. 2012;198(3):723–8.

[73] Tammemägi MC, Church TR, Hocking WG, Silvestri GA, Kvale PA, Riley TL, et al. Evaluation of the lung cancer risks at which to screen ever- and never-smokers: screening rules applied to the PLCO and NLST cohorts. PLoS Med. 2014;11(12):e1001764.

[74] Tarabichi Y, Kats DJ, Kaelber DC, Thornton JD. The impact of fluctuations in pack-year smoking history in the electronic health record on lung cancer screening practices. Chest. 2018;153(2):575–8.

[75] Coughlin JM, Zang Y, Terranella S, Alex G, Karush J, Geissen N, et al. Understanding barri ers to lung cancer screening in primary care. J Thorac Dis. 2020;12(5):2536–44.

[76] Centers for Medicare & Medicaid Services. National coverage determination mammograms 220.4.1978.https://www.cms.gov/medicare-coverage- database/view/ncd.aspx?NCDId=186.Accessed 26 Jul 2022.

[77] Wang GX, Baggett TP, Pandharipande PV, Park ER, Percac-Lima S, Shepard JO, et al. Barriers to lung cancer screening engagement from the patient and provider perspective. Radiology. 2019;290(2):278–87.

[78] Carter-Harris L, Gould MK. Multilevel barriers to the successful implementation of lung cancer screening: why does it have to be so hard? Ann Am Thorac Soc. 2017;14(8):1261–5.

[79] Melzer AC, Golden SE, Ono SS, Datta S, Crothers K, Slatore CG. What exactly is shared decision-making? A qualitative study of shared decision-making in lung cancer screening. J Gen Intern Med. 2020;35(2):546–53.

[80] Eberth JM, Zgodic A, Pelland SC, Wang SY, Miller DP. Outcomes of shared decision-making for low-dose screening for lung cancer in an academic medical center. J Cancer Educ. 2022;38:522.

[81] Brenner AT, Malo TL, Margolis M, Elston Lafata J, James S, Vu MB, et al. Evaluating Shared Decision Making for Lung Cancer Screening. JAMA Intern Med. 2018;178(10):1311–6.

[82] Nishi SPE, Lowenstein LM, Mendoza TR, Lopez Olivo MA, Crocker LC, Sepucha K, et al. Shared decision-making for lung cancer screening: how well are we "sharing"? Chest. 2021;160(1):330–40.

[83] Kaufman M, Schnure N, Nicholson A, Leone F, Guerra C. A lung cancer screening per sonalized decision-aid improves knowledge and reduces decisional conflict among a diverse population of smokers at an urban academic medical center. J Health Disparit Res Pract. 2020;13(2):3.

[84] Volk RJ, Lowenstein LM, Leal VB, Escoto KH, Cantor SB, Munden RF, et al. Effect of a patient decision aid on lung cancer screening decision-making by persons who smoke: a randomized clinical trial. JAMA Netw Open. 2020;3(1):e1920362.

[85] Tan NQP, Nishi SPE, Lowenstein LM, Mendoza TR, Lopez-Olivo

MA, Crocker LC, et al. Impact of the shared decision-making process on lung cancer screening decisions. Cancer Med. 2022;11(3):790–7.
[86] Bach PB, Kattan MW, Thornquist MD, Kris MG, Tate RC, Barnett MJ, et al. Variations in lung cancer risk among smokers. J Natl Cancer Inst. 2003;95(6):470–8.
[87] Agency for Healthcare Research and Quality. Is lung cancer screening right for me? A deci sion aid for people considering lung cancer screening with low-dose computed tomography. 2016.https://effectivehealthcare.ahrq.gov/sites/default/files/pdf/lung-cancer–about– 160226.pdf. Accessed 25 Aug 2022.
[88] Alishahi Tabriz A, Neslund-Dudas C, Turner K, Rivera MP, Reuland DS, Elston Lafata J. How health-care organizations implement shared decision-making when it is required for reimbursement: the case of lung cancer screening. Chest. 2021;159(1):413–25.
[89] Sakoda LC, Rivera MP, Zhang J, Perera P, Laurent CA, Durham D, et al. Patterns and factors associated with adherence to lung cancer screening in diverse practice settings. JAMA Netw Open. 2021;4(4):e218559.
[90] Smith HB, Ward R, Frazier C, Angotti J, Tanner NT. Guideline-recommended lung cancer screening adherence is superior with a centralized approach. Chest. 2022;161(3):818–25.
[91] Hirsch EA, New ML, Brown SL, Barón AE, Sachs PB, Malkoski SP. Impact of a hybrid lung cancer screening model on patient outcomes and provider behavior. Clin Lung Cancer. 2020;21(6):e640–e6.
[92] Lopez-Olivo MA, Maki KG, Choi NJ, Hoffman RM, Shih YT, Lowenstein LM, et al. Patient adherence to screening for lung cancer in the US: a systematic review and meta-analysis. JAMA Netw Open. 2020;3(11):e2025102.
[93] Kim RY, Rendle KA, Mitra N, Saia CA, Neslund-Dudas C, Greenlee RT, et al. Racial dis parities in adherence to annual lung cancer screening and recommended follow-up care: a multicenter cohort study. Ann Am Thorac Soc. 2022;19(9):1561–9.
[94] Han SS, Erdogan SA, Toumazis I, Leung A, Plevritis SK. Evaluating the impact of varied compliance to lung cancer screening recommendations using a microsimulation model. Cancer Causes Control. 2017;28(9):947–58.
[95] Rivera MP, Durham DD, Long JM, Perera P, Lane L, Lamb D, et al. Receipt of recom mended follow-up care after a positive lung cancer screening examination. JAMA Netw Open. 2022;5(11):e2240403.
[96] Rivera MP, Katki HA, Tanner NT, Triplette M, Sakoda LC, Wiener RS, et al. Addressing disparities in lung cancer screening eligibility and healthcare access. An Official American Thoracic Society Statement. Am J Respir Crit Care Med. 2020;202(7):e95–e112.
[97] Schiffelbein JE, Carluzzo KL, Hasson RM, Alford-Teaster JA, Imset I, Onega T. Barriers, facilitators, and suggested interventions for lung cancer screening among a rural screening-eligible population. J Prim Care Community Health. 2020;11:2150132720930544.
[98] Niranjan SJ, Opoku-Agyeman W, Carroll NW, Dorsey A, Tipre M, Baskin ML, et al. Distribution and geographic accessibility of lung cancer screening centers in the United States. Ann Am Thorac Soc. 2021;18(9):1577–80.
[99] Pistelli F, Aquilini F, Falaschi F, Puliti D, Ocello C, Lopes Pegna A, et al. Smoking cessation in the ITALUNG lung cancer screening: what does “Teachable Moment” mean? Nicotine Tob Res. 2020;22(9):1484–91.
[100] Heiden BT, Engelhardt KE, Cao C, Meyers BF, Puri V, Cao Y, et al. Association between lung cancer screening and smoking cessation. Cancer Epidemiol. 2022;79:102194.
[101] Krist AH, Davidson KW, Mangione CM, Barry MJ, Cabana M, Caughey AB, et al. Screening for lung cancer: US Preventive Services Task Force Recommendation Statement. JAMA. 2021;325(10):962–70.
[102] Shen J, Crothers K, Kross EK, Petersen K, Melzer AC, Triplette M. Provision of smok ing cessation resources in the context of in-person shared decision-making for lung cancer screening. Chest. 2021;160(2):765–75.
[103] Lowenstein LM, Nishi SPE, Lopez-Olivo MA, Crocker LC, Choi N, Kim B, et al. Smoking cessation services and shared decision-making practices among lung cancer screening facili ties: a cross-sectional study. Cancer. 2022;128(10):1967–75.
[104] Joseph AM, Rothman AJ, Almirall D, Begnaud A, Chiles C, Cinciripini PM, et al. Lung Cancer Screening and Smoking Cessation Clinical Trials. SCALE (Smoking Cessation within the Context of Lung Cancer Screening) Collaboration. Am J Respir Crit Care Med. 2018;197(2):172–82.
[105] Silvestri GA, Tanner NT, Kearney P, Vachani A, Massion PP, Porter A, et al. Assessment of plasma proteomics biomarker’s ability to distinguish benign from malignant lung nod ules: results of the PANOPTIC (Pulmonary Nodule Plasma Proteomic Classifier) trial. Chest. 2018;154(3):491–500.
[106] Schult TA, Lauer MJ, Berker Y, Cardoso MR, Vandergrift LA, Habbel P, et al. Screening human lung cancer with predictive models of serum magnetic resonance spectroscopy metab olomics. Proc Natl Acad Sci U S A. 2021;118(51):e2110633118.
[107] Feil C, Staib F, Berger MR, Stein T, Schmidtmann I, Forster A, et al. Sniffer dogs can identify lung cancer patients from breath and urine samples. BMC Cancer. 2021;21(1):917.
[108] Meng S, Li Q, Zhou Z, Li H, Liu X, Pan S, et al. Assessment of an exhaled breath test using high-pressure photon ionization time-of-flight mass spectrometry to detect lung cancer. JAMA Netw Open. 2021;4(3):e213486.
[109] Alberg AJ, Brock MV, Ford JG, Samet JM, Spivack SD. Epidemiology of lung cancer: diagnosis and management of lung cancer, 3rd ed. American College of Chest Physicians evidence-based clinical practice guidelines. Chest. 2013;143(5 Suppl):e1S–e29S.
[110] Loewen G, Black B, McNew T, Miller A. Lung cancer screening in patients with Libby amphibole disease: high yield despite predominantly environmental and household exposure. Am J Ind Med. 2019;62(12):1112–6.
[111] Markowitz SB, Manowitz A, Miller JA, Frederick JS, Onyekelu-Eze AC, Widman SA, et al. Yield of low-dose computerized tomography screening for lung cancer in high-risk workers: the case of 7189 US Nuclear Weapons Workers. Am J Public Health. 2018;108(10):1296–302.
[112] Mazzone PJ, Gould MK, Arenberg DA, Chen AC, Choi HK, Detterbeck FC, et al. Management of lung nodules and lung cancer screening during the COVID-19 pandemic: CHEST expert panel report. Chest. 2020;158(1):406–15.
[113] Davenport MS, Bruno MA, Iyer RS, Johnson AM, Herrera R, Nicola GN, et al. ACR statement on safe resumption of routine radiology care during the coronavirus disease 2019 (COVID-19) pandemic. J Am Coll Radiol. 2020;17(7):839–44.
[114] Van Haren RM, Delman AM, Turner KM, Waits B, Hemingway M, Shah SA, et al. Impact of the COVID-19 pandemic on lung cancer screening program and subsequent lung cancer. J Am Coll Surg. 2021;232(4):600–5.
[115] Joung RH, Nelson H, Mullett TW, Kurtzman SH, Shafir S, Harris JB, et al. A national quality improvement study identifying and addressing cancer screening deficits due to the COVID-19 pandemic. Cancer. 2022;128(11):2119–25.
[116] Henderson LM, Benefield T, Bosemani T, Long JM, Rivera MP. Impact of the COVID-19 pandemic on volumes and disparities in lung cancer screening. Chest. 2021;160(1):379–82.

第3章 烟草流行与治疗

Tobacco Prevalence and Treatment

Joelle T.Fathi　Hasmeena Kathuria　著

丁帝凯　陈沛桀　译　　赵青春　校

自1964年美国首份《吸烟与健康：公共卫生署外科医生咨询委员会报告》发布以来，吸烟与肺癌之间的关联已得到证实[1]，美国成年人的吸烟率已从1965年的42.4%下降到2020年的12.5%[2]。烟草预防、戒烟支持和政策控制工作旨在保护公众因免受吸烟的危害，并成为吸烟率下降的关键因素。然而，2020年的卫生部报告中指出[6]，吸烟率的降低在不同人群中并不均衡[3–5]。随着有关吸烟危害的数据不断增多，研究发现吸烟现象更多地集中在受教育程度低、失业和贫困等社会健康决定因素的影响的人群中[7]。因此，针对导致长期烟草使用和健康不平等的社会因素至关重要。美国疾病控制与预防中心的国家和州烟草控制项目的目标就是“通过识别和消除与商业烟草产品相关的不平等和差异来推进健康公平”[8]。

一、烟草使用模式的差异

烟草使用率高、戒烟率低、“二手烟”暴露程度高的人群不可避免地会面临与烟草相关的健康不平等问题[2, 9, 10]。社会经济弱势群体和某些少数族裔群体，包括：①黑种人、原住民及其他有色人种（black，indigenous people of color，BIPOC）；②高中及以下教育水平的人群；③家庭年收入处于或低于联邦贫困水平的人群；④属于LGBTQ+的人群；⑤无保险、保险不足或享受州医疗补助的人群；⑥患有任何程度的广泛性焦虑症或其他严重心理健康障碍的人群，吸烟率、尼古丁依赖率和与烟草相关健康问题发生率，包括肺癌的发生率，都明显高于其他人群[2, 11, 12]。不吸烟的黑种人相较于不吸烟的白种人，会更多地接触到已知的肺癌风险因素，即“二手烟”[13, 14]。尽管黑种人更愿意表达出戒烟的意愿，但他们使用经过认证的治疗方法并成功戒烟的可能性却比较低[15]。在没有保险的吸烟者中，只有44%的人收到过戒烟建议，而在有商业保险或雇主保险的吸烟者中有57%收到过戒烟建议。在没有保险的人群中，只有21.4%的人接受了符合指南推荐的戒烟治疗，而在拥有私人保险的人群中，这一比例为32.1%[11, 16]。临床医师和医疗系统必须关注这些因素，以减少与烟草相关的健康不平等现象，确保医疗服务的质量不会由于性别、种族、民族、性取向或性别认同、地理位置和社会经济地位的不同而有所差异[17]。

二、吸烟的致癌作用与肺癌的发展

遗传倾向和环境暴露是影响人们是否罹患或避免疾病的重要因素。数十年来，人们一直在研究影响吸烟暴露导致疾病风险的基因、分子和生理途径及其与肺癌的联系[18]。

可燃香烟的成分数量已持续上升至历史最高水平，达到了7000种，其中70种为已知的致癌物质。香烟中已知对肺癌发展具有直接影响的主要致癌成分包括多环芳烃、N-亚硝胺、芳香胺、醛类和挥发性有机烃。这些成分必须通过细胞色素P_{450}酶的激活转化才能产生致癌作用。香烟烟雾会触发这些化学物质的代谢活化及其致癌特性，使得它们更容易与 DNA 结合（DNA 加合作用）[19-21]。DNA 加合物（与致癌物质结合的人类 DNA 片段）可在复制过程中造成 DNA 编码错误，从而导致某些与肺癌发展直接相关的癌基因发生突变[22]。吸烟暴露导致的 DNA 加合物的浓度和流行与肺癌的发展有关。尽管尼古丁本身并不被认为是致癌的，但会通过减少细胞凋亡和增加血管生成来促进恶性细胞的存活和增殖[19]。人类具有 DNA 修复能力，这可以减轻 DNA 加合物的危害并降低罹患肺癌的风险。这在一定程度上解释了为什么有些人会罹患肺癌，而有些人却不会罹患肺癌[23]。

三、肺癌连续体：促进戒烟的机会

肺癌是导致男性和女性死亡的首要癌症类型，占癌症死亡人数的 18%。吸烟与大约 90% 的肺癌病例有关[24, 25]。大量证据表明，在肺癌发展的各个阶段戒烟都对健康有益，无论是在肺癌确诊前、确诊时还是确诊后。因此，在个人的健康历程中，医疗服务提供者有多次机会来积极引导和鼓励戒烟。专门接受过烟草治疗培训的医疗服务提供者能够更好地提供戒烟服务[26]。

（一）肺癌筛查

在参加肺癌筛查（LCS）的人群中，约 50% 的人存在吸烟的习惯[27]。对于符合 LCS 资格且目前正在吸烟的个体来讲，如果他们能够戒烟并坚持下去，他们的死亡风险可以降低 3～5 倍[28]。在全国覆盖的肺癌筛查中，美国医疗保险和医疗补助服务中心要求服务提供者同时提供烟草治疗和共同决策（SDM），以此来获得肺癌筛查的报销[29, 30]。在共享决策过程中，患者和服务提供者会一起讨论 LCS 的好处与风险、患者的个人偏好和价值观，并共同决定是否继续进行 LCS。值得注意的是，共同决策的讨论过程为医师提供了一个重要的机会，可以引导患者讨论他们的吸烟行为，并提供相应的烟草治疗。肺癌筛查不是一次性的检查，随着时间的推移，在后续的 LDCT 扫描中，筛查的累积效益得以体现。年度或更频繁的后续筛查为医师和患者提供了重要的接触点，不仅可以持续进行戒烟的对话，还能为当前吸烟者提供持续的戒烟治疗机会。

（二）肺癌护理

在诊断出肺癌后，继续吸烟的个体的死亡风险是停止吸烟的人的 2 倍[31]。一项系统综述和 Meta 分析研究了原发性肺癌诊断后戒烟的效果，结果表明，在早期肺癌诊断后，与继续吸烟者相比，戒烟者的 5 年生存率至少提高了 30%[31]。此外，戒烟还能增强癌症治疗的疗效，减少治疗相关的毒性反应，降低疾病进展、发生第二原发癌和癌症复发的可能性[32-34]。

（三）以正在进行的研究为依据

美国国立卫生研究院和国家癌症研究所已经拨出专项研究资金，通过癌症中心戒烟倡议（Cancer Center Cessation Initiative，3CI）下的癌症登月项目（NCI Cancer Moonshot Project），以及在肺癌筛查环境中通过“肺检查中的戒烟：SCALE 合作”，来研究如何将烟草治疗有效整合到常规癌症护理中。这些试验的结果预计不久后将会公布。

四、了解尼古丁成瘾

大脑对尼古丁的神经化学反应及其导致的神经激素变化直接与尼古丁成瘾的发展有关[35]。循环于大脑中的尼古丁与遍布大脑的烟碱型乙酰胆碱受体（nAChR）结合，引发一系列反应，包括神经激素的表达[35]；尼古丁成瘾的主要作用位点位于对基本生存功能至关重要的区域[36, 37]。尼古丁刺激位于腹侧被盖区（ventral tegmental area，VTA）的多巴胺能神经元上的 nAChR，导致纹状体和伏隔核内的多巴胺水平增加[38, 39]。多巴胺水平升高会发出虚假的安全信号，从而改善情绪、觉醒和认知，但尼古丁戒断会破坏这些功能。此外，尼古丁还能刺激其他神经递质，包括去甲肾上腺素、乙酰胆碱、5- 羟色胺、γ- 氨基丁酸（GABA）、谷氨酸和内啡肽[40]。尼古丁还会促进长期的习得性联想，引发强烈的吸烟冲动，使人们终生面临复发的风险。此外，反复接触尼古丁会使大脑回路产生神经适应（如 nAChR 增加），从而强化尼古丁的持续使用[41-43]。

当烟草使用障碍患者面临戒烟的可能性时，他们会感受生存受到威胁[44]。尼古丁的停用可能导致戒断症状，这些症状包括情绪、行为和认知上的紊乱，一般在 1h 内开始，48～72h 达到高峰，并在大多数人中在接下来的 6 个月内逐渐减轻[45-47]。在尝试戒烟之前开始药物治疗并将治疗时间延长至 3 个月以上，可以规避一系列复杂的戒断症状，并可促进戒断和防止复吸。

五、通过医疗服务提供者的自我意识和主动工作来消除偏见

深入了解尼古丁成瘾的原理及如何治疗烟草使用障碍，是帮助人们戒烟的关键步骤。加深对医疗服务提供者的生活经历和资源是如何促成成功和社会特权，以及这种特权是如何导致权力和隐性偏见的认识和理解，对帮助人们成功戒烟同样关键[48]。隐性偏见及那种认为人们应对自己的烟草使用障碍负责的污名化观念，会导致边缘化人群遭受歧视，并出现不良的健康后果，这些边缘化人群本身就有着更高的染上吸烟习惯或者当下正在吸烟的风险[49]。此外，这些污名化的观念会引发吸烟者自我污名化（自我责备）甚至悲观主义（认为治疗无用）[50-52]，对他们寻求健康的行为产生负面影响[53]，并导致生活质量降低和心理困扰增加[54]。认识到医疗服务提供者的特权、潜意识偏见及由此产生的污名化和不良健康后果的危害，对解决这些问题至关重要。这需要医疗服务提供者行动起来，检视并积极消除偏见，以改革医疗服务体系。

六、采取结构化和全面的烟草使用史记录方法

（一）评估尼古丁依赖性

尼古丁依赖程度可以通过尼古丁依赖性测试（Fagerstrom test for nicotine depen dence，FTND）来评估，该测试的分数范围从 0 到 10，分数越高意味着对尼古丁的依赖性越严重[55]。此外，首次吸烟时间（time to first cigarette，TTFC）也是一个衡量尼古丁依赖性的指标，TTFC 时间越短，表明依赖性越强[56]。FTND 和 TTFC 的测量数据在开始戒烟工作时可以发挥重要作用。通过了解患者的这些信息，我们不仅能够更深入地探讨他们在戒烟过程中所面临的挑战，而且更加重要的是，这有助于我们理解成功戒烟的治疗干预措施的强度。

（二）动机访谈助力行为改变

动机访谈（motivational interviewing，MI）是一种以患者为中心的行为改变策略，它认可患者在其个人经历、价值观和信念方面的专业性[57]。这种策略以患者与医疗服务提供者之间的合作伙伴关系为核心，以服务提供者的接纳心和同理心为基础。MI 作为一个理论框架，旨在帮助患者识别他们感知到的障碍，并增强他们戒烟的信心[57]。这种沟通技巧使得医疗服务提供者能够展现出对患者的同情，帮助他们解决在戒烟过程中的矛盾情绪。任何对协助患者改变行为和戒烟感兴趣的人士都可以学习和运用这种方法。

（三）应用 5A 模型促进戒烟行为改变

5A 模型是一种全面针对尼古丁成瘾问题的行为改变策略，易于实施，被美国预防服务组高度推荐[58]，并且在促进戒烟方面成效显著[59-61]。该模型建议按顺序执行五个步骤：①询问所有患者关于他们的烟草使用情况（这也是评估 FTND 和 TTFC 的时机）；②建议烟草使用者戒烟；③评估他们尝试戒烟的意愿（动机访谈在这一步中尤为重要，它帮助确定患者戒烟的动机和信心。此外，跨理论行为改变模型，即行为变化阶段[62]，也有助于在此步骤识别患者的戒烟准备程度，并根据他们的实际情况提供相应的支持）；④对于有戒烟意愿的患者，提供帮助包括咨询和制订个性化的药物疗法及行为改变计划，对于那些暂时还不愿

意戒烟的患者，动机访谈策略可以帮助他们在改变准备阶段取得进展；⑤为患者安排后续的临床随访，即使他们表示目前还不准备戒烟[63]。尽管“询问”和“建议”在临床实践中较为常见，但更复杂的步骤，特别是“安排”后续随访，由于知识缺乏、培训不足、对干预措施执行的信心不足、时间限制、保险覆盖范围的不确定性等因素[65]，实施较少[64]。

（四）全面了解烟草使用历史和进行细致的体格检查是关键

上述讨论的策略和框架有助于全面地记录患者的烟草使用情况，这对于准确掌握烟草使用的强度和持续时间至关重要。这包括了解患者吸烟和使用其他烟草产品的开始时间（日期）、使用频率（每天、每周等）、摄入量（每天的香烟数量或烟包数）及使用持续时间（总年数）。此外，了解患者在烟草使用和戒烟过程中的经历、他们目前的状况、未来的戒烟目标、之前戒烟尝试中有效和无效的策略及导致复吸的因素同样重要。整合患者当前的药物使用情况，了解他们的医疗和精神病史，以及深入探究他们的社会背景，将为支持患者的戒烟努力和制订个性化的药物治疗与非药物治疗方案提供重要信息。体格检查中发现的吸烟相关症状（如间歇性跛行、高血压、喘息等）可以成为积极促进戒烟和激励患者的重要时机。

七、咨询

与仅对准备戒烟的人提供治疗的进入式方法相比，向所有吸烟者提供烟草治疗，不论他们是否准备戒烟，并允许患者选择不接受治疗的退出式方法不仅具有更高的接受度，而且能提高戒烟率[66–68]。

行为干预能够提供应对可能破坏戒烟进程的行为和心理因素的技能[69]，包括行为咨询、动机访谈和认知疗法。行为咨询着重于帮助吸烟者识别和避免触发吸烟的社会环境情境，并提供管理吸烟冲动的实际工具[70]。吸烟者经常会在戒烟的意愿与基于过往尝试和戒烟经历所建立的戒烟信心之间感到矛盾。医疗保健提供者可以通过动机性访谈等动机策略，帮助患者解决这种矛盾，从而促进行为改变[71]。使用“5R”方法的简短激励干预已被证明能够有效影响戒烟成功率[72]。“5R”策略包含以下五个方面：①讨论戒烟对个人的重要意义；②阐明持续吸烟带来的风险；③探索戒烟所能带来的回报；④预见并提前考虑戒烟过程中可能遇到的障碍；⑤定期回顾和讨论这些问题[73]。认知疗法则针对由于环境和情绪触发因素引起的强迫性吸烟行为背后的不适应性认知，以及伴随这些经历的情感困扰，这些因素往往使人们面临较高的复吸风险[74, 75]。

无论是个人咨询还是团体咨询，只要注重培养解决问题的能力，都能有效地帮助人们戒烟[76, 77]。戒烟的成功率会随着咨询的深入和药物治疗的配合而提高[77]，因此应鼓励所有患者充分利用现有的支持服务[73]。相比于没有任何干预措施，仅提供印刷的自助材料对提高戒烟率的作用有限[78]。电话咨询可能在促进戒烟方面有效。戒烟热线在全美 50 个州、哥伦比亚特区、关岛和波多黎各免费提供服务，许多热线还免费提供尼古丁替代产品。尽管目前的使用率不高，但戒烟热线为资源有限的人群，如社会经济地位较低和居住在农村地区的人们，提供了更多的戒烟咨询和治疗途径[69, 79–82]。3～5 次通话的主动电话咨询，能显著提高戒烟成功率，比最小干预（一次电话）提高了 27%[83]。在 LCS 中，电话咨询是可行的，它能有效提高 3 个月内经过生化验证的戒烟成功率[84]。交互式的短信服务通过发送激励性信息和有关吸烟及戒烟的教育内容，能够提高 6 个月的戒烟成功率[79, 85]。

八、药物治疗的作用与优势

药物治疗能有效缓解戒断症状，控制吸烟欲望[36, 44]。与单独使用任一方法相比，将咨询和药物相结合的联合疗法更加有效。目前，已有 7 种药物被美国食品药品管理局（FDA）批准用于戒烟治疗（表 3–1），包括五种形式的尼古丁替代疗法（尼古丁含片、口香糖和贴片为非处方药，尼古丁鼻吸入器和喷雾器只能凭处方购买）、安非他酮、伐尼克兰。这些药物在模拟或阻断尼古丁效果的同时激活多巴胺系统，以此帮助戒烟者减少对烟草的依赖。表 3–1 旨在为临床医师提供一份全面的指南，涵盖药物治疗策略、剂量调整及不良反应管理。

表 3–1　FDA 批准的烟草治疗药物

	药物与制剂	1 支香烟的等效量	可使用剂量强度	剂量和频率
处方药	伐尼克兰	不适用	0.5mg 1.0mg	在戒烟前 1 周开始服用 每天服用 1 次，每次 0.5mg（第 1～3 天） 每天服用 2 次，每次 0.5mg（第 4～7 天） 每天服用 2 次，每次 1.0mg（第 8 天起） • 对于尚未确定戒烟日期的患者，可以在治疗的第 8～35 天之间选择一个灵活的戒烟日期
	安非他酮	不适用	**即释型：**75mg、100mg **缓释型：**100mg、150mg、200mg **延释型：**150mg、300mg	**服用方式：**口服（PO） **起始剂量：**连续 3 天，每天 1 次，每次 150mg **随后剂量：**增加至每天 2 次，每次 150mg
	口服尼古丁吸入器	1/4 盒 =1 支香烟 1 盒 =4mg 尼古丁或 4 支香烟	4 毫克 / 盒	**使用方法：**根据需要频繁或持续吸入，直到吸烟欲望消退 **最大剂量：**16 盒 / 天 **起始使用频率：**最初每 1～2h 根据需要（PRN）使用一盒，每天至少使用 6 盒
	尼古丁鼻喷雾剂	2 次喷雾 =1 支香烟	每次喷雾（启动）0.5mg 1 剂量 =2 次喷雾（每个鼻孔一次） 每瓶约含 50mg（100 次喷雾）	**使用频率：**根据需要每小时 1～2 剂量 **最大日剂量：**40mg（80 喷 / 天） **每小时最大使用次数：**5 次（10 喷）
非处方药	尼古丁透皮贴剂	尼古丁透皮贴剂的目标是匹配患者每天的尼古丁总摄入量（见剂量和频率栏）	7mg/d 14mg/d 21mg/d	21mg 适用于每天吸烟＞20 支的烟民 14mg 适用于每天吸烟＜20 支的烟民 7mg 适用于每天吸烟＜10 支的烟民
	尼古丁口香糖和含片	2mg 口香糖或含片（实际口服 / 吸收量为 1mg）	2mg 4mg	早上起床后≤30min 吸烟，则建议起始剂量为 4mg/d 早上起床后≥30min 吸烟，则建议起始剂量为 2mg/d 每天的最大使用量为 20 片

（续表）

药物动力学	用药注意事项	不良反应管理
作用机制：在 $\alpha_4\beta_2$ nAChR 上具有部分激动剂和拮抗剂作用，促进多巴胺释放 **半衰期**：约 24h **代谢**：最小，＜10% 的药物在体内被代谢 **排泄**：尿液排泄（92% 的药物未经改变地通过尿液被排出体外）	肾功能不全和终末期肾病患者需要调整剂量 肝功能不全患者无须调整剂量 癫痫阈值降低：建议采取相应预防措施 治疗通常持续 12 周，某些患者可能需要 6 个月或更长时间	**胃肠道症状**：与食物和满杯水一起服用 **激动和焦虑**：避免在服药的同时吸烟或减少烟草摄入，考虑减少剂量 **生动的梦境和夜间清醒**：减少剂量 **情绪变化**（严重焦虑，抑郁）：严重时停药
作用机制：部分 $\alpha_4\beta_2$ nAChR 拮抗剂和多巴胺和去甲肾上腺素的再摄取 **半衰期**：即释型为 8～24h；延释型为 21h **代谢**：通过 CYP2B6 在肝脏进行 **排泄**：尿液排泄（87%）；粪便排泄（10%）	在戒烟前 1 周开始治疗，并持续 7～12 周 可与尼古丁替代疗法联合使用 癫痫阈值降低：建议采取相应预防措施 在肝功能不全的情况下避免使用	同上 **厌食症**：抑制食欲，避免在已有食欲抑制的人群中使用（如厌食症和暴食症患者） **单胺氧化酶抑制剂**：避免与单胺氧化酶抑制剂联用
作用机制：$\alpha_4\beta_2$ nAChR 激动剂，促进多巴胺释放 **半衰期**：1～2h **代谢**：主要在肝脏，少量在肾脏 **排泄**：尿液	应短暂吸入，不要深吸 使用前后 15min 内不要进食或饮水 使用前应取下假牙	**恶心**：使用 NRT 时应避免吸烟，服用伐尼克兰时应减少尼古丁替代量 使用口香糖或吸含片时避免饮用液体（避免吞咽尼古丁） **激动和焦虑**：与短效 NRT 一起使用时避免饮酒，或考虑减少剂量 **生动的梦和夜间清醒**：睡前取下贴片 **皮疹**：在身体上轮换贴片的位置 **情绪变化**（严重焦虑、抑郁）：严重时停止用药
作用机制：$\alpha_4\beta_2$ nAChR 激动剂，促进多巴胺释放 **半衰期**：1～2h **代谢**：主要在肝脏，少量在肾脏 **排泄**：尿液（10%～30% 的药物未经改变地通过尿液被排出体外）	喷雾时对准鼻中隔；不要吸气或擤鼻 通常会有灼烧感或刺痛感	
作用机制：$\alpha_4\beta_2$ nAChR 激动剂，促进多巴胺释放 **半衰期**：3～4h **代谢**：主要在肝脏，少量在肾脏 **排泄**：尿液	适用于清洁干燥的皮肤 每天更换新的贴片 每天更换贴片位置 不要剪切贴片 强烈建议与短效尼古丁替代疗法联合应用	
作用机制：$\alpha_4\beta_2$ nAChR 激动剂，促进多巴胺释放 **半衰期**：3～4h **代谢**：主要在肝脏，少量在肾脏 **排泄**：尿液	经口腔黏膜吸收 使用前后 15min 内不要进食或饮水 使用前应取下假牙 口香糖：咀嚼后夹于牙齿间，重复此动作，直到刺激减弱 含片：放于脸颊内侧直至溶解；不要咬、咀嚼或吞服	

根据 ATS 发布的最新临床指南，伐尼克兰比安非他酮和尼古丁贴剂更加有效，被推荐为长期戒烟及管理严重不良事件的首选药物[86]。指南进一步强调，相比单一药物治疗，采用联合治疗方案（如伐尼克兰结合尼古丁贴剂、尼古丁贴剂配合尼古丁吸入剂或口香糖、安非他酮联合尼古丁贴剂）能显著提升戒断成功率[86]。此外，延长药物治疗周期至 6 个月以上，能有效提高戒断率并

减少复吸概率，这一方法获得了强烈推荐[86]。指南中还提到，将服用伐尼克兰作为预治疗措施，能显著增加戒烟成功率，据估计，每 1000 名接受预治疗的患者中，约有 308 人能成功戒烟，同时严重不良事件的增加极小[86]。Hartwell 及其研究团队的成果进一步证实了开始戒烟尝试前使用伐尼克兰的益处，特别是在提升记忆力、注意力及减少吸烟欲望方面[87]。

（一）尼古丁替代疗法

尼古丁替代疗法（nicotine replacement therapy，NRT）通过模拟烟碱型乙酰胆碱受体的作用，缓慢释放尼古丁，与直接吸烟相比，其吸收速度更慢，因而成为一种非成瘾且安全的戒烟辅助方式[36, 44]。

NRT 通过提供稳定的尼古丁水平的“控制器”（如尼古丁透皮贴剂）和根据需要应对突发烟瘾的“缓解剂”（包括鼻喷雾剂、吸入器、口香糖或含片）的结合使用，在长期戒烟中展现出优于单独使用任何一种方法的效果。尼古丁透皮贴剂（21mg、14mg 和 7mg）在 1～4h 内达到血中尼古丁浓度的峰值，为患者提供了最持久和稳定的尼古丁释放。

而鼻喷雾剂或吸入器在使用后大约 10min 内，口香糖或含片则在 20min 后使血中尼古丁水平达到峰值，因此它们常作为尼古丁透皮贴剂的补充使用。不良反应可能包括异常的梦境和应用部位的皮肤刺激。

尼古丁口香糖和含片有 2mg 和 4mg 两种剂量。在使用口香糖时，应嘱患者咀嚼到口香糖释放出“胡椒味”或刺痛感时，将其放在牙龈和脸颊之间以便吸收。当“胡椒味”或刺痛感停止时，应重新咀嚼口香糖，直到再次出现刺痛感时将口香糖放在脸颊的另一侧。这个过程重复约 30min，或直至不再出现“胡椒味”或刺痛感。在使用含片时，应嘱患者将含片放在脸颊旁以便黏膜吸收，可以左右旋转含片来减少长时间放在同一位置的不适。不良反应包括打嗝、胃灼热、恶心和使用不当造成的口腔疼痛。

尼古丁吸入器由一个装在塑料吸口内的药筒组成，它为患者提供了一种模拟吸烟行为的方式，使患者在约 20min 的使用时间内吸入 4mg 尼古丁。每天最少使用 6 盒，最多使用 16 盒。但可能引起咳嗽、口腔和咽喉刺激等不良反应。尼古丁鼻喷雾剂则为对尼古丁高度依赖的患者提供了快速的尼古丁释放方式，但往往会出现鼻刺激、流鼻涕、流泪、打喷嚏和咳嗽等不良反应。值得注意的是，对于使用假牙的患者，口服 NRT 可能不适用，这提示在应用 NRT 时需要根据患者的具体情况做出个性化考虑。整体而言，NRT 提供了灵活多样的选择，帮助吸烟者通过减少吸烟欲望和缓解戒断症状来成功戒烟。

（二）伐尼克兰的药理特性与应用

伐尼克兰是烟碱型乙酰胆碱受体（nAChR）的选择性部分激动剂，也能与尼古丁争夺该受体的结合位，因此同时具备激动剂和拮抗剂的双重作用[88, 89]。治疗通常以每天 0.5mg 的剂量起始，逐步增加至目标剂量 1mg，每天服用 2 次。考虑到药物起效可能有延迟，建议在治疗的第 1 周内延后尝试戒烟[90]。对于肌酐清除率低于 30ml/min 的患者，剂量需调整为 0.5mg，每天服用 2 次，接受血液透析的患者同样适用此剂量。为减少伐尼克兰引起的恶心和呕吐，建议与食物共同摄入。其他可能的不良反应包括异常梦境和头痛，通过减少剂量可有效缓解这些症状，且对治疗成效的影响最小[91]。值得注意的是，伐尼克兰与烟草同时使用时，由于尼古丁过度刺激 nAChR，可能会引起明显的恶心。因此，建议在使用伐尼克兰期间减少吸烟量，最理想的情况是完全戒烟，以避免过度刺激受体和随之而来的恶心。

结合临床试验数据、大型观察性研究和一项大型前瞻性随机试验（EAGLES）的研究结果，人们对伐尼克兰可能与自杀意念和行为相关联的担忧已得到有效缓解[92]。2016 年 12 月，针对伐尼克兰的严重精神健康不良反应的警告已从其药品标签中移除，这进一步证实了其在戒烟治疗中的安全性和有效性。

（三）安非他酮缓释剂

安非他酮缓释剂（sustained release，S.R.）是一种非三环类抗抑郁药物，通过部分抑制多巴胺和去甲肾上腺素的再摄取起作用[88, 93]。这种机制有助于通过刺激特定的神经递质途径来有效缓解烟草戒断症状。此外，S.R. 通过非选择性阻断烟碱型乙酰胆碱受体，能够减少尼古丁引发的强化反应并减轻因某些因素引起的烟草渴望[94]。当与尼古丁替代疗法联合使用时，S.R. 在促进戒断和管理戒断症状方面的功效显著增强[95, 96]。为了确保治疗效果最佳，建议在预定戒烟日期前 7 天开始服用 S.R. 起始剂量设为每天 1 次 150mg，经过 3 天后调整至每天 2 次，持续至整个治疗周期结束。S.R. 的常见不良反应包括失眠、异常梦境、头晕、口干、恶心、激动和焦虑等。需要特别注意的是，安非他酮不应与能降低癫痫阈值的其他药物联合使用或在患者存在相关疾病（如酒精使用障碍）的情况下使用[97]。EAGLES 试验的结果进一步证明了安非他酮的安全性[92]，该试验的结果使得安非他酮相关的严重心理健康不良反应警告于 2016 年 12 月从药品标签中移除。

（四）延长戒烟治疗期

长期吸烟导致大脑神经激素水平发生显著变化，引发持续和长期的对尼古丁的渴望，使个体容易受到触发吸烟欲望的环境或情绪因素的影响。虽然当前尼古丁替代疗法的标准治疗周期建议为 12 周，然而，越来越多的研究支持延长治疗周期的做法。证据表明，与仅接受 12 周治疗的个体相比，将 NRT 治疗期延长至 24 周可以将成功戒烟的概率提高 1 倍，同时显著降低复吸的风险[98]。

九、电子烟在戒烟策略中的作用评估

有证据表明，电子烟作为一种治疗干预措施与咨询服务联合使用时，可能会在戒烟过程中提供帮助于戒烟过程[99–101]。据 Cochrane 综述报告，相较于尼古丁替代疗法及无尼古丁电子烟，含尼古丁电子烟的使用在戒烟成功率上表现更佳。尽管如此，电子烟在减少尼古丁依赖性方面并未显示出明确效果[102]，并且存在促使个体同时使用电子烟与传统香烟的风险。最新的一项 Meta 分析显示，纳入了多项观察性研究，揭示了电子烟在现实使用环境中对戒烟影响的限制，显示出使用电子烟与成功戒烟之间缺乏显著的相关性[101]。ATS 临床实践指南明确推荐在戒烟过程中优先考虑使用伐尼克兰而非电子烟[86]。此外，USPSTF 也指出，当前缺少充分证据来评估电子烟在戒烟中的潜在益处与风险[103]。

十、预防复吸

戒烟过程中，大脑发生的神经化学和神经激素变化，以及形成的尼古丁依赖行为，常常导致复吸[104]。成功地迈出戒烟的第一步是走向无烟生活的关键；然而，协助个体持续保持无烟状态更加至关重要。为此，2021 年，USPSTF 提出了一项 A 级建议，即结合药物治疗和行为疗法，以极大地增加长期戒烟的成功率[58]。药物治疗旨在缓解由尼古丁戒断引起的不适症状与减少复吸风险，而持续的行为咨询和戒烟指导则关注于辅助个体应对可能促使再次吸烟的行为和环境触发因素，这在预防复吸方面起到了核心作用[105]。

结论

在常规的肺癌筛查和诊断过程中，医疗保健专业人员被赋予了独特的机会，不仅能够参与有意义的关于烟草使用的讨论，更能提供必要的戒烟支持。医疗保健提供者与跨学科团队在向寻求帮助的个人提供戒烟服务中发挥着至关重要的作用。在进行每一次临床诊疗时，采用以患者为中心的、非评判性的方法至关重要，这要求医疗专业人员根据每位患者的独特情况和需求定制干预措施，并解决他们面临的未满足的社会需求。一个全面的烟草治疗策略，结合了药物治疗和行为咨询，能够为个体提供戒烟和维持长期健康的最佳机会。此外，识别和解决医疗提供者的隐性偏见、社会污名、结构性和系统性障碍对于成功地接触和支持那些最脆弱和高风险的人群至关重要，以此确保他们能从戒烟服务中获得最大的益处。

参考文献

[1] United States Public Health Service. Smoking and health: report of the advisory committee to the surgeon general of the public health service. Washington, DC: U.S. Department of Health, Education, and Welfare; 1964.

[2] Cornelius ME, Loretan CG, Wang TW, Jamal A, Homa DM. Tobacco product use among adults – United States, 2020.MMWR Morb Mortal Wkly Rep. 2022;71(11):397–405.https://doi.org/10.15585/mmwr.mm7111a1.

[3] Garrett BE, Dube SR, Winder C, Caraballo RS. Cigarette smoking—United States, 2006–2008 and 2009–2010.MMWR Suppl. 2013;62(3):81–4.

[4] Martell BN, Garrett BE, Caraballo RS. Disparities in adult cigarette smoking—United States, 2002–2005 and 2010–2013.MMWR Morb Mortal Wkly Rep. 2016;65(30):753–8.https://doi.org/10.15585/mmwr.mm6530a1.

[5] Jamal A, Agaku IT, O'Connor E, King BA, Kenemer JB, Neff L. Current cigarette smoking among adults—United States, 2005–2013.MMWR Morb Mortal Wkly Rep. 2014;63(47):1108–12.

[6] Graham H. Why social disparities matter for tobacco-control policy. Am J Prev Med. 2009;37(2 Suppl):S183–4.https://doi.org/10.1016/j.amepre.2009.05.007.

[7] Department of Health and Human Services. Smoking cessation: a report of the surgeon general. Washington, DC: U.S. Department of Health and Human Services, Centers for Disease Control and Prevention, National Center for Chronic Disease Prevention and Health Promotion, Office on Smoking and Health; 2020.

[8] Cdcgov: National and State Tobacco Control Program | Smoking & Tobacco Use | CDC. 2021.https://www.cdc.gov/tobacco/stateandcommunity/tobacco-control/index.htm. Accessed Dec 17 2021.

[9] Drope J, Liber AC, Cahn Z, Stoklosa M, Kennedy R, Douglas CE, et al. Who's still smoking? Disparities in adult cigarette smoking prevalence in the United States. CA Cancer J Clin. 2018;68(2):106–15.https://doi.org/10.3322/caac.21444.

[10] Tobacco use among U.S. racial/ethnic minority groups; African Americans, American Indians and Alaska Natives, Asian Americans and Pacific Islanders, Hispanics: a report of the 3 Tobacco Prevalence and Treatment Surgeon General. In: National Center for Chronic Disease P, Health Promotion OoS, Health, editors. Dept. of Health and Human Services, Center for Disease Control and Prevention, National Center for Chronic Disease Prevention and Health Promotion, Office on Smoking and Health 1998.

[11] Babb S, Malarcher A, Schauer G, Asman K, Jamal A. Quitting smoking among adults—United States, 2000–2015.MMWR Morb Mortal Wkly Rep. 2017;65(52):1457–64.

[12] Smith PH, Mazure CM, McKee SA. Smoking and mental illness in the U.S. population. Tob Control. 2014;23(e2):e147–53.https://doi.org/10.1136/tobaccocontrol-2013- 051466.

[13] Eriksen MP, LeMaistre CA, Newell GR. Health hazards of passive smoking. Annu Rev Public Health. 1988;9:47–70.https://doi.org/10.1146/annurev.pu.09.050188.000403.

[14] Truth Initiative—Inspiring Tobacco-Free Lives. 2020.

[15] Cdcgov: D.C. Best practices for comprehensive tobacco control programs, 2014.Atlanta, GA: U.S. Department of Health and Human Services, CDC; 2014.https://www.cdc.gov/tobacco/stateandcommunity/guides/index.htm?CDC_AA_refVal=https%3A%2F%2F www.cdc.gov%2Ftobacco%2Fstateandcommunity%2Fbest_practices%2Findex.htm. Accessed 3 Jan 2022.

[16] Kaiser Family Foundation: Key Facts about the Unisnured Population. 2020.https://www.kff.org/uninsured/issue-brief/key– facts– about– the– uninsured– population/. Accessed 1 Dec 2021.

[17] Institute of Medicine (U.S.). Committee on quality of health Care in America., National Academies Press (U.S.). crossing the quality chasm: a new health system for the 21st century. Washington, DC: National Academy Press; 2001.

[18] Stepanov I. Carcinogens and toxicants in combusted tobacco products and related cancer risks. In: Hecht SSH, editor. Tobacco and cancer: the science and the story. New Jersey: World Scientific; 2022.p. 101–27.

[19] U.S. Department of Health & Human Services. Cancer. How tobacco smoke causes dis ease: the biology and behavioral basis for smoking-attributable disease. Rockville, MD: U.S. Department of Health and Human Services; 2010.p. 221–305.

[20] O'Connor RJ. Tobacco. In: DeVita VT, Lawrence TS, Rosenberg SA, editors. Cancer: prin ciples & practice of oncology. Philadelphia: Wolters Kluwer; 2019.p. 90–8.

[21] Guengerich FP. Common and uncommon cytochrome P450 reactions related to metabo lism and chemical toxicity. Chem Res Toxicol. 2001;14(6):611–50.https://doi.org/10.1021/tx0002583.

[22] Boyle P. Tobacco and public health: science and policy. Oxford: Oxford University Press; 2004.

[23] Nishikawa A, Mori Y, Lee IS, Tanaka T, Hirose M. Cigarette smoking, metabolic activation and carcinogenesis. Curr Drug Metab. 2004;5(5):363–73.https://doi.org/10.2174/1389200043335441.

[24] Hecht SS, Szabo E. Fifty years of tobacco carcinogenesis research: from mechanisms to early detection and prevention of lung cancer. Cancer Prev Res (Phila). 2014;7(1):1–8.https://doi.org/10.1158/1940–6207.CAPR– 13– 0371.

[25] U.S. Department of Health & Human Services. The health consequences of smoking—50 years of Progress: a report of the surgeon general 2014.Executive Summary 2014.https://www.hhs.gov/surgeongeneral/reports-and– publications/tobacco/index.html.

[26] Carson K, Verbiest ME, Crone MR, Brin MP, Esterman AJ, Assendelft WJ, Smith BJ. Training health professionals in smoking cessation. Cochrane Database Syst Rev. 2012;2012(5):CD000214.Accessed 1 Dec 2021.

[27] Aberle DR, Adams AM, Berg CD, Black WC, Clapp JD, Fagerstrom RM, et al. Reduced lung-cancer mortality with low-dose computed tomographic screening. N Engl J Med. 2011;365(5):395–409.https://doi.org/10.1056/NEJMoa1102873.

[28] Pastorino U, Boffi R, Marchiano A, Sestini S, Munarini E, Calareso G, et al. Stopping smoking reduces mortality in low-dose computed tomography screening participants. J Thorac Oncol. 2016;11(5):693–9.https://doi.org/10.1016/j.jtho.2016.02.011.

[29] Wiener RS, Gould MK, Arenberg DA, Au DH, Fennig K, Lamb CR, et al. An official American Thoracic Society/American College of Chest Physicians policy statement: implementation of low-dose computed tomography lung cancer screening programs in clinical practice. Am J Respir Crit Care Med. 2015;192(7):881–91.https://doi.org/10.1164/rccm.201508–1671ST.

[30] Centers for Medicare & Medicaid Services: Screening for Lung Cancer with Low Dose Computed Tomography (LDCT). 2021.https://www.cms.gov/medicare-coverage- database/view/ncacal-decision- memo.aspx?proposed=N&ncaid=304.Accessed 23 Aug 2022.
[31] Parsons A, Daley A, Begh R, Aveyard P. Influence of smoking cessation after diagnosis of early stage lung cancer on prognosis: systematic review of observational studies with meta-analysis. BMJ. 2010;340:b5569.https://doi.org/10.1136/bmj.b5569.
[32] Warren GW, Alberg AJ, Cummings KM, Dresler C. Smoking cessation after a cancer diagnosis is associated with improved survival. J Thorac Oncol. 2020;15(5):705–8.https://doi.org/10.1016/j.jtho.2020.02.002.
[33] Toll BA, Brandon TH, Gritz ER, Warren GW, Herbst RS, ASO T, et al. Assessing tobacco use by cancer patients and facilitating cessation: an American Association for Cancer Research policy statement. Clin Cancer Res. 2013;19(8):1941–8.https://doi.org/10.1158/1078–0432.CCR-13- 0666.
[34] Aredo JV, Luo SJ, Gardner RM, Sanyal N, Choi E, Hickey TP, et al. Tobacco smoking and risk of second primary lung cancer. J Thorac Oncol. 2021;16(6):968–79.https://doi.org/10.1016/j.jtho.2021.02.024.
[35] Benowitz NL. Nicotine addiction. N Engl J Med. 2010;362(24):2295–303.https://doi.org/10.1056/NEJMra0809890.
[36] Leone FT, Evers-Casey S. Developing a rational approach to tobacco use treatment in pulmonary practice: a review of the biological basis of nicotine addiction. Clin Pulm Med. 2012;19(2):53–61.https://doi.org/10.1097/CPM.0b013e318247cada.
[37] Subramaniyan M, Dani JA. Dopaminergic and cholinergic learning mechanisms in nicotine addiction. Ann N Y Acad Sci. 2015;1349:46–63.https://doi.org/10.1111/nyas.12871.
[38] Zhang T, Zhang L, Liang Y, Siapas AG, Zhou FM, Dani JA. Dopamine signaling differences in the nucleus accumbens and dorsal striatum exploited by nicotine. J Neurosci. 2009;29(13):4035–43.https://doi.org/10.1523/JNEUROSCI.0261–09.2009.
[39] Exley R, Clements MA, Hartung H, McIntosh JM, Cragg SJ. Alpha6–containing nicotinic acetylcholine receptors dominate the nicotine control of dopamine neurotransmis sion in nucleus accumbens. Neuropsychopharmacology. 2008;33(9):2158–66.https://doi.org/10.1038/sj.npp.1301617.
[40] Benowitz NL. Neurobiology of nicotine addiction: implications for smoking cessation treatment. Am J Med. 2008;121(4 Suppl 1):S3–10. https://doi.org/10.1016/j.amjmed.2008.01.015.
[41] Mukhin AG, Kimes AS, Chefer SI, Matochik JA, Contoreggi CS, Horti AG, et al. Greater nicotinic acetylcholine receptor density in smokers than in nonsmokers: a PET study with 2–18F-FA-85380.J Nucl Med. 2008;49(10):1628–35.https://doi.org/10.2967/jnumed.108.050716.
[42] Nashmi R, Xiao C, Deshpande P, McKinney S, Grady SR, Whiteaker P, et al. Chronic nicotine cell specifically upregulates functional alpha 4* nicotinic receptors: basis for both tolerance in midbrain and enhanced long-term potentiation in perforant path. J Neurosci. 2007;27(31):8202–18.https://doi.org/10.1523/JNEUROSCI.2199–07.2007.
[43] Cosgrove KP, Batis J, Bois F, Maciejewski PK, Esterlis I, Kloczynski T, et al. beta2–nicotinic acetylcholine receptor availability during acute and prolonged abstinence from tobacco smoking. Arch Gen Psychiatry. 2009;66(6):666–76.https://doi.org/10.1001/archgenpsychiatry.2009.41.
[44] Leone FT, Carlsen KH, Folan P, Latzka K, Munzer A, Neptune E, et al. An official American Thoracic Society research statement: current understanding and future research needs in tobacco control and treatment. Am J Respir Crit Care Med. 2015;192(3):e22–41.https://doi.org/10.1164/rccm.201506-1081ST.
[45] Schultz W. Dopamine reward prediction error coding. Dialogues Clin Neurosci. 2016;18(1):23–32.
[46] Hughes JR. Tobacco withdrawal in self-quitters. J Consult Clin Psychol. 1992;60(5):689–97.https://doi.org/10.1037//0022-006x.60.5.689.
[47] Hughes JR, Hatsukami DK, Pickens RW, Svikis DS. Consistency of the tobacco withdrawal syndrome. Addict Behav. 1984;9(4):409–12. https://doi.org/10.1016/0306–4603(84)90043–1.
[48] Ellis C, Jacobs M, Kendall D. The impact of racism, power, privilege, and positionality on communication sciences and disorders research: time to Reconceptualize and seek a pathway to equity. Am J Speech Lang Pathol. 2021;30(5):2032–9.https://doi.org/10.1044/2021_AJSLP-20–00346.
[49] FitzGerald C, Hurst S. Implicit bias in healthcare professionals: a systematic review. BMC Med Ethics. 2017;18(1):19.https://doi.org/10.1186/s12910–017– 0179–8.
[50] Volkow ND. Stigma and the Toll of addiction. N Engl J Med. 2020;382(14):1289–90.https://doi.org/10.1056/NEJMp1917360.
[51] Hamann HA, Ostroff JS, Marks EG, Gerber DE, Schiller JH, Lee SJ. Stigma among patients with lung cancer: a patient-reported measurement model. Psychooncology. 2014;23(1):81–92.https://doi.org/10.1002/pon.3371.
[52] Rigney M, Rapsomaniki E, Carter-Harris L, King JC. A 10–year cross-sectional analysis of public, oncologist, and patient attitudes about lung cancer and associated stigma. J Thorac Oncol. 2021;16(1):151–5. https://doi.org/10.1016/j.jtho.2020.09.011.
[53] Carter-Harris L. Lung cancer stigma as a barrier to medical help-seeking behavior: practice implications. J Am Assoc Nurse Pract. 2015;27(5):240–5.https://doi.org/10.1002/2327–6924.12227.
[54] Chambers SK, Dunn J, Occhipinti S, Hughes S, Baade P, Sinclair S, et al. A systematic review of the impact of stigma and nihilism on lung cancer outcomes. BMC Cancer. 2012;12:184.https://doi.org/10.1186/1471–2407– 12–184.
[55] Heatherton TF, Kozlowski LT, Frecker RC, Fagerstrom KO. The Fagerstrom test for nicotine dependence: a revision of the Fagerstrom tolerance questionnaire. Br J Addict. 1991;86(9):1119–27.
[56] Branstetter SA, Muscat JE, Mercincavage M. Time to first cigarette: a potential clinical screening tool for nicotine dependence. J Addict Med. 2020;14(5):409–14.https://doi.org/10.1097/ADM.0000000000000610.
[57] Miller WR, Rollnick S. Motivational interviewing: helping people change. 3rd ed. New York: The Guilford Press; 2013.
[58] United States Preventive Services Task Force: Tobacco Smoking Cessation in Adults, Including Pregnant Persons: Interventions. 2021.https://www.uspreventiveservicestaskforce.org/uspstf/recommendation/tobacco-use- in- adults- and- pregnant- women-counseling- and- interventions. Accessed 1 Nov 2021.
[59] Carr AB, Ebbert J. Interventions for tobacco cessation in the dental setting. Cochrane Database Syst Rev. 2012;2012(6):CD005084.https://doi.org/10.1002/14651858.CD005084.pub3.
[60] Rice VH, Heath L, Livingstone-Banks J, Hartmann-Boyce J. Nursing interventions for smoking cessation. Cochrane Database Syst Rev. 2017;12:CD001188.https://doi.org/10.1002/14651858.CD001188.pub5.
[61] Stead LF, Buitrago D, Preciado N, Sanchez G, Hartmann-Boyce J, Lancaster T. Physician advice for smoking cessation. Cochrane Database Syst Rev. 2013;2013(5):CD000165.https://doi.org/10.1002/14651858.CD000165.pub4.
[62] Prochaska JO, DiClemente CC. Stages and processes of self-change of smoking: toward an integrative model of change. J Consult Clin Psychol. 1983;51(3):390–5.
[63] Fiore M, Jaen C, Baker T, Bailey W, Benowitz N, Curry S, et al. Treating tobacco use and dependence: 2008 update. Rockville, MD: U.S. Department of Health and Human Services; 2008.
[64] King B, Dube S, Babb S, McAfee T. Patient-reported recall of smoking cessation interventions from a health professional. Prev Med. 2013;57:715–7.
[65] Sheffer MA, Baker TB, Fraser DL, Adsit RT, McAfee TA, Fiore

MC. Fax referrals, academic detailing, and tobacco quitline use: a randomized trial. Am J Prev Med. 2012;42(1):21–8.https://doi.org/10.1016/j.amepre.2011.08.028.
[66] Fu SS, Van Ryn M, Sherman SE, Burgess DJ, Noorbaloochi S, Clothier B, et al. Proactive tobacco treatment and population-level cessation: a pragmatic randomized clinical trial. JAMA Intern Med. 2014;174:671–7.
[67] Haas J, Linder J, Park E, Gonzalez I, Rigott N, Klinger E, et al. Proactive tobacco cessation outreach to smokers of low socioeconomic status: a randomized clinical trial. JAMA Intern Med. 2015;175:218–26.
[68] Herbst N, Wiener R, Helm E, O'Donnell C, Fitzgerald C, Wong C, et al. Effectiveness of an opt-out electronic helath record-based tobacco treatment consult service at an urban safety net hospital. Chest. 2020;158:1734–41.
[69] U.S. Department of Health and Human Services. Smoking cessation: a report of the surgeon general. Rockville, MD: Public Health Service, Office of the Surgeon General; 2020.
[70] Webb MS, Rodriguez-Esquivel D, Baker EA. Smoking cessation interventions among Hispanics in the United States: a systematic review and mini meta-analysis. Am J Health Promot. 2010;25(2):109–18.https://doi.org/10.4278/ajhp.090123–LIT-25.
[71] Bhattacharya A, Vilardaga R, Kientz JA, Munson SA. Lessons from practice: designing tools to facilitate individualized support for quitting smoking. ACM Trans Comput Hum Interact. 2017;2017:3057–70. https://doi.org/10.1145/3025453.3025725.
[72] Klemperer EM, Hughes JR, Solomon LJ, Callas PW, Fingar JR. Motivational, reduction and usual care interventions for smokers who are not ready to quit: a randomized controlled trial. Addiction. 2017;112(1):146–55.https://doi.org/10.1111/add.13594.
[73] 2008 PHS Guideline Update Panel La, and Staff. Treating tobacco use and dependence: 2008 update U.S. Public Health Service clinical practice guideline executive summary. Respir Care. 2008;53(9):1217–22.
[74] Beck A. Cognitive therapy: nature and relation to behavior therapy. Behav Ther. 1970;1:184–200.
[75] Butler AC, Chapman JE, Forman EM, Beck AT. The empirical status of cognitive-behav ioral therapy: a review of meta-analyses. Clin Psychol Rev. 2006;26(1):17–31.https://doi.org/10.1016/j.cpr. 2005.07.003.
[76] Stead LF, Carroll AJ, Lancaster T. Group behaviour therapy programmes for smoking cessation. Cochrane Database Syst Rev. 2017;3:CD001007.https://doi.org/10.1002/14651858.CD001007.pub3.
[77] Lancaster T, Stead LF. Individual behavioural counselling for smoking cessation. Cochrane Database Syst Rev. 2017;3:CD001292.https://doi.org/10.1002/14651858.CD001292.pub3.
[78] Hartmann-Boyce J, Lancaster T, Stead LF. Print-based self-help interventions for smoking cessation. Cochrane Database Syst Rev. 2014;(6):CD001118.https://doi.org/10.1002/14651858.CD001118.pub3.
[79] Whittaker R, McRobbie H, Bullen C, Rodgers A, Gu Y. Mobile phone-based interventions for smoking cessation. Cochrane Database Syst Rev. 2016;4:CD006611.https://doi.org/10.1002/14651858.CD006611.pub4.
[80] Sherman SE, Krebs P, York LS, Cummins SE, Kuschner W, Guvenc-Tuncturk S, et al. Telephone care co-ordination for tobacco cessation: randomised trials testing proactive ver sus reactive models. Tob Control. 2018;27(1):78–82.https://doi.org/10.1136/tobaccocontrol-2016–053327.
[81] Hirko KA, Kerver JM, Ford S, Szafranski C, Beckett J, Kitchen C, et al. Telehealth in response to the COVID-19 pandemic: implications for rural health disparities. J Am Med Inform Assoc. 2020;27(11):1816–8. https://doi.org/10.1093/jamia/ocaa156.
[82] Merianos AL, Fevrier B, Mahabee-Gittens EM. Telemedicine for tobacco cessation and prevention to combat COVID-19 morbidity and mortality in rural areas. Front Public Health. 2020;8:598905.https://doi.org/10.3389/fpubh.2020.598905.
[83] Matkin W, Ordonez-Mena J, Hartmann-Boyce J. Telephone counseling for smoking cessation. Cochrane Database Syst Rev. 2019;5(5):CD002850.
[84] Taylor KL, Hagerman CJ, Luta G, Bellini PG, Stanton C, Abrams DB, et al. Preliminary evaluation of a telephone-based smoking cessation intervention in the lung cancer screening setting: a randomized clinical trial. Lung Cancer. 2017;108:242–6.https://doi.org/10.1016/j.lungcan.2017.01.020.
[85] Cobos-Campos R, Fernández A, de Larrinoa A, de Lafuente S, Moriñigo A, Parraza Diez N, Aizpuru BF. Effectiveness of text messaging as an adjuvant to health advice in smok ing cessation programs in primary care. A randomized clinical trial. Nicotine Tob Res. 2017;19(8):901–7.https://doi.org/10.1093/ntr/ntw300.
[86] Leone FT, Zhang Y, Evers-Casey S, Evins AE, Eakin MN, Fathi J, et al. Initiating pharmaco logic treatment in tobacco-dependent adults. An official American Thoracic Society clinical practice guideline. Am J Respir Crit Care Med. 2020;202(2):e5–e31.https://doi.org/10.1164/rccm.202005–1982ST.
[87] Hartwell KJ, Lematty T, McRae-Clark AL, Gray KM, George MS, Brady KT. Resisting the urge to smoke and craving during a smoking quit attempt on varenicline: results from a pilot fMRI study. Am J Drug Alcohol Abuse. 2013;39(2):92–8.https://doi.org/10.3109/00952990.2012.750665.
[88] Gómez-Coronado N, Walker AJ, Berk M, Dodd S. Current and emerging pharmacothera pies for cessation of tobacco smoking. Pharmacotherapy. 2018;38(2):235–58.https://doi.org/10.1002/phar.2073.
[89] de Moura FB, McMahon LR. The contribution of α4β2 and non-α4β2 nicotinic acetylcho line receptors to the discriminative stimulus effects of nicotine and varenicline in mice. Psychopharmacology. 2017;234(5):781–92.https://doi.org/10.1007/s00213–016– 4514–4.
[90] Hajek P, McRobbie HJ, Myers KE, Stapleton J, Dhanji AR. Use of varenicline for 4 weeks before quitting smoking: decrease in ad lib smoking and increase in smoking cessation rates. Arch Intern Med. 2011;171(8):770–7.https://doi.org/10.1001/archinternmed.2011.138.
[91] Niaura R, Hays JT, Jorenby DE, Leone FT, Pappas JE, Reeves KR, et al. The efficacy and safety of varenicline for smoking cessation using a flexible dosing strategy in adult smok ers: a randomized controlled trial. Curr Med Res Opin. 2008;24(7):1931–41.https://doi.org/10.1185/03007990802177523.
[92] Anthenelli RM, Benowitz NL, West R, St Aubin L, McRae T, Lawrence D, et al. Neuropsychiatric safety and efficacy of varenicline, bupropion, and nicotine patch in smok ers with and without psychiatric disorders (EAGLES): a double-blind, randomised, pla cebo-controlled clinical trial. Lancet. 2016;387(10037):2507–20.https://doi.org/10.1016/S0140–6736(16)30272–0.
[93] Stahl SM, Pradko JF, Haight BR, Modell JG, Rockett CB, Learned-Coughlin S. A review of the neuropharmacology of bupropion, a dual norepinephrine and dopamine reuptake inhibi tor. Prim Care Companion J Clin Psychiatry. 2004;6(4):159–66.
[94] Fryer JD, Lukas RJ. Noncompetitive functional inhibition at diverse, human nicotinic acetyl choline receptor subtypes by bupropion, phencyclidine, and ibogaine. J Pharmacol Exp Ther. 1999;288(1):88–92.
[95] Stead LF, Koilpillai P, Fanshawe TR, Lancaster T. Combined pharmacotherapy and behavioural interventions for smoking cessation. Cochrane Database Syst Rev. 2016;3:CD008286.https://doi.org/10.1002/14651858.CD008286.pub3.
[96] Windle SB, Filion KB, Mancini JG, Adye-White L, Joseph L, Gore GC, et al. Combination therapies for smoking cessation: a hierarchical Bayesian meta-analysis. Am J Prev Med. 2016;51(6):1060–71.https://doi.org/10.1016/j.amepre.2016.07.011.
[97] Silverstone PH, Williams R, McMahon L, Fleming R, Fogarty S.

Alcohol significantly lowers the seizure threshold in mice when co-administered with bupropion hydrochloride. Ann General Psychiatry. 2008;7:11.https://doi.org/10.1186/1744–859X– 7–11.
[98] Schnoll RA, Patterson F, Wileyto EP, Heitjan DF, Shields AE, Asch DA, Lerman C. Efficacy of extended duration transdermal nicotine therapy: a randomized trial. Ann Intern Med. 2010;152(3):144–51.
[99] Hajek P, Phillips-Waller A, Przulj D, Pesola F, Myers Smith K, Bisal N, et al. A randomized trial of E-cigarettes versus nicotine-replacement therapy. N Engl J Med. 2019;380(7):629–37.https://doi.org/10.1056/NEJMoa1808779.
[100] Hartmann-Boyce J, McRobbie H, Lindson N, Bullen C, Begh R, Theodoulou A, et al. Electronic cigarettes for smoking cessation. Cochrane Database Syst Rev. 2021;4:CD010216.https://doi.org/10.1002/14651858.CD010216.pub5.
[101] Wang RJ, Bhadriraju S, Glantz SA. E-cigarette use and adult cigarette smoking cessation: a meta-analysis. Am J Public Health. 2021;111(2):230–46.https://doi.org/10.2105/AJPH.2020.305999.
[102] Hanewinkel R, Niederberger K, Pedersen A, Unger JB, Galimov A. E-cigarettes and nicotine abstinence: a meta-analysis of randomised controlled trials. Eur Respir Rev. 2022;31(163):210215.https://doi.org/10.1183/16000617.0215–2021.
[103] Krist AH, Davidson KW, Mangione CM, Barry MJ, Cabana M, Caughey AB, et al. Interventions for tobacco smoking cessation in adults, including pregnant persons: U.S. pre ventive services task force recommendation statement. JAMA. 2021;325(3):265–79. https://doi.org/10.1001/jama.2020.25019.
[104] Steinberg MB, Schmelzer AC, Richardson DL, Foulds J. The case for treating tobacco dependence as a chronic disease. Ann Intern Med. 2008;148(7):554–6.
[105] Chaiton M, Diemert L, Cohen JE, Bondy SJ, Selby P, Philipneri A, et al. Estimating the number of quit attempts it takes to quit smoking successfully in a longitudinal cohort of smokers. BMJ Open. 2016;6(6):e011045.https://doi.org/10.1136/bmjopen-2016– 011045.

第 4 章 肺结节的处理方法
Approach to Lung Nodules

Srikanth Vedachalam Nichole T.Tanner Catherine R.Sears 著
华 钰 陈宇昊 译 刘京豪 校

肺结节主要是通过对有症状患者的影像学评估或通过肺癌筛查 LDCT 偶然发现。有约 29% 的肺结节可以通过诊断性胸部 CT 检出，23%~60% 通过肺癌筛查 LDCT 偶然发现[1-3]。肺结节性质的诊断对于临床医师存在一定的困难及挑战，因为这些结节可以代表的疾病种类非常广泛，从良性感染性、炎症性疾病到原发性肺部恶性肿瘤和继发性转移性恶性肿瘤。许多专业机构提供了诊断评估方面的专家建议，同时许多整合人口统计学、行为和结节特征的验证模型可用于预测肺结节恶性肿瘤的发病率。肺结节的诊断评估需要考虑恶性肿瘤的个体化风险和诊断检查，以优化获益 – 风险比。评估肺结节需要平衡诊断早期肺癌的需要、对良性结节进行侵入性评估的风险和可能延迟诊断的风险。诊断评估存在较多困难，有时甚至需要多学科的参与。了解肺结节的治疗方法，包括目前的技术和未来的发展方向，对于为患者提供最佳的个性化评估至关重要。

在本章中，我们讨论了肺结节的亚型和分类、检测结节的成像技术、里程碑式的试验、社会对管理的建议、目前可用的诊断方法、该领域的未来方向，以及有研究意义的肺结节诊断生物标志物。

一、病因

肺结节定义为被直径<3cm的肺实质包围的明显的放射密度灶[4]。肺结节可以是孤立存在的，称为孤立性肺结节（solitary pulmonary nodule，SPN），也可以是多发的，在胸部 CT 发现的肺结节患者中，有一半以上是孤立性肺结节[5, 6]。当肺部影像学显示多发结节时，最大的称为优势结节。

大约 30% 的胸部 CT 可发现肺结节，其中大多数为良性疾病[1]。在高危人群中，如在国家肺癌筛查试验中通过 LDCT 成像的队列中，约有 25% 被确定患有肺结节。某些特定人群，如退伍军人事务部（Veteran’s Administration，VA）示范项目中，约 60% 接受 LDCT 的患者被确定为患有肺结节[2, 3]。在两项研究中，分别只有 2.4% 和 2.5% 的结节是恶性的[2, 3]。男性和女性相似，偶然发现肺结节的发病率随着年龄的增长而增加[1]。肺结节有许多潜在的病因，包括肿瘤、感染、炎症和先天性疾病[7, 8]（表 4–1）。确定肺结节治疗的第一步包括获取全面的病史、体格检查和影像学特征评估。

表 4–1 肺结节的病因和特征

类别 / 疾病		临床或影像学表现 *
恶性肿瘤	原发性支气管肺癌	进行性生长、不规则、有毛刺、有晕征、放射冠样、实性、混合实性 / 磨玻璃影或坏死性
	类癌	壁光滑、进行性生长

（续表）

类别 / 疾病		临床或影像学表现 *
恶性肿瘤	肺转移瘤	多发、壁光滑、位于外周、进行性生长
	肺淋巴瘤	B 症状
	肉瘤	已知的骨 / 肌肉肉瘤
	软骨性病变（内生软骨瘤、软骨肉瘤）	爆米花样钙化
良性增生	错构瘤	瘤内脂肪密度、可能有钙化
	神经纤维瘤 / 神经纤维瘤病	特征性皮肤病变
	软骨瘤	爆米花样钙化
	脂肪瘤	脂肪密度、圆形、均质
	乳头状瘤病 / 乳头状瘤	人乳头瘤病毒感染、息肉样
	胸部子宫内膜异位症	与月经相关的咯血、胸痛、气胸 / 血胸
	肺良性转移性平滑肌瘤	壁光滑、子宫平滑肌瘤病史
	多形性腺瘤	光滑 / 圆形、较大肿瘤呈不均质
炎症性疾病	类风湿结节	血清反应阳性的类风湿关节炎、重症疾病、皮下结节
	结节病	特征性双侧肺门淋巴结肿大
	肉芽肿性多血管炎	同时有肾脏受累
	机化性肺炎（隐源性、继发性）	特征性暴露史、复发性肺炎伴短暂性浸润影
	肺内淋巴结	位于叶间裂附近，圆形、卵圆形或多边形
	炎性假瘤	下叶、无侵袭性
血管性疾病	黏液嵌塞	支气管扩张、“手套征”
	动静脉畸形	增强影像上可见供血动脉和引流静脉
	肺栓塞 / 梗死	增强检查可见肺栓塞，位于外周、楔形
感染性疾病	肉芽肿	弥漫性、中央或层状 / 同心性钙化
	地方性真菌（组织胞浆菌病、芽生菌病、球孢子菌病、曲霉病等）	有已知暴露史 / 存在地方性真菌病感染风险增加的病灶
	分枝杆菌（结核分枝杆菌及非结核分枝杆菌）	有结核分枝杆菌感染病史
	其他非典型感染	慢性咳嗽伴咳痰和呼吸困难缓慢进展
	肺脓肿	坏死性改变、发热或感染的临床症状
	感染性栓塞	感染的临床症状、心内膜炎、静脉药物滥用
	诺卡菌属感染	免疫功能低下、糖尿病、慢性肺部疾病（如卡氏肺孢子菌肺炎）
	放线菌病	牙齿健康状况差

（续表）

	类别 / 疾病	临床或影像学表现 *
感染性疾病	毛霉菌病	免疫抑制状态
	局限性肺炎	急性感染症状、结节快速发展
	寄生虫病 / 包虫病（棘球蚴囊肿）	低密度囊肿伴高密度光滑囊壁、多房分隔
	隐球菌感染	免疫功能低下、糖尿病、影像学表现无特异性 / 多样
先天性疾病	支气管源性囊肿	圆形 / 卵圆形、光滑、液体密度
	肺隔离症	因类型不同表现多样
	结节性硬化症 / 血管周上皮样细胞瘤	有特征性皮肤、指甲和神经系统表现
黏液性疾病	圆形肺不张	圆形 / 卵圆形、以胸膜为基底、"彗星尾征"
	结节性肺淀粉样变性	淀粉样变性的全身表现
	硅肺结节 / 进行性大块纤维化	职业暴露史
	放射性纤维化 / 立体定向体部放疗后晚期结节性纤维化	有放射治疗史
	类脂性肺炎	有外源性油吸入史、误吸史
	肺假瘤	胸腔积液局限于胸膜隐窝、液体密度

* 对于许多肺结节病因，文中已描述其特征性临床和（或）影像学表现，这些表现有助于鉴别诊断，但即便无这些表现，也不能排除非特异性或不典型表现的可能性

二、评估

肺结节的初始评估应包括年龄鉴定和特殊病史，尤其是吸烟史。肺癌风险随着年龄的增长而增加，与其他危险因素无关，诊断时的中位年龄为 70 岁[9]。在美国，吸烟是导致肺癌的主要原因，占美国所有肺癌死亡人数的 90% 以上[10]。吸烟导致肺癌的风险是累积和剂量依赖性的，随着吸烟次数和吸烟时间的增加而增加[10]。停止吸烟会随着时间的推移降低患肺癌的风险，但与从不吸烟的人相比，风险仍然高出 3 倍，即使是在戒烟 25 年后也是如此[11]。虽然吸烟患病概率低于吸雪茄，但烟斗、雪茄和水烟及"二手烟"烟雾暴露也与肺癌的发展有关[12–14]。目前缺乏将电子烟与肺癌联系起来的长期流行病学研究；然而，体内和体外实验研究表明，在电子烟的蒸汽中发现了致癌物质，增加了小鼠模型中的 DNA 损伤和肺癌的发展，这表明两者之间可能存在潜在的联系[15, 16]。全球大约 25% 的肺癌患者和美国 10%～15% 的肺癌患者从未吸烟，仅仅依赖这一危险因素进行肺部结节评估可能存在潜在危险[17]。患者还应接受其他暴露评估，包括"二手烟"、室内木炭和煤炭及烹饪用火的使用，所有这些都被认为是增加患肺癌风险的因素，尤其是从未吸烟的女性[17, 18]。

评估肺结节时，充分询问职业和致癌物暴露史也是至关重要的。既往存在石棉暴露或从事石棉暴露较高的职业，与增加患肺癌风险有关，尤其是在与吸烟相结合时，可能使肺癌风险增加 9 倍[19, 20]。与其他致癌物、粉尘、金属和有毒吸入物的职业暴露也与肺癌的发展有关，无论是直接接触还是通过慢性炎症、肺纤维化或其他肺部疾病的发展，这些都会增加肺癌的风险[21]（表 4–2）。倾向非恶性结节的原因包括吸入药物使用史及其他环境、宠物 / 鸟类和职业暴露史。根据地理考虑，真菌感染病例多的地区，应考虑组织胞浆菌

表 4-2　病灶恶性风险的临床和肺部危险因素	
不可修饰因素	• 高龄 • 强家族史 • 肺癌史
吸烟	• 香烟：现在＞从前＞从未 • “二手烟” • 雪茄和烟斗 • 电子烟（可能）
其他暴露	• 石棉 • 氡 • 生物质燃料 / 木燃烧的炉子 • 除草剂 / 橙剂（可能） • 放射性暴露（医疗，宇宙） • 吸入粉尘 / 金属 / 烟雾 • 铍 • 铬 • 镉 • 镍 • 砷
肺疾病	• COPD（慢性阻塞性肺疾病）/ 肺气肿 • 间质性肺病 • 肺部感染史
其他疾病	• HIV • HPV（鳞状细胞组织）
肺结节特征	• 更大的尺寸 • 针状＞分叶状 • 上叶定位＞下叶 / 中叶定位

病和球孢子菌病引起的结节，特别是如果最近有典型暴露或旅行后出现疾病、确认性抗体检测（如组织胞浆菌 IgG 和 IgM 均呈阳性），或者在热带破伤风疫情暴发时[22, 23]。对系统进行彻底审查是必要的，包括询问关于自身免疫疾病的迹象，特别是风湿性关节炎和结节病，表现为肺部结节很常见。

体格检查对评估肺部结节非常有帮助。此外，它还可以提供与肺部结节相关的伴随肺部疾病的诊断依据，如间质性肺病和结节病。胸外科手术评估，包括系统的淋巴结检查以评估转移性恶性肿瘤或感染，以及评估自身免疫疾病的迹象，可以帮助聚焦检查，这将涉及全面检查并获取详尽的病史。

三、影像学表现

每年在美国约有 160 万例肺结节被筛查发现，随着肺癌筛查的使用和实施增加，这一数字可能会增长[1]。结节管理的初始方法是与之前的放射照相进行比较。经过 18～24 个月或更长时间没有变化的肺结节很可能是良性的，大多数建议不需要进一步评估或放射学随访[5, 24]。然而，大多数结节都是偶然在胸部 X 线或胸部 CT 上发现，或者没有可比较的影响资料，并需要进一步评估。对于许多临床医师来说，肺结节构成了一个诊断困境，可能导致患者明显的困扰[25]。本章将描述常见的影像技术和随访建议。

（一）胸部 X 线和胸部 CT

肺部结节可以通过胸部 X 线（CXR）检查或胸部 CT 扫描来识别。对于在胸部 X 线检查中观察到的肺部结节，通常需要进行胸部 CT 扫描来确认和描述，因为多达 20% 在 X 线上被识别为结节的实际上来自胸外、胸壁或胸膜的伪影[7]。美国国家肺癌筛查试验是迄今为止最大规模的随机肺癌筛查研究，纳入了超过 15 000 名美国高危肺癌患者，结果显示 CT 的检出率比 CXR 高出 3 倍以上[2]。这与许多以前的研究一致，这些研究也支持胸部 CT 对于检测肺结节的敏感性增加，胜过胸部 X 线[26-28]。已提出多项建议，以规范胸部 CT 影像技术，用于肺结节的识别和评估。ACR-STR 实践参数建议，应该使用多层螺旋 CT 技术在单次呼吸停顿的充分吸气状态下用于结节检测。轴向图像重建时，切片厚度应为 2.5mm 或更少，重建间隔应等于或小于所用切片厚度。重建间隔小于 1mm 最适合最小化容积平均效应，以便检测到小的结节。辐射剂量应尽量低，对于大多数患者，3mSv 的低剂量足以检测结节[29]。

目前在测量 CT 结节的最佳方法方面还没有共识。一个常见的方法是在单个轴向 CT 图像上使用长轴和垂直短轴直径，根据 Fleischner 学会的建议，这些直径的平均值与最大直径相比更与恶性风险相关[30]。至少在间隔扫描之间存在 1.5mm 以上的差异被认为是真实的增长[2, 31]。将二维测量应用于三维结节会限制这种方法。基于体积的测量可以用来根据大小（50mm^3 或更小的体积表示可能是良性结节，50～500mm^3 大小的结节被分类为不确定，500mm^3 以上的结节是需要进一步管理的高风险结节）来分类结节风险。体积变化≥25% 通常被接受为在扫描之间分割实际生长的临界值[32]。通过体积评估可以计算出体积增倍时间（volume double timing，VDT），当 VDT 小于 400 天或磨玻璃结节在短时间间隔内出现新的实质性成分时（如初次 CT 后的 6 周），就表明需要进一步调查这种变化[33, 34]。各个地区对结节测量的优越方法存在争议，在美国更普遍采用直径测量，而容积分析在欧洲更为普遍，包括一份欧洲立场声明建议采用容积评估进行肺癌筛查[35]。相关研究表明，与直径相比，体积测量可能在测量之间更具有可重复性，缩短生长检测的时间，从而降低 LDCT 成像的次数或频率，特别是自动化或半自动化评估[33, 36–38]。许多因素会影响容积测量的可靠性，包括容积测量软件包和 CT 扫描仪之间的差异、切片厚度、静脉对比剂的存在、形状的不规则性、亚实性结节密度、结节位置及肺结节尺寸的减小[32]。技术的进步，包括自动化的放射影像学和放射基因组学方法，可能会显著影响 CT 胸部图像的解释及随后的肺结节管理[39]。

（二）影像学对肺结节的分类

胸部 CT 上可见的肺结节的评估必须从评估恶性肿瘤的可能性开始。肺结节管理指南旨在通过考虑临床危险因素（高风险表示任何增加恶性肿瘤风险的临床危险因素）和结节特征［包括结节特征、大小、数量（单个结节与多个结节）和密度（实性、亚实性和混合结节）］来简化这种风险评估。后文和表 4–1 中简要讨论了这些内容。

（三）具体形态特征

结节可以根据 CT 影像上的形态特征进行分类，可分为实性、亚实性（实体成分混有磨玻璃密度）、非实性（或纯磨玻璃）。结节的轮廓术语也被描述为一些(如圆形、光滑、长毛刺 / 多边形）更常被认为是良性，而其他的（如分叶状、刺状、不规则、胸膜突起 / 皱缩、血管征、“日冕”或“辐射冠”征、空洞性 / 厚壁）更考虑为恶性[7, 40, 41]。钙化是结节中常见的发现，可以类似地提示病因。弥漫性、中心性、层状（同心圆）或爆米花状的钙化模式提示良性病因（如肉芽肿或软骨样病变），并不需要进一步评估[42, 43]。点状结节、偏心性钙化结节和非钙化结节可能是恶性的，需要进一步的诊断性评估[7]。错构瘤是良性的，特征性地显示脂肪衰减（软组织胸部 CT 窗口为 –40～120HU），不需要进一步诊断性评估。动静脉畸形引起的肺结节见于两侧的供血血管和引流血管。其他良性结节性病变包括感染性和炎症性病因、肺梗死、圆形肺不张（存在“彗尾”或“飓风征”）、包裹性积液、先天性和隔离性肺。与接受过胸部影像学解释培训的放射科医师密切合作，对于避免对明显良性结节进行侵入性评估非常有效。

肺部结节的位置可以帮助对这些病变进行风险分层。上叶位置与肺癌风险更高相关，但恶性肿瘤可发生在肺的任何区域[5]。在肺裂区域发现的结节通常代表良性淋巴结，训练有素的放射科医师可以通过其位置和三角形、卵圆形或扁豆状形状来识别[44, 45]。在良性状态下，如地方性真菌暴露、急性炎症、感染性和自身免疫性疾病也可多次出现一些小的（＜6mm）双侧结节[30]。直径大于 6mm 的多发性肺结节的存在可能与类似或甚至更高的恶性风险相关。NELSON 发现，当发现 2～4 个肺结节时，恶性风险增加；与孤立的肺结节相比，发现 5 个或更多结节与较低的恶性风险相关[46]。其他有关筛查出的肺结节的研究并未显示出多发肺结节患者与孤立肺结节患者恶性肿瘤的可能性有所不同[5, 47]。

（四）结节大小：实性肺部结节

实体肺结节（solid pulmonary nodules，SPN）是在胸部影像学中最常见的结节，可能代表良性和恶性疾病[48]。除非有明显良性的特征性钙化模式，包括 Fleischner 学会、BTS 和 ACCP（CHEST）在内的多个学会已就偶然诊断的肺结节的后续处理提出了建议[30, 41, 49]（表 4–3）。非常小的 SPN 通常被定义为直径＜5～6mm 或体积＜80mm^3（BTS）或＜100mm^3（Fleischner 学会），通常被认为是恶性风险非常低的情况。偶然发现的直径＜5mm 的 SPN 恶性病变的发病率非常低，介于 0%～1%[50]。即使在只包括通常认为是肺癌高风险的患者的 NLST 研究中，也发现直径为 4～6mm 的结节只有 0.5% 最终是恶性的[2]。大多数准则建议对低风险人群不再进行放射学随访，而对于具有高风险临床特征的人则可以考虑在 6～12 个月时进行放射学随访或 CT 胸部检查。

直径为 6～8mm（或面积为 100～250mm^3）的 SPN 与稍高于 0.5%～2% 的恶性风险相关[21, 30]。指南略有不同，但通常包括在 6～12 个月内进行首次胸部 CT 检查，如果尺寸稳定，可以在首次 CT 后 18～24 个月进行第二次胸部 CT 检查以评估长期稳定性，之后不建议再进行后续影像检查。BTS 倡导使用体积倍增时间以避免忽视生长缓慢的肿瘤[49]。在这个随访期间，如果结节增大，应根据大小或增长速度进一步进行诊断测试。目前正在进行一项临床试验，以确定对这些结节进行最佳放射学监测[51]。

中等大小的肺结节（直径 8～15mm）和更大的肺结节（＞15mm）与更高的恶性风险相关，分别估计为 5%～15% 和＞15%[52]。由于恶性肿瘤的可能性较高，这些结节需要更积极的诊断方法。Fleischner 学会、BTS 和 CHEST 建议进行短期胸部 CT 检查（3 个月）、PET/CT 扫描或手术或非手术活检（即切除、CT 引导下经皮活检、支气管镜活检等），以进一步评估和（或）经验性治疗这些结节。其他因素包括患者偏好、对侵入性检查 / 治疗的耐受能力及侵入性手术的技术可行性，可以指导治疗。

（五）亚实性肺结节

亚实性肺结节分为纯磨玻璃和半实性肺结节。磨玻璃或亚实性外观是指低衰减的结节，其密度不会掩盖潜在的肺结构[31]。虽然单纯磨玻璃结节本质上可能是良性的，但持续生长的病变（5～6mm）很可能提示癌前或早期恶性肺瘘，如非典型腺瘤性增生、微创肺腺癌或脂质性腺癌[53–56]。结节为恶性时，这些癌症的生长速度往往比实体肺癌慢，组织学病理通常为肺腺癌[4]。亚实性结核的监测基于大小，总结在表 4–1 中。

（六）单纯磨玻璃结节

直径为 5～6mm 的病变恶性的可能性不大，大多数指南建议很少或不进行放射学随访。对于直径＞6mm 的患者，建议在 6～12 个月内重复进行胸部 CT 检查，随后每 1～2 年进行一次影像学监测，并至少进行 5 年的放射学随访。直径＞10～20mm 的患者、正在形成新的固体成分的患者及具有气泡、支气管造影、针状和胸膜回缩等形态学特征的患者需要更密切监测或早期诊断性评估[21]。大多数持续性纯磨玻璃结节为癌前病变或早期恶性病变。然而，需要治疗的确切大小尚不清楚，据报道，纯磨玻璃结节＞10mm 中浸润性肺腺癌的发病率为 10%～50%[21, 53, 54]。

（七）亚实性结节（部分实性，部分磨玻璃）

这种形态更适用于恶性肿瘤，尤其是在磨玻璃结节内出现新的或正在生长的固体成分时[5, 40, 57]。磨玻璃部分通常是原位腺癌，而实性部分代表浸润性腺癌。美国有些学会的建议侧重于固体成分的大小，以决定随访和进一步治疗，建议比单磨玻璃结节进行更密切的影像学随访。CHEST 和 Fleischner 学会指南相似，建议对较小的结节进行长达 5 年的 CT 随访，CT 随访 3 个月，而对于较大的病变，则建议进行 PET/CT 或活检。

表 4-3　社会对偶发性肺结节放射学随访的建议（按大小和密度分类）

偶发结节管理指南					
	极小结节（直径）	小结节（直径）	中间结节（直径）	非固体(纯磨玻璃)(直径)	部分固体结节（直径）
Fleischner 学会 *	孤立性结节				
	<6mm[*a] 低风险：没有随访必要 高风险：± 每 12 个月一次胸部 CT	6～8mm[*a] 6～12 个月 CT 复查，然后 18～24 个月复查	>8mm[*a] 3 个月复查 CT vs.PET/CT vs. 组织活检 vs. 外科切除	≥6mm[*a] 6～12 个月 CT 复查，然后每 2 年复查一次，直到第 5 年	≥6mm[*] 每 3～6 个月进行一次 CT 检查，然后每年进行 5 年，直至生长 / 固体成分≥6mm
	多发结节				
	<6mm[*] 低风险：无随访 高风险：± 12 个月胸部 CT	6～8mm[*] 3～6 个月时胸部 CT 复查，然后 18～24 个月复查	>8mm[*] 3～6 个月胸部 CT 扫描，然后 18～24 个月复查	<6mm[*a] 典型良性病变。3～6 个月 CT 扫描；如果风险较高，考虑在第 2 年和第 4 年复查 ≥6mm 3～6 个月 CT 复查；根据最可疑的结节进行处理	
ACCP/ CHEST	≤4mm 低风险：± 12 个月胸部 CT 复查 高风险：12 个月胸部 CT 复查	>4～8mm >4～6mm 低风险：12 个月胸部 CT 复查 高风险：6～12 个月胸部 CT 复查，然后 18～24 个月胸部 CT 复查 >6～8mm 低风险：6～12 个月胸部 CT 复查，然后 18～24 个月复查 高风险：3～6 个月胸部 CT 复查，9～12 个月复查．然后 24 个月复查	>8mm 基于风险的评估，包括 CT 监视（极低风险）与 PET 或非手术活检（中等风险）vs. 诊断性楔形切除术（高风险）	>5mm 3 年内每年 CT 胸片 >10mm 3 个月时考虑胸部 CT 检查，如果持续，则考虑活检（手术 vs. 非手术）	≤8mm 第 3、12、24 个月 CT 检查[b]，然后年度复查 1～3 年 >8～15mm 3 个月后进行 CT 检查[b]，如果持续，则进行 PET/CT 或活检 / 切除 ≥15mm 直接转至 PET/CT 与活组织检查 / 切除）

（续表）

偶发结节管理指南					
偶发结节管理指南					
BTS	＜5mm 无须跟进	≥5～6mm 12 个月时进行 CT 扫描。如果在容积法上稳定，则可以不续观。如果直径稳定，则在 24 个月时重复 ≥6～8mm 在 3 个月时进行 CT 检查，如果病情稳定或 VDT＞400 天，则在 12 个月时复查	≥8mm/≥300mm³ CT 监控 vs. 活组织检查与手术切除取决于风险计算	≥5mm 3 个月时进行 CT 检查，然后根据风险评估计算进一步监测 CT 与非手术和手术切除的比较	≥5mm 在 3 个月时进行 CT 检查，然后进一步进行 CT 监视 vs. 基于风险评估计算的非手术切除与手术切除

CT. 计算机断层扫描；PET/CT. 正电子发射断层扫描 / 计算机断层扫描；VDT. 体积倍增时间；BTS. 英国胸科学会

a. Fleischner 学会的测量基于肺部最大结节的平均直径。他们还为平均直径大小提供与体积相当的等效值：6mm=100mm³，8mm=250mm³。BTS 的测量基于最大直径。建议通过计算＞25%VDT 来评估生长，对于 VDT＜400 天进行诊断评估

b. 建议进行非对比 LDCT 胸部检查。低风险 = 无肺癌风险因素，高风险 = 至少有一个肺癌风险因素。基于最初扫描结果未发生大小或外观变化的建议进行后续胸部 CT

*. 非对比 LDCT 胸部检查建议。低风险 = 无肺癌风险因素，高风险 = 至少有一个肺癌风险因素。根据最初扫描结果的大小和外观未发生变化，对接下来的胸部 CT 做出建议

BTS 建议不区分纯磨玻璃结节和半实性结节[49]。

（八）肺结节数量

CT 胸部成像研究中发现多发性肺部结节的比例高达 61%[6]。多发性非常小的（<5～6mm）肺部结节可能是良性的，通常不需要进行放射学随访。对于多发性肺部结节，其中任何一个结节的直径超过 5～6mm，建议的随访取决于直径>6mm 的最大肺部结节（表 4-3）。Fleischner 学会指南建议对多发性肺部结节进行更积极的放射学随访，其中最大结节直径为 6～8mm[30]。

来自肺癌筛查人群的研究表明，多发性结节与 SPN 的恶性风险相似[5, 46, 47]。在 NELSON 研究中，最大的结节最有可能是恶性结节[46]。然而，需要注意的是，一项评估 PanCan 和 BCCA 筛查研究中肺结节的研究发现，20% 的恶性肿瘤最终被诊断为最大结节以外的结节[5]。因此，应将每个结节单独视为可能的疾病，对任何扩大的肺结节或部分实性结节的实性成分的评估应指导后续评估。与 SPN 一样，多发性肺结节的推荐随访时间为 18～24 个月（实性结节），亚实性结节和半实性结节为 5 年。已经开发出用于区分多个肺结节细微差异的计算机化深度学习算法，随着进一步改进和实施，可能有助于良性和恶性结节的鉴别和后续管理[58]。

（九）肺结节检测的独特考虑因素

LDCT 结合基于肺结节大小和增长的方案化随访能够更早地检测肺癌，并通过两项大规模随机对照试验证实，共纳入了 69246 名患者[2, 36]。多个学会已经认可肺癌筛查，包括 USPSTF，他们给予肺癌筛查一个 B 级推荐[59-64]。根据 2021 年修订，USPSTF 建议对 50—80 岁、累计吸烟 20 包 / 年以上、目前吸烟或在过去 15 年内戒烟的成年人进行筛查，这些人愿意并能够接受每年一次的筛查和对发现异常情况的进一步评估和治疗。

为肺癌筛查开发了几个结构化报告系统，包括 Lung-RADS、I-ELCAP、NCCN、Lung-RADS、NODCAT/GROWCAT 等[5, 52, 64, 65]。其中，Lung-RADS 在美国使用最广泛[66]。肺癌筛查在第 2 章中进行了更详细的讨论。

四、风险分层模型

已经开发的肺结节风险预测模型，主要基于患者和影像学特征的加权研究，以增加肺癌的检出率。这些因素包括患者年龄、吸烟史和持续时间、结节直径和（或）体积增加、针状和上叶位置。常用的风险模型包括 Mayo 诊所（Swensen）、Herder、VA 和 Brock 模型等（表 4-4）。这些模型的临床效用因研究人群的癌症发病率和患者特征而异，与应用该模型的人群相比[72]。例如，Brock 大学模型是从泛加拿大肺癌早期检测研究（Pan-Canadian Early Detection of Lung Cancer Study，PanCan）发展而来，它可能是评估肺癌筛查中发现的肺结节恶性肿瘤风险的更好选择[5, 73]。

尽管某些学会推荐使用特定的风险计算器，但一些研究表明医师的经验判断与已发表的肺部结节风险评估模型相似，特别是那些具有丰富临床经验的医师[67, 74, 75]。

（一）诊断验证

中等风险（10%～60%）的肺部结节通常需要进一步的诊断评估。这包括无创测试或侵入性活检（经皮、支气管镜或手术）（图 4-1）。对可疑肺癌的诊断和分期在第 5 章中更详细的讨论。

（二）PET 成像

PET 往往与 CT 相结合，以更好地定位放射性同位素的摄取，对于肺部结节的风险分层起着重要作用。然而，它很少被用作检测的首选影像技术。测量 FDG 摄取的 PET-CT 对恶性肿瘤具有良好的敏感性和特异性，汇总数据显示其敏感性和特异性分别为 89% 和 70%[77]。然而，在控制不良的糖尿病患者、直径<8mm 的小肿瘤、具有主要透光影像的结节、具有缓慢倍增时间的肉瘤肿瘤，以及鳞状优势、微创或黏液性腺癌的腺样肿瘤的情况下，PET-CT 的实用性会下降，这些情况更常见地与假阴性 PET 结果相关联[78-80]。

表 4-4　经验证的肺结节风险评估模型

模　式	研究设计	已利用的预测值	AUC（已验证）	参考文献
Mayo 诊所模式（1997）	Mayo 临床模型（1997）639 例 X 线平片新发现的孤立性结节	年龄、吸烟、个人癌症病史、结节直径、毛刺位于上叶	0.78～0.90	[67, 68]
Herder 模型（2004）	基于 Mayo 临床模型的 106 例中间结节患者的 PET/CT 检查	基于 PET 亲和力的 Mayo 临床模型预测因素加分层	0.92	[69]
Brock 大学模式（2013）	接受 LDCT 筛查的两个队列，共 2961 名现在或以前吸烟者	年龄、性别、癌症家族史、结节大小、部分固体密度、上叶位置、结节计数、毛刺性肺气肿	0.9	[5]
贝叶斯模型（2015）	343 例经活检确诊或影像检查稳定＞2 年的肺结节患者。所有患者均接受了 PET/CT 检查	年龄、吸烟史、癌症史、结节大小、上叶结节、结节形态、VDT 最小焦密度增强 PET 亲和力	0.89	[70]
VA 模式（2007）	退伍军人医院 CXR 新发孤立性结节 375 例	年龄、戒烟后吸烟时间（每隔 10 年）、结节直径	0.68～0.74	[71]

AUC. 受试者工作特征曲线下的面积；CXR. 胸部 X 线；PET/CT. 正电子发射断层扫描 / 计算机断层扫描；VDT. 体积倍增时间

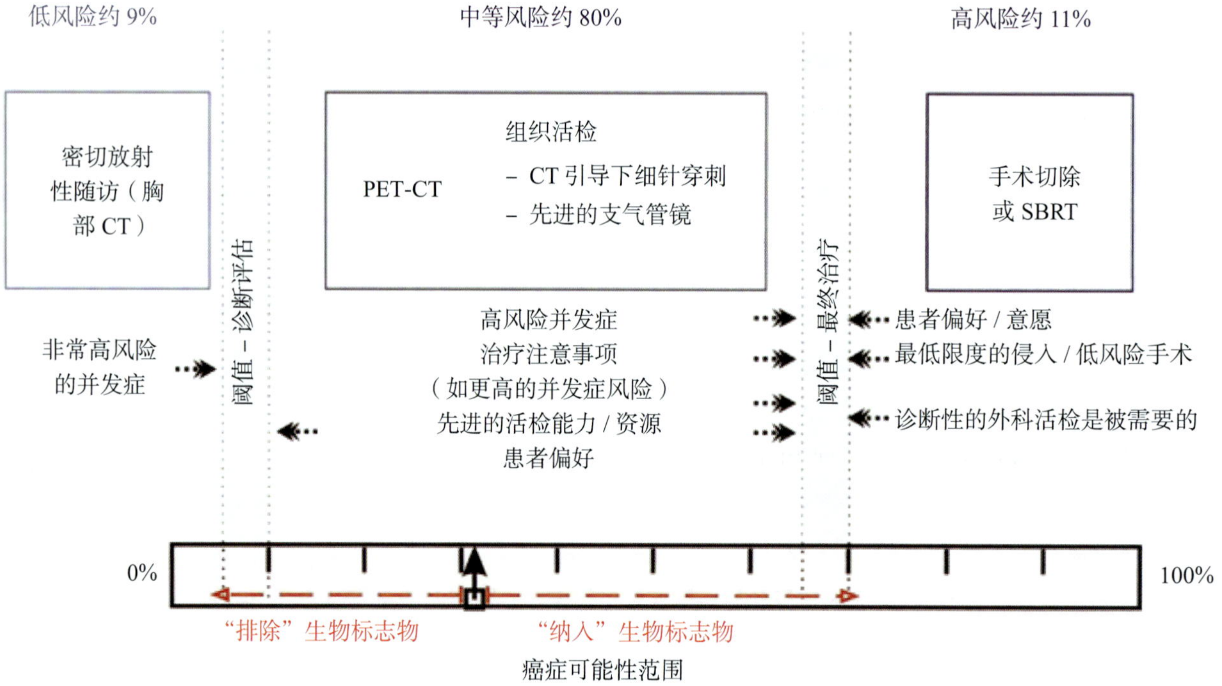

▲ 图 4-1　结节风险评估对诊断评估的概念影响

根据医师估计或已发表的风险评估工具，预测的恶性风险用于考虑诊断评估的激进性。通常使用的 5%～10% 的恶性风险阈值用于区分低风险和中等风险结节；中等风险结节需要超过常规放射学随访的诊断评估。通常认为，恶性风险为 65%～70% 的阈值是指导胸部结节外科切除的风险。这些阈值基于患者偏好、并发症和可用的诊断和治疗能力而有所不同。尚未开发和商业化的肺部结节生物标志物可以调整结节恶性后验概率的值，使其超过或低于这些阈值（红色）。对于那些无法或不愿接受手术的患者，可以考虑 SBRT（基于 Ost 和 Gould[76] 的概念评估框架）

PET 对于诊断潜在的纵隔淋巴结转移具有更大的实用价值，因为其灵敏度和特异度（分别为 80% 和 88%）比仅使用胸部 CT（55% 和 81%）更高，并且可以用于确定是否需要侵入性操作，尤其是对于较小的周围非小细胞肺癌[81]。对于一些具有高 / 高中危险性的结节但不适合手术或者由于高风险无法进行活检或者活检结果不确定的患者，PET-CT 显示可疑结节中 FDG 亲和力增加且没有区域或远程转移的迹象，以及其他因素的综合考虑，可能有助于筛选出从潜在治愈性立体定向体放射疗法（stereotactic body radiation therapy，SBRT）中受益的患者[82]。

（三）活检

一旦决定对肺结节进行活检，取样选择将由结节的位置和特征、患者因素和偏好、需要同时进行肿瘤分期的情况（如 CT 或 PET 检查显示疑似中纵隔淋巴结肿大）、所需的诊断 / 分子研究、机构的经验和可用性决定。活检可以通过手术、经皮或支气管镜技术获得。选择技术需要复杂的决策，多学科的肿瘤 / 结节会议被用来制订最终的活检计划。

（四）淋巴结分期

在需要评估局部区域疾病以确定最佳治疗的情况下，建议进行淋巴结分期。建议进行淋巴结分期［支气管内超声（endobronchial ultrasound，EBUS）+/– 超声内镜（endoscopic ultrasound，EUS）或纵隔镜检查］以评估肿大或任何 PET 亲和淋巴结肿大。由于隐匿性纵隔上期（N_2 或 N_3 淋巴结受累）的风险增加，当 PET 或 CT 胸部涉及同侧肺门转移时，也建议进行系统纵隔淋巴结分期[81]。由于隐匿性胸淋巴结转移的风险增加，对于位于肺近端 1/3 以内的任何大小的肺结节和较大（超过 2～3cm）肺结节，常规推荐进行侵入性胸淋巴结分期[81]。当需要 EBUS 进行胸部淋巴结分期时，应采用支气管镜方法进行肺结节诊断，以尽量减少多种侵入性手术的风险和成本。

五、肺部生物标志物：现状与未来发展方向

尽管医师和结节计算器风险评估有助于指导进一步的诊断性评估，但对延迟或漏诊的恐惧往往导致临床医师对恶性肿瘤低风险或中度风险患者产生过于激进的评估[74]。除了潜在的个体风险外，一项研究发现，良性疾病的侵入性手术占肺癌总费用的 43%[83]。对于并发症风险较高的恶性肺结节患者，可进行放射学随访，延迟诊断并可能导致转移性疾病。这涉及中等风险的肺结节，在偶然和筛查性胸部 CT 中发现的大多数结节中，肺结节占中等风险。一种生物标志物可以识别恶性肿瘤低概率的中间结节（“排除”生物标志物）或恶性肿瘤高概率结节（“排除”生物标志物）的生物标志物将有助于指导评估和管理（图 4–1）。随着对肺癌的科学认识不断增加，生物标志物的开发也随之发展，以帮助其诊断和管理。

分子和影像组学的生物标志物在肺癌管理中具有潜在的应用，包括预测、诊断、预后和治疗适应证[84, 85]，指导肺癌个体化治疗的分子标志物越来越多地被纳入治疗流程中[86–88]。目前已经开发出或正在开发中的大量生物标志物可用于辅助肺部结节诊断，其中包括测量蛋白质、自身抗体、循环肿瘤 DNA、mRNA、miRNA、表观遗传变化、挥发性化学物质，以及血液、鼻部和支气管上皮细胞、呼气、痰液和尿液来源的代谢物。其中一些已经在独立、临床合适的队列中得到了分析和临床验证，而少数生物标志物在美国已经商业化推出[84, 97]（表 4–5）。然而，没有随机临床试验验证了临床效用，也没有结节诊断生物标志物被常规纳入临床实践指南。几种肺结节生物标志物，无论是与临床危险因素正式结合，还是通过医师的预检概率，已经在大型前瞻性研究中进行了研究，这些研究回顾性地估计了它们对患者结局的影响。

表 4-5 用于肺结节管理的商用（美国）生物标志物[a]

	测试物	验证队列	Sens/Spec	建议用途	临床效用研究 / 其他研究	参考文献
Nodify-CDT BiodeSix	血液：用酶联免疫吸附试验检测自身抗体	患者：1613 例 癌症：61 例	Sens：37% Spec：91%	中等风险结节阳性 = 积极管理	对 12 208 名高危患者（NHS 苏格兰，2013—2016 年）随机进行 CT 胸部筛查（BioMarker+）的临床效用试验研究表明，与常规护理（无筛查）相比，在生物标志物引导的筛查组中，早期 NSCLC 的检测率更高	[89, 90]
Nodify-XL2 Biodesix	血浆：用 MRM 质谱仪 +5 个临床特征测定两种蛋白质的比率（Mayo）	全景 患者：392（178[b]） 癌症：29	Sens：97% Spec：44%	中危结节（预测概率癌＜50%） 阴性 =CT 监测	从全景和预测效用临床效用试验招募中回溯推断效用（ALTITUDE，NCT04171492）	[91]
感知基因组序列分类器（GSC）Veracyte	支气管上皮细胞的 mRNA 基因表达谱	Egis-1/Aegis-2 患者：839 例 癌症：487 例	Sens：88% Spec：47%	接受支气管镜检查的中危结节 阴性 + 非诊断性支气管镜检查 = 放射学监测	从大型前瞻性观察性研究中回溯推断临床决策的效用 / 变化；没有临床效用试验	[92, 93]
Percepta 鼻拭子 Veracyte	鼻窦上皮细胞：mRNA 基因表达谱 + 临床危险因素	AEGIS-2 患者：130 例 癌症：6 例	Sens：91% Spec：52%	中间危险结节 阴性 = 放射学监测	没有临床效用研究；初步数据表明，在低风险结节患者和高风险结节患者中，肺癌的敏感性和特异性分别有所提高	[94, 95]
REVEAL MagArray	血液：纳米串基因 + 临床特征（Mayo）	患者：489 例 癌症：212 例	10% 风险阈值： SENS：97% spec：36% 85% 风险阈值： SENS：27% spec：99%	中危结节（11%～84%） 低分 = 放射监测 高分 = 积极管理	没有临床效用试验	[96]

MRM. 多反应监测
a. 结节生物标志物技术正在迅速变化；在撰写本章时，信息是最新的，但此后不久可能会提供更多信息
b. 预期使用组纳入 178 例中低风险结节患者

结论

胸部影像学检查中肺部结节的识别很常见，并且随着胸部 CT 影像学检查的使用越来越多，这一现象也在不断增加。准确、及时地评估肺结节对于鉴别良性和恶性病因是必要的。目标是选择适当的诊断方式来改善肺癌诊断，同时最大限度地降低良性疾病不必要的诊断程序或恶性疾病诊断延迟的风险。目前的肺结节管理指南可能会进一步改进，同时进一步完善影像组学和分子生物标志物，为诊断为肺结节的患者提供最佳护理。

说明

CRS 曾作为百时美施贵宝公司的科学 / 医学顾问，并从 Biodesix、美国退伍军人事务部 BLR&D（I01-BX005353）和 VA CSP（#2005）获得了资助。本文的内容不代表美国退伍军人事务部或美国政府的观点。NTT 已收到 Biodesix、Nucleix、DELFI、Exact Sciences 和 Eon 的资助。SV 无利益冲突声明。

参考文献

[1] Gould MK, Tang T, Liu I-LA, Lee J, Zheng C, Danforth K, et al. Recent trends in the identification of incidental pulmonary nodules. Am J Respir Crit Care Med. 2015;192(10):1208–14.
[2] Aberle DR, Adams AM, Berg CD, Black WC, Clapp JD, Fagerstrom RM, et al. The National Lung Screening Trial Research Team. Reduced lung-cancer mortality with low-dose computed tomographic screening. N Engl J Med. 2011;265(5):395–409.
[3] Kinsinger LS, Anderson C, Kim J, Larson M, Chan SH, King HA, et al. Implementation of lung cancer screening in the veterans health administration. JAMA Intern Med. 2017;177(3):399–406.https://doi.org/10.1001/jamainternmed.2016.9022.
[4] Mazzone PJ, Lam L. Evaluating the patient with a pulmonary nodule: a review. JAMA. 2022;327(3):264–73.https://doi.org/10.1001/jama.2021.24287.
[5] McWilliams A, Tammemagi MC, Mayo JR, Roberts H, Liu G, Soghrati K, et al. Probability of cancer in pulmonary nodules detected on first screening CT. N Engl J Med. 2013;369(10):910–9.https://doi.org/10.1056/NEJMoa1214726.
[6] Verdial FC, Madtes DK, Cheng GS, Pipavath S, Kim R, Hubbard JJ, et al. Multidisciplinary team-based management of Incidentally detected lung nodules. Chest. 2020;157(4):985–93.https://doi.org/10.1016/j.chest.2019.11.032.
[7] Erasmus JJ, Connolly JE, McAdams P, Roggli VL. Solitary pulmonary nodules: part Ⅰ. morphologic evaluation for differentiation of benign and malignant lesions. Radiographics. 2000;20:43–58.
[8] Durhan G, Ardali Duzgun S, Akpinar MG, Demirkazik F, Ariyurek OM. Imaging of congenital lung diseases presenting in the adulthood: a pictorial review. Insights Imaging. 2021;12(1):153.https://doi.org/10.1186/s13244-021- 01095-2.
[9] Siegel RL, Miller KD, Fuchs HE, Jemal A. Cancer statistics, 2022.CA Cancer J Clin. 2022;72(1):7–33.https://doi.org/10.3322/caac.21708.
[10] The Health Consequences of Smoking – 50 Years of Progress. A report of the surgeon general. In: Services. USDoHaH ed. Atlanta: Department of Health and Human Services, Centers for Disease Control and Prevention, National Center for Chronic Disease Prevention and Health Promotion, Office on Smoking and Health; 2014.
[11] Tindle HA, Stevenson Duncan M, Greevy RA, Vasan RS, Kundu S, Massion PP, et al. Lifetime smoking history and risk of lung cancer: results from the Framingham heart study. J Natl Cancer Inst. 2018;110(11):1201–7.https://doi.org/10.1093/jnci/djy041.
[12] El-Zaatari ZM, Chami HA, Zaatari GS. Health effects associated with waterpipe smoking. Tob Control. 2015;24(Suppl 1):i31–43.https://doi.org/10.1136/tobaccocontrol-2014–051908.
[13] McCormack VA, Agudo A, Dahm CC, Overvad K, Olsen A, Tjonneland A, et al. Cigar and pipe smoking and cancer risk in the European prospective investigation into cancer and nutri tion (EPIC). Int J Cancer. 2010;127(10):2402–11.https://doi.org/10.1002/ijc.25252.
[14] Subramanian J, Govindan R. Lung cancer in 'Never-Smokers': a unique entity. Oncology. 2010;24(1):29–35.
[15] Lee HW, Park SH, Weng MW, Wang HT, Huang WC, Lepor H, et al. E-cigarette smoke damages DNA and reduces repair activity in mouse lung, heart, and bladder as well as in human lung and bladder cells. Proc Natl Acad Sci U S A. 2018;115(7):E1560–E9.https://doi.org/10.1073/pnas.1718185115.
[16] Tang MS, Wu XR, Lee HW, Xia Y, Deng FM, Moreira AL, et al. Electronic-cigarette smoke induces lung adenocarcinoma and bladder urothelial hyperplasia in mice. Proc Natl Acad Sci U S A. 2019;116(43):21727–31.https://doi.org/10.1073/pnas.1911321116.
[17] MacRosty CR, Rivera MP. Lung cancer in women: a modern epidemic. Clin Chest Med. 2020;41(1):53–65.https://doi.org/10.1016/j.ccm.2019.10.005.
[18] Sun S, Schiller JH, Gazdar AF. Lung cancer in never smokers—a different disease. Nat Rev Cancer. 2007;7(10):778–90.https://doi.org/10.1038/nrc2190.
[19] Brims FJH, Kong K, Harris EJA, Sodhi-Berry N, Reid A, Murray CP, et al. Pleural plaques and the risk of lung cancer in Asbestos-exposed subjects. Am J Respir Crit Care Med. 2020;201(1):57–62.https://doi.org/10.1164/rccm.201901–0096OC.
[20] Ngamwong Y, Tangamornsuksan W, Lohitnavy O, Chaiyakunapruk N, Scholfield CN, Reisfeld B, et al. Additive synergism between Asbestos and smoking in lung cancer risk: a systematic review and meta-analysis. PLoS One. 2015;10(8):e0135798.https://doi.org/10.1371/journal.pone.0135798.
[21] Loverdos K, Fotiadis A, Kontogianni C, Iliopoulou M, Gaga M. Lung nodules: a compre hensive review on current approach and management. Ann Thorac Med. 2019;14(4):226–38.https://doi.org/10.4103/atm.ATM_110_19.
[22] Carlos WG, Rose AS, Wheat LJ, Norris S, Sarosi GA, Knox KS, et al. Blastomycosis in Indiana: digging up more cases. Chest. 2010;138(6):1377–82.https://doi.org/10.1378/chest.10–0627.
[23] Shipe ME, Deppen SA, Sullivan S, Kammer M, Starnes SL, Wilson DO, et al. Validation of histoplasmosis enzyme immunoassay to evaluate suspicious lung nodules. Ann Thorac Surg. 2021;111(2):416–

20.https://doi.org/10.1016/j.athoracsur.2020.05.101.

[24] Mazzone PJ, Wang XF, Lim S, Jett J, Choi H, Zhang Q, et al. Progress in the development of volatile exhaled breath signatures of lung cancer. Ann Am Thorac Soc. 2015;12(5):752–7.https://doi.org/10.1513/AnnalsATS.201411–540OC.

[25] Slatore CG, Wiener RS. Pulmonary nodules: a small problem for many, severe distress for some, and how to communicate about it. Chest. 2018;153(4):1004–15.https://doi.org/10.1016/j.chest.2017.10.013.

[26] Oken MM, Hocking WG, Kvale PA, Andriole GL, Buya SS, Church TR, et al. Screening by chest radiograph and lung cancer mortality: the prostate, lung, colorectal, and ovarian (PLCO) randomized trial. JAMA. 2011;306(17):E1–9.

[27] Blanchon T, Brechot JM, Grenier PA, Ferretti GR, Lemarie E, Milleron B, et al. Baseline results of the Depiscan study: a French randomized pilot trial of lung cancer screening compar ing low dose CT scan (LDCT) and chest X-ray (CXR). Lung Cancer. 2007;58(1):50–8. https://doi.org/10.1016/j.lungcan.2007.05.009.S. Vedachalam et al

[28] Kaneko M, Eguchi K, Ohmatsu H, Kakinuma R, Naruke T, Suemasu K, et al. Peripheral lung cancer: screening and detection with low-dose Sprial CT versus radiography. Radiology. 1996;201:798–802.

[29] Diederich S, Lenzen H. Radiation exposure associated with imaging of the chest: comparison of different radiographic and computed tomography techniques. Cancer. 2000;89(11):2457–60.

[30] MacMahon H, Naidich DP, Goo JM, Lee KS, Leung ANC, Mayo JR, et al. Guidelines for man agement of incidental pulmonary nodules detected on CT images: from the Fleischner society 2017.Radiology. 2017;284(1):228–43.https://doi.org/10.1148/radiol.2017161659.

[31] Godoy MCB, Naidich DP. Subsolid pulmonary nodules and the spectrum of peripheral adeno carcinomas of the lung: recommended interim guidelines for assessment and management. Radiology. 2009;253(3):606–22.

[32] Devaraj A, van Ginneken B, Nair A, Baldwin D. Use of volumetry for lung nodule management: theory and practice. Radiology. 2017;284(3):630–44.https://doi.org/10.1148/radiol.2017151022.

[33] Wormanns D, Kohl G, Klotz E, Marheine A, Beyer F, Heindel W, et al. Volumetric measure ments of pulmonary nodules at multi-row detector CT: in vivo reproducibility. Eur Radiol. 2004;14(1):86–92.https://doi.org/10.1007/s00330–003– 2132–0.

[34] Gietema H, Schaefer-Prokop CM, Mali WPTM, Groenewegen G, Prokop M. Pulmonary nodules: interscan variabiity of Semiautomated volume measurements with multisection CT—influence of inspiration level, nodule size, and segmentation performance. Radiology. 2007;245(3):888–94.

[35] Oudkerk M, Devaraj A, Vliegenthart R, Henzler T, Prosch H, Heussel CP, et al. European position statement on lung cancer screening. Lancet Oncol. 2017;18(12):e754–e66.https://doi.org/10.1016/s1470–2045(17)30861–6.

[36] de Koning HJ, van der Aalst CM, de Jong PA, Scholten ET, Nackaerts K, Heuvelmans MA, et al. Reduced lung-cancer mortality with volume CT screening in a randomized trial. N Engl J Med. 2020;382:503–13. https://doi.org/10.1056/NEJMoa1911793.

[37] Han D, Heuvelmans MA, Oudkerk M. Volume versus diameter assessment of small pulmo nary nodules in CT lung cancer screening. Transl Lung Cancer Res. 2017;6(1):52–61.https://doi.org/10.21037/tlcr.2017.01.05.

[38] Horeweg N, van der Aalst CM, Vliegenthart R, Zhao Y, Xie X, Scholten ET, et al. Volumetric computed tomography screening for lung cancer: three rounds of the NELSON trial. Eur Respir J. 2013;42(6):1659–67.https://doi.org/10.1183/09031936.00197712.

[39] Thawani R, McLane M, Beig N, Ghose S, Prasanna P, Velcheti V, et al. Radiomics and radiogenomics in lung cancer: a review for the clinician. Lung Cancer. 2018;115:34–41.https://doi.org/10.1016/j.lungcan.2017.10.015.

[40] Li F, Sone S, Abe H, Macmahon H, Doi K. Malignant versus benign nodules at CT screening for lung cancer: comparison of thin-section CT findings. Radiology. 2004;233(3):793–8:793.https://doi.org/10.1148/radiol.2333031018.

[41] Gould MK, Donington J, Lynch WR, Mazzone PJ, Midthun DE, Naidich DP, et al. Evaluation of individuals with pulmonary nodules: when is it lung cancer? Diagnosis and management of lung cancer, 3rd ed: American College of Chest Physicians evidence-based clinical practice guidelines. Chest. 2013;143(5 Suppl):e93S–e120S. https://doi.org/10.1378/chest.12–2351.

[42] Attili AK, Kazerooni EA. Imaging of the solitary pulmonary nodule. In: Medina LS, Blackmore CC, editors. Evidence-based imaging – optimizing imaging in patient care. New York, NY: Springer; 2006.p. 417–40.

[43] Ravenel JG, Silvestri G. Imaging of lung cancer. In: Medina LS, Blackmore CC, editors. Evidence-based imaging—optimizing imaging in patient care. New York, NY: Springer; 2006.p. 57–78.

[44] de Hoop B, van Ginneken B, Gietema H, Prokop M. Pulmonary perifissural nodules on CT scans: rapid growth is not a predictor of malignancy. Radiology. 2012;265(2):611–6.https://doi.org/10.1148/radiol.12112351.

[45] Kastner J, Hossain R, Jeudy J, Dako F, Mehta V, Dalal S, et al. Lung-RADS version 1.0 versus lung-RADS version 1.1: comparison of categories using nodules from the National Lung Screening Trial. Radiology. 2021;300(1):199–206.https://doi.org/10.1148/radiol.2021203704.

[46] Heuvelmans MA, Walter JE, Peters RB, Bock GH, Yousaf-Khan U, Aalst CMV, et al. Relationship between nodule count and lung cancer probability in baseline CT lung cancer screening: the NELSON study. Lung Cancer. 2017;113:45–50.https://doi.org/10.1016/j.lungcan.2017.08.023.

[47] Walter JE, Heuvelmans MA, Bock GH, Yousaf-Khan U, Groen HJM, Aalst CMV, et al. Characteristics of new solid nodules detected in incidence screening rounds of low-dose CT lung cancer screening: the NELSON study. Thorax. 2018;73(8):741–7.https://doi.org/10.1136/thoraxjnl-2017–211376.

[48] Henschke CI, Yankelevitz DF, Mirtcheva R, McGuinness G, McCauley D, Miettinen OS, et al. CT screening for lung cancer: frequency and significance of part-solid and nonsolid nodules. Am J Roentgenol. 2002;178:1053–7.

[49] Callister ME, Baldwin DR, Akram AR, Barnard S, Cane P, Draffan J, et al. British Thoracic Society guidelines for the investigation and management of pulmonary nodules. Thorax. 2015;70 Suppl 2:ii1–ii54. https://doi.org/10.1136/thoraxjnl-2015–207168.

[50] Wahidi MM, Govert JA, Goudar RK, Gould MK, McCrory DC, American College of Chest P. Evidence for the treatment of patients with pulmonary nodules: when is it lung can cer?: ACCP evidence-based clinical practice guidelines (2nd edition). Chest. 2007;132(3 Suppl):94S–107S. https://doi.org/10.1378/chest.07–1352.

[51] Gould MK, Smith-Bindman R, Kelly K, Altman DE, Barjaktarevic I, Creekmur B, et al. Methods for the watch the spot trial. A pragmatic trial of more-versus less-intensive strategies for active surveillance of small pulmonary nodules. Ann Am Thorac Soc. 2019;16(12):1567–76. https://doi.org/10.1513/AnnalsATS.201903–268SD.

[52] Pinsky PF, Gierada DS, Black W, Munden R, Nath H, Aberle D, et al. Performance of lung-RADS in the National Lung Screening Trial: a retrospective assessment. Ann Intern Med. 2015;162(7):485–91.https://doi.org/10.7326/M14–2086.

[53] Kim HY, Shim YM, Lee KS, Han J, Yi CA, Kim YK. Persistent pulmonary nodular ground-glass opacity at thin-section CT: histopathologic comparisons. Radiology. 2007;245(1):267–75.

[54] Nakata M, Sawada S, Saeki H, Takashima S, Mogami H, Teramoto N, et al. Prospective study of thoracoscopic limited resection for ground-

glass opacity selected by computed tomography. Ann Thorac Surg. 2003;75(5):1601–5; discussion 5–6.https://doi.org/10.1016/s0003-4975(02)04815-4.

[55] Ohtsuka T, Watanabe K, Kaji M, Naruke T, Suemasu K. A clinicopathological study of resected pulmonary nodules with focal pure ground-glass opacity. Eur J Cardiothorac Surg. 2006;30(1):160–3. https://doi.org/10.1016/j.ejcts.2006.03.058.

[56] Chen K, Bai J, Reuben A, Zhao H, Kang G, Zhang C, et al. Multiomics analysis reveals distinct Immunogenomic features of lung cancer with ground-glass opacity. Am J Respir Crit Care Med. 2021;204:1180. https://doi.org/10.1164/rccm.202101–0119OC.

[57] Henschke C, Yankelevitz DF, Mirtcheva R, McGuinness G, McCauley D, Miettinen OS, et al. CT screening for lung cancer: frequency and significance of part-solid and nonsolid nodules. Am J Roentgenol. 2002;178:1053–7.

[58] Chen K, Nie Y, Park S, Zhang K, Zhang Y, Liu Y, et al. Development and validation of machine learning-based model for the prediction of malignancy in multiple pulmonary nod ules: analysis from multicentric cohorts. Clin Cancer Res. 2021;27(8):2255–65.https://doi.org/10.1158/1078–0432.CCR- 20–4007.

[59] Field JK, Aberle DR, Altorki N, Baldwin DR, Dresler C, Duffy SW, et al. The international association study lung cancer (IASLC) strategic screening advisory committee (SSAC) response to the USPSTF recommendations. J Thorac Oncol. 2014;9:141–3.

[60] Jacobson FL, Austin JH, Field JK, Jett JR, Keshavjee S, MacMahon H, et al. Development of the American Association for Thoracic Surgery guidelines for low-dose computed tomog raphy scans to screen for lung cancer in North America: recommendations of the American S. Vedachalam et al Association for Thoracic Surgery Task Force for lung cancer screening and surveillance. J Thorac Cardiovasc Surg. 2012;144(1):25–32.https://doi.org/10.1016/j.jtcvs.2012.05.059.

[61] Mazzone PJ, Silvestri GA, Souter LH, Caverly TJ, Kanne JP, Katki HA, et al. Screening for lung cancer: CHEST guideline and expert panel report. Chest. 2021;160:e427.https://doi.org/10.1016/j.chest.2021.06.063.

[62] Meza R, Jeon J, Toumazis I, Ten Haaf K, Cao P, Bastani M, et al. Evaluation of the benefits and harms of lung cancer screening with low-dose computed tomography: modeling study for the US Preventive Services Task Force. JAMA. 2021;325(10):988–97.https://doi.org/10.1001/jama.2021.1077.

[63] U.S._Preventive_Services_Task_Force, Krist AH, Davidson KW, Mangione CM, Barry MJ, Cabana M, et al. Screening for lung cancer: US Preventive Services Task Force recommenda tion statement. JAMA. 2021;325(10):962–70.https://doi.org/10.1001/jama.2021.1117.

[64] Wood DE, Kazerooni EA, Baum SL, Eapen GA, Ettinger DS, Hou L, et al. Lung cancer screening, version 3.2018, NCCN clinical practice guidelines in oncology. J Natl Compr Cancer Netw. 2018;16(4):412–41.https://doi.org/10.6004/jnccn.2018.0020.

[65] Manos D, Seely JM, Taylor J, Borgaonkar J, Roberts HC, Mayo JR. The lung reporting and data system (LU-RADS): a proposal for computed tomography screening. Can Assoc Radiol J. 2014;65(2):121–34.https://doi.org/10.1016/j.carj.2014.03.004.

[66] Lin Y, Fu M, Ding R, Inoue K, Jeon CY, Hsu W, et al. Patient adherence to lung-RADS recommended screening intervals in the United States: a systematic review and meta-analysis. J Thorac Oncol. 2021;17:38.https://doi.org/10.1016/j.jtho.2021.09.013.

[67] Swensen SJ, Silverstein MD, Edell ES, Trastek VF, Aughenbaugh GL, Ilstrup DM, et al. Solitary pulmonary nodules: clinical prediction model versus physicians. Mayo Clin Proc. 1999;74(4):319–29.https://doi.org/10.1016/s0025-6196(11)64397-8.

[68] Swensen SJ, Silverstein MD, Ilstrup DM, Schleck CD, Edell ES. The probability of malig nancy in solitary pulmonary nodules. Arch Intern Med. 1997;157:849–55.

[69] Herder GJ, van Tinteren H, Golding RP, Kostense PJ, Comans EF, Smit EF, et al. Clinical prediction model to characterize pulmonary nodules: validation and added value of 18F-Fluorodeoxyglucose positron emission tomography. Chest J. 2005;128(4):2490–6.

[70] Soardi GA, Perandini S, Motton M, Montemezzi S. Assessing probability of malignancy in solid solitary pulmonary nodules with a new Bayesian calculator: improving diagnostic accu racy by means of expanded and updated features. Eur Radiol. 2015;25(1):155–62.https://doi.org/10.1007/s00330–014– 3396–2.

[71] Gould MK, Ananth L, Barnett PG, Veterans Affairs SCSG. A clinical model to estimate the pretest probability of lung cancer in patients with solitary pulmonary nodules. Chest. 2007;131(2):383–8.https://doi.org/10.1378/chest.06–1261.

[72] Schultz EM, Sanders GD, Trotter PR, Patz EF Jr, Silvestri GA, Owens DK, et al. Validation of two models to estimate the probability of malignancy in patients with solitary pulmonary nodules. Thorax. 2008;63(4):335–41.https://doi.org/10.1136/thx.2007.084731.

[73] Sundaram V, Gould MK, Nair VS. A comparison of the PanCan model and lung-RADS to assess cancer probability among people with screening-detected, solid lung nodules. Chest. 2021;159(3):1273–82. https://doi.org/10.1016/j.chest.2020.10.040.

[74] Tanner NT, Porter A, Gould MK, Li XJ, Vachani A, Silvestri GA. Physician assessment of pretest probability of malignancy and adherence with guidelines for pulmonary nodule evalua tion. Chest. 2017;152(2):263–70.https://doi.org/10.1016/j.chest.2017.01.018.

[75] Baldwin DR, Eaton T, Kolbe J, Christmas T, Milne D, Mercer J, et al. Management of solitary pulmonary nodules: how do thoracic computed tomography and guided fine needle biopsy influence clinical decisions? Thorax. 2002;57:817–22.

[76] Ost DE, Gould MK. Decision making in patients with pulmonary nodules. Am J Respir Crit Care Med. 2012;185(4):363–72.https://doi.org/10.1164/rccm.201104–0679CI.

[77] Li ZZ, Huang YL, Song HJ, Wang YJ, Huang Y. The value of 18F-FDG-PET/CT in the diagno sis of solitary pulmonary nodules: a meta-analysis. Medicine (Baltimore). 2018;97(12):e0130.https://doi.org/10.1097/MD.0000000000010130.

[78] Khalaf M, Abdel-Nabi H, Baker J, Shao Y, Lamonica D, Gona J. Relation between nodule size and 18F-FDG-PET SUV for malignant and benign pulmonary nodules. J Hematol Oncol. 2008;1:13.https://doi.org/10.1186/1756–8722– 1–13.

[79] Berger KL, Nicholson SA, Dehdashti F, Siegel BA. FDG PET evaluation of mucinous neoplasms: correlation of FDG uptake with histopathologic features. Am J Roentgenol. 2000;174:1005–8.

[80] Ambrosini V, Nicolini S, Caroli P, Nanni C, Massaro A, Marzola MC, et al. PET/CT imag ing in different types of lung cancer: an overview. Eur J Radiol. 2011;81:988.https://doi.org/10.1016/j.ejrad.2011.03.020.

[81] Silvestri GA, Gonzalez AV, Jantz MA, Margolis ML, Gould MK, Tanoue LT, et al. Methods for staging non-small cell lung cancer: diagnosis and management of lung cancer, 3rd ed: American College of Chest Physicians evidence-based clinical practice guidelines. Chest. 2013;143(5 Suppl):e211S–e50S. https://doi.org/10.1378/chest.12–2355.

[82] Schneider BJ, Daly ME, Kennedy EB, Antonoff MB, Broderick S, Feldman J, et al. Stereotactic body radiotherapy for early-stage non-small-cell lung cancer: American Society of Clinical Oncology endorsement of the American Society for Radiation Oncology evidence-based guideline. J Clin Oncol. 2018;36(7):710–9.https://doi.org/10.1200/JCO.2017.74.9671.

[83] Lokhandwala T, Bittoni MA, Dann RA, D'Souza AO, Johnson M, Nagy RJ, et al. Costs of diagnostic assessment for lung cancer: a medicare claims analysis. Clin Lung Cancer. 2017;18(1):e27–34. https://doi.org/10.1016/j.cllc.2016.07.006.

[84] Sears CR, Mazzone PJ. Biomarkers in lung cancer. Clin Chest Med.

2020;41(1):115–27.https://doi.org/10.1016/j.ccm.2019.10.004.

[85] Mazzone PJ, Sears CR, Arenberg DA, Gaga M, Gould MK, Massion PP, et al. Evaluating molecular biomarkers for the early detection of lung cancer: when is a biomarker ready for clinical use? An official American Thoracic Society policy statement. Am J Respir Crit Care Med. 2017;196(7):e15–29.https://doi.org/10.1164/rccm.201708-1678ST.

[86] Singh N, Temin S, Baker S Jr, Blanchard E, Brahmer JR, Celano P, et al. Therapy for stage IV non-small-cell lung cancer with driver alterations: ASCO living guideline. J Clin Oncol. 2022;40: JCO2200824.https://doi.org/10.1200/JCO.22.00824.

[87] Lindeman NI, Cagle PT, Aisner DL, Arcila ME, Beasley MB, Bernicker E, et al. Updated molecular testing guideline for the selection of lung cancer patients for treatment with tar geted tyrosine kinase inhibitors. J Thorac Oncol. 2018;13:323.https://doi.org/10.1016/j.jtho.2017.12.001.

[88] National_Comprehensive_Cancer_Network. Non-small cell lung cancer (Version 6.2021). https://www.nccn.org/professionals/physician_gls/pdf/nscl.pdf. Accessed 16 July 2022.

[89] Jett JR, Peek LJ, Fredericks L, Jewell W, Pingleton WW, Robertson JF. Audit of the autoanti body test, EarlyCDT(R)-lung, in 1600 patients: an evaluation of its performance in routine clin ical practice. Lung Cancer. 2014;83(1):51–5.https://doi.org/10.1016/j.lungcan.2013.10.008.

[90] Sullivan FM, Mair FS, Anderson W, Armory P, Briggs A, Chew C, et al. Earlier diagnosis of lung cancer in a randomised trial of an autoantibody blood test followed by imaging. Eur Respir J. 2021;57(1):2000670.https://doi.org/10.1183/13993003.00670-2020.

[91] Silvestri GA, Tanner NT, Kearney P, Vachani A, Massion PP, Porter A, et al. Assessment of plasma proteomics biomarker's ability to distinguish benign from malignant lung nodules: results of the PANOPTIC (pulmonary nodule plasma proteomic classifier) trial. Chest. 2018;154:491.https://doi.org/10.1016/j.chest.2018.02.012.

[92] Silvestri GA, Vachani A, Whitney D, Elashoff M, Porta Smith K, Ferguson JS, et al. A bronchial genomic classifier for the diagnostic evaluation of lung cancer. N Engl J Med. 2015;373(3):243–51.https://doi.org/10.1056/NEJMoa1504601.

[93] Lee HJ, Mazzone P, Feller-Kopman D, Yarmus L, Hogarth K, Lofaro LR, et al. Impact of the Percepta genomic classifier on clinical management decisions in a multicenter prospective study. Chest. 2021;159(1):401–12.https://doi.org/10.1016/j.chest.2020.07.067.S. Vedachalam et al

[94] Perez-Rogers JF, Gerrein J, Anderlind C, Liu G, Zhang S, Alekseyev Y, et al. Shared gene expression alterations in nasal and bronchial epithelium for lung cancer detection. J Natl Cancer Inst. 2017;109(7):djw327.https://doi.org/10.1093/jnci/djw327.

[95] Mazzone PJ, Lamb C, Rieger-Christ KM, Reddy CB, Qu J, Wu S, et al. Early candidate nasal swab classifiers developed using machine learning and whole transcriptome sequencing may improve early lung cancer detection. J Clin Oncol. 2021;39(15_suppl):8551.https://doi.org/10.1200/JCO.2021.39.15_suppl.8551.

[96] Vachani A, Lam S, Massion PP, Brown JK, Beggs M, Fish AL, et al. Development and validation of a risk assessment model for pulmonary nodules using plasma proteins and clinical factors. Chest. 2022;163:966.https://doi.org/10.1016/j.chest.2022.10.038.

[97] Seijo LM, Peled N, Ajona D, Boeri M, Field JK, Sozzi G, et al. Biomarkers in lung cancer screening: achievements, promises, and challenges. J Thorac Oncol. 2019;14(3):343–57.https://doi.org/10.1016/j.jtho.2018.11.023.

第5章　肺癌的分期与诊断
Staging and Diagnosis of Lung Cancer

Ghosh Sohini　Marshall Tanya　Baltaji Stephanie　著
曹培俊　李宣广　译　　陈　军　刘红雨　校

一、分期的意义

在美国，肺癌发病率为35/10万，死亡人数超过结肠癌、乳腺癌和前列腺癌的总和[1, 2]。肺癌治疗方式的选择取决于原发肿瘤的大小、淋巴转移的程度及是否有胸外转移。准确的肺癌分期对于患者获得最有利的预后至关重要。进一步而言，适当的分期和命名方法还可保证医务人员和医疗机构之间使用通用的学术语言进行信息交换，从而允许患者在全国范围内登记参加临床试验[3]。

二、分期概述

肺癌分为小细胞肺癌和非小细胞肺癌。NSCLC采用TNM分期。1974年，Mountain等提出了第一个肺癌TNM分期标准：字母T代表原发肿瘤的大小，用下标表示直接侵犯的程度；字母N代表淋巴结受累情况；字母M代表肺癌有无远处转移。他们利用2155例肺癌（包括鳞状细胞癌、腺癌、未分化大细胞癌、小细胞癌和未分化细胞型癌）的资料，绘制了$T_{1\sim3}$、$N_{0\sim3}$、Ⅰ～Ⅲ期患者的生存曲线[4]。

小细胞肺癌可使用TNM分期，也可根据放疗野分为“局限期”和“广泛期”。其中TNM分期中Ⅰ～Ⅲ期的小细胞肺癌被归为局限期，排除那些含有多发结节的肿瘤或因肿瘤/淋巴结体积太大而不能安全纳入放疗计划的肿瘤。广泛期包括所有T_4和部分T_3分期的小细胞肺癌。在临床上，退伍军人事务部开发的二分法更为常用。TNM分期对可能进行手术切除或放疗的早期小细胞肺癌最适用[5]。

TNM分期系统经历了多次更新，目前的最新版是由IASLC于2018年发布的第8版。TNM分期对生存结果相似的患者进行分组，有助于预测预后。但它没有考虑影响肺癌预后的所有变量，因此不能用来预测个体的存活率[6]。

IASLC第8版TNM分期系统根据一个包含了来自16个国家的94 708名肺癌患者的数据库来制订，这些患者在1999—2010年被诊断为肺癌。这版分期系统也得到了国际抗癌联盟（Union International Contre Cancer，UICC）和美国癌症联合委员会（American Joint Committee on Cancer，AJCC）的认可[7, 8]。

三、临床分期与病理分期的对比分析

在进行肺癌分期时，区分临床（clinical，c）和病理（pathologic，p）分期是很重要的。临床分期，即cTNM，是基于影像学检查、实验室检查和分期侵入性检查（包括支气管镜、内镜、纵隔镜、胸腔穿刺和胸腔镜）的治疗前分期。病理分期，即pTNM，是通过手术切除分析后确定的，并可用于指导辅助治疗[9]。在此也可以将其他的前缀添加到TNM分期中，这些字母包括“R”“y”“r”“a”。“R”标识表示手术后标本，将在本章后面进行讨论；“y”标识表示患者在手术切除前接受了新辅助治疗；“r”表示疾病复发；“a”表示尸检时的分期[3]。

不论临床分期还是病理分期，分期越高，5年生存率越低。最新的 IASLC 数据库包括了肺癌的临床和病理分期，并发现相似的生存率结果。例如，临床分期 ⅠA_1 期与ⅢC 期的 5 年生存率分别为 92% 和 13%，病理分期 ⅠA_1 期与ⅢC 的 5 年生存率分别为 90% 和 12%[8]。

四、TNM

（一）T 分期

T 分期，即肿瘤大小，是 TNM 分期系统中最重要的预后因素[10]。更新的 T 分期以 1cm 的间隔进行细分，每个细分后 T 分期都有其统计学上独立的生存曲线（$P<0.001$），这也说明了肿瘤大小对预后的重要性[3, 6]。对于实性结节，应在充分吸气时测量其大小，并使用影像学检查中的最大直径来确定 T 分期。亚实性结节的临床 T 分期是通过测量实性或侵袭性成分来进行的，通常在手术切除后进行[10]。T 分期的更多细节如表 5-1 所示。

（二）N 分期

1929 年，Rouvière 首次描述了胸腔内的淋巴结引流[11]。从那时起，多项研究证实，右肺上叶肿瘤一般首先转移到右侧气管旁区域淋巴结[12, 13]；左肺上叶肿瘤一般首先转移至主动脉旁和主动脉下区域淋巴结；中叶和下叶肿瘤一般首先转移到隆突下和右侧气管旁区域淋巴结[12]。这种淋巴结引流模式的明确指导了肺癌淋巴结转移情况的划分。

N 分期被划分为 $N_{0\sim3}$，分期越高，表明肿瘤越晚期，预后越差。表 5-2 概述了 N 分期的描述。N_0 指没有胸腔淋巴结转移的证据；N_1 指同侧肺门、支气管旁和（或）肺内淋巴结受累；N_2 指隆突下、主动脉旁、主动脉下和（或）同侧纵隔淋巴结受累；N_3 指对侧纵隔、肺门和（或）锁骨上结节受累[14]。无淋巴转移时，预后最好。单站 N_1 区域淋巴结转移的预后比 N_0 差，其次是多站 N_1 区域淋巴结转移的预后类似于不伴 N_1 区域淋巴结转移的单站 N_2 区域淋巴结转移（即跳跃转移）。淋巴结跳跃转移指绕过肺门淋巴结，直接转移至纵隔淋巴结，发病率为 7%～26%[11]。这种情况常见于腺癌和肺上叶肿瘤[11, 12]。单站 N_2 区域淋巴结转移合并 N_1 区域淋巴结转移，其次是多站 N_2 区域淋巴结转移，预后最差。N_1 区域淋巴结转移时，肿瘤至少分期为ⅡB 期；N_2 区域淋巴结转移至少为ⅢA 期，而 N_3 区域淋巴结转移则至少为ⅢB 期。

自 IASLC 第 7 版分期指南发布以来，淋巴结图谱一直保持不变，并已被多个国际组织采用。

表 5-1　T 分期的描述

T 肿瘤	描　述
T_0	
Tis	原位癌（腺癌或鳞状细胞癌）
T_1	
$T_{1a(mi)}$	微侵袭性腺癌（MIA）
T_{1a}	局限于气管或支气管壁的浅表扩散肿瘤
T_{1a}	肿瘤最大直径≤1cm
T_{1b}	肿瘤最大直径>1cm，≤2cm
T_{1c}	肿瘤最大直径>2cm，≤3cm
T_2	肿瘤最大直径>3cm，≤5cm； 或累及脏胸膜或主支气管（未累及隆突） 或导致肺叶不张
T_{2a}	肿瘤最大直径>3cm，≤4cm 或累及脏胸膜 或累及主支气管但未累及隆突 或导致肺叶不张
T_{2b}	肿瘤最大直径>4cm，≤5cm 或累及距隆突<2cm 的主支气管者，但未累及隆突
T_3	肿瘤最大直径>5cm，≤7cm 或原发肿瘤同一肺叶出现孤立性卫星结节 或侵犯胸壁、心包、膈神经
T_4	肿瘤最大直径>7cm 或侵犯纵隔、膈肌、心脏、大血管、喉返神经、隆突、气管、食管、脊柱 或原发肿瘤同侧不同肺叶出现卫星结节

经 Detterbeck et al. 许可转载，改编自 *The Eight Edition Lung Cancer Stage Classification. Chest 2017; 151: 193–203*

表 5-2 N 分期的描述

N 区域淋巴结	描 述
N_0	无区域淋巴转移
N_1	同侧肺门或肺内区域淋巴结转移
N_2	隆突下和（或）同侧纵隔区域淋巴结转移
N_3	对侧纵隔和（或）肺门和（或）锁骨上区域淋巴结转移

经 Detterbeck et al. 许可转载，改编自 *The Eight Edition Lung Cancer Stage Classification. Chest 2017; 151: 193–203*

这份淋巴结分区图谱为胸部淋巴结提供了清晰的边界（图 5-1）。值得注意的是，隆突下区域淋巴结的边界[7]，延伸到左肺下叶和右肺中叶的起点；右下气管旁区域淋巴结（4R）外侧边界位于气管的左外侧，包括气管右侧壁和前壁[9, 11]。4R 区域淋巴结的上缘是无名静脉的下缘，其下缘是奇静脉的远端缘，10R 区域淋巴结的起点正好在奇静脉的上方。

（三）M 分期和肺癌分期

IASLC 数据库显示，转移病灶数目是比转移位置更好预测预后的指标。因此肺癌远处转移（metastases, M）进一步分类为 a、b 和 c，如表 5-3 所示。胸腔内转移（M_{1a}）与单一胸外转移（M_{1b}）预后相同。多发性胸外转移（M_{1c}）预后最差[6]。使用 TNM 分期系统，最多可有 64 种组合，进一步可分组为 11 个分期，如图 5-2 所示。同一分期内的 TNM 组合（表 5-4）具有相似的生存结果，而 5 年总生存率随着分期的进展而下降（表 5-5）。

五、多发病灶的肺癌

在有两个或两个以上肺部病灶的患者中，最重要的是确定这些病灶是否是同步的原发肺癌或转移性疾病。

同步原发肿瘤可能是不同的组织学类型，也有可能相同的组织学类型。以下标准有助于区分第二原发肿瘤和转移瘤：①不同的生长速度；②不同程度的代谢摄取；③无淋巴结转移；④不同的生物标志物 / 基因谱。

当存在两个或更多原发肿瘤时，即同步原发肺癌，应使用 TNM 分期分别对每个肿瘤进行分期[3, 6]。如果肺部肿瘤为相同的组织学特征，但不符合上述标准，则被认为是肺内转移。位于同一肺叶的病变被归为 T_3；如果肺内转移位于同侧肺的不同肺叶，则被归为 T_4；位于对侧肺的病变被归为 M_{1a}。

多原发肺腺癌有多个病灶，但与同期原发或转移性肺癌不同。根据实性成分（c）或浸润性成分（p）测量的 T 分期最高的结节对这些病变进行分期。分期后的括号中的数字表示病变个数。对于无法计数的病灶，以前缀（m）表示多发。将所有病灶作为一组给出 N 和 M 分期[6]。

六、无创性分期方法

对疑似肺癌患者的初步评估应从病史和体格检查开始。对于有体重减轻等全身症状或新发头痛等神经症状的患者，转移病变的可能性更高，因此检查评估应该个体化制订[15]。其他与肺部无关的新诊断和症状可能是副肿瘤综合征，其常见于小细胞肺癌。这些综合征包括抗利尿激素分泌失调综合征（syndrome of inappropriate antidiuretic hormone secretions，SIADH）、高钙血症、库欣综合征、Lambert-Eaton 综合征、边缘脑炎、脑脊髓炎和副肿瘤性小脑变性综合征[16]。诊断评估应该从实验室检查开始，以解释全身症状（即不明原因的体重下降）和胸部影像结果。胸部 X 线可以识别提示晚期病变的大肿瘤、胸腔或心包积液，其在识别淋巴结转移或早期肺癌方面作用有限。胸部 CT 是评估肺结节的首选方法，其可以对纵隔和肺实质进行最好的评估。增强 CT 通常不是必需的，但它确实可以更好地显示肺门，并评估术前患者是否存在血管受累[15, 17]。

在胸部 CT 中，病理性肿大淋巴结定义为横截面上短轴直径大于 1cm 的淋巴结。然而，淋巴结肿大不一定是转移性疾病[15]。单独使用 CT 检测纵隔转移瘤的灵敏度和特异度分别为 55% 和 81%[9]。在一项 256 名患者的研究中，多达 77% 的无淋巴结受累的患者在 CT 上有 1cm 或更大的淋巴结，而多达 12% 的 N_1 和（或）N_2 分期患者在 CT 上没有任何肿大的淋巴结[18]。在手术中，5%～15% 的 cT_1N_0 患者仍然存在有切除的阳性淋巴结[9]。如果 CT 示疑似肺癌，可以用 PET 进一步评估转移扩散情况。

对于 CT 检查考虑有转移性病变的患者，以及 CT 检查未见异常但临床仍怀疑有转移性病变的患者，可进行 PET 检查。这些症状包括不明原因的体重减轻、晨起头痛、骨 / 背痛和（或）考虑为病理性骨折的新发骨折。对于没有转移性病变证据的患者，也可以在治疗前进行 PET 检查，但

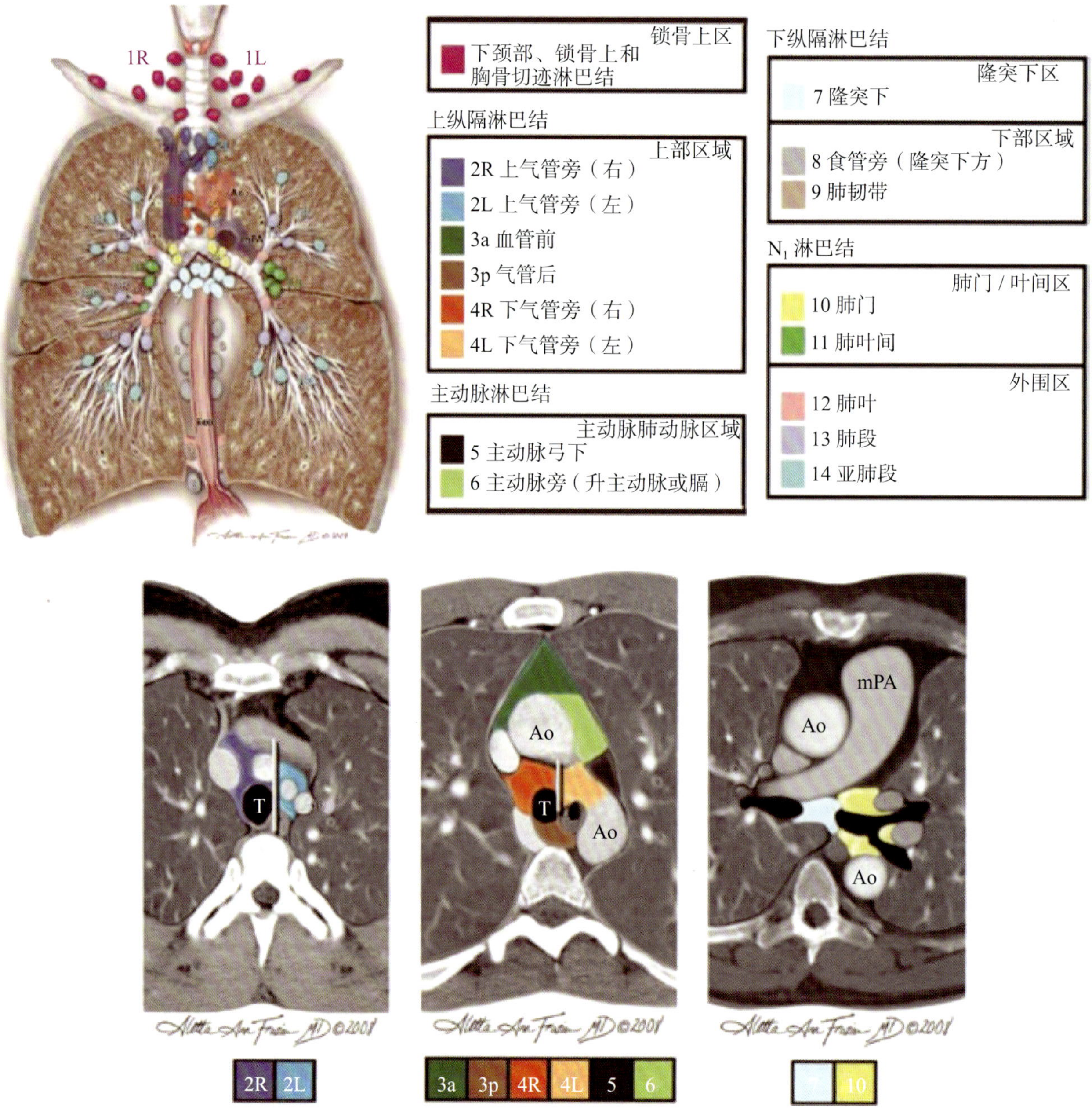

▲ 图 5-1　淋巴结分站图

IASLC 淋巴结分站图谱与划定的边界（经许可转载，引自 *Rusch VW, et al. The IASLC lung cancer staging project: a proposal for a new international lymph node map in the forthcoming seventh edition of the TNM classification for lung cancer. J Thorac Oncol 2009; 4: 568–577*）

不是必需的[9]。与单用 CT 相比，PET 在识别纵隔转移方面更准确，灵敏度和特异度分别为 80% 和 88%[9]；在肺癌发病率中位数为 28% 的人群中，PET 的阳性预测值为 75%，阴性预测值为 91%[9]。经 PET 检查为临床分期为 Ⅰ 期的肺癌患者中，约有 4% 在手术时仍有意想不到的纵隔转移。在肾上腺转移瘤患者中，PET 具有很高的灵敏度和特异度，分别为 97% 和 91%[19]；考虑到良性肾上腺病变存在约 10% 的假阳性率，FDG 摄取强的孤立病灶应取样以明确是否为转移性疾病[10, 18]。除了识别转移，PET 对预后也有意义；一项 Meta 分析显示，在 Ⅰ～Ⅲ 期非小细胞肺癌中，强摄取是一个与短生存期相关的独立危险因素[20]。在不能进行 PET 检查的医疗机构，应该完成骨扫描和腹部 CT 以排除转移性疾病[9]。

表 5-3　M 分期的描述

M：远处转移	描　述
M_0	无远处转移
M_{1a}	恶性胸腔或心包积液和（或）对侧肺内单发转移
M_{1b}	单发胸外淋巴结或转移
M_{1c}	多发性胸外转移

经 Detterbeck et al. 许可转载，改编自 *The Eight Edition Lung Cancer Stage Classification. Chest 2017; 151: 193–203*

PET 的局限性在于其特异性。感染和无菌感染，如肉芽肿，都可以引起类似于恶性肿瘤的 FDG 摄取增加[9]。对于 7～10mm 的结节和淋巴结，空间分辨率有限和灵敏度降低也限制了 PET 的使用。对于≥10mm 的淋巴结，灵敏度相对较高，为 85%，但对于＜10mm 的淋巴结，灵敏度下降到 32%[21]。PET/CT 混合成像可以帮助确定代谢灶的具体解剖位置；然而，其灵敏度和特异度与单独使用 PET 相似，分别为 62% 和 90%。通过 PET 评估纯磨玻璃结节（ground-glass opacities，GGO）和实性成分小于 10mm 的 GGO 是不可靠的，不推荐使用[6, 9]。

胸部 MRI 仅用于肺癌的分期。MRI 在肺上沟瘤（或 Pancoast 肿瘤）的术前准备中最有用，可更好地评估肿瘤对胸壁的侵犯程度[6, 10]。对于所有 Ⅲ 期或 Ⅳ 期的肺癌患者，推荐使用或不使用钆的脑部 MRI[9]。对于无法进行 MRI 的患者，建议进

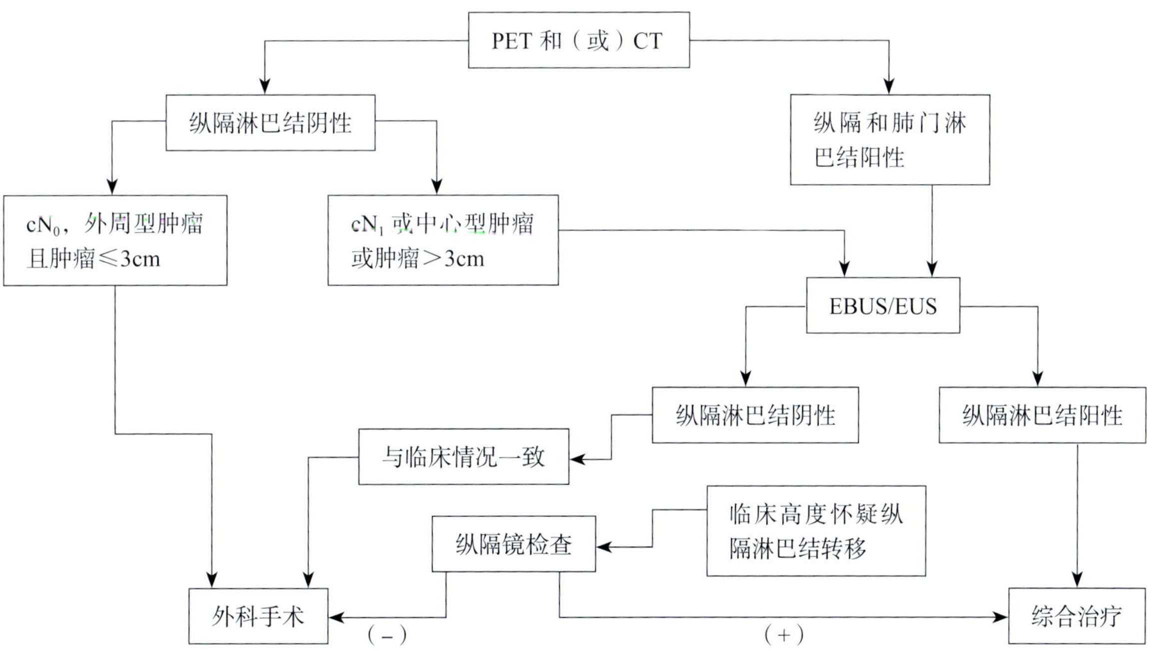

▲ **图 5-2　建议的分期方法**

行脑部增强 CT。一项包含 19 项研究的 Meta 分析通过比较 MRI 和 PET，明确 MRI 在评估淋巴结转移方面的诊断价值[22]。两组的灵敏度在统计学上相同（分别为 75% 和 72%），但 MRI 的特异度更高，为 95%，PET 的特异度为 89%。进一步的研究未再现这种差异[23, 24]。

虽然非侵入性影像学分期可以帮助确定 TNM 分期，但需要足够的组织样本来验证组织学诊断并进行分子学分型[14]。在过去的二十年里，NSCLC 的基因组研究方面取得了重大进展[25]，发现了由突变、融合和易位激活的驱动癌基因[26]。分子标志物和肿瘤蛋白表达的检测（如 PD-L1）对于治疗决策至关重要，这需要组织标本进行分析。虽然无创分期是检查评估的重要部分，但有

表 5-4　肺癌分期

T/M	标　签	N_0	N_1	N_2	N_3
T_1	$T_{1a}≤1$	Ⅰ A1	Ⅱ B	Ⅲ A	Ⅲ B
	$T_{1b}>1～2$	Ⅰ A2	Ⅱ B	Ⅲ A	Ⅲ B
	$T_{1c}>2～3$	Ⅰ A3	Ⅱ B	Ⅲ A	Ⅲ B
T_2	T_{2a} Cent，Visc Pl	Ⅰ B	Ⅱ B	Ⅲ A	Ⅲ B
	$T_{2a}>3～4$	Ⅰ B	Ⅱ B	Ⅲ A	Ⅲ B
	$T_{2b}>4～5$	Ⅱ A	Ⅱ B	Ⅲ B	Ⅲ B
T_3	$T_3>5～7$	Ⅱ B	Ⅲ A	Ⅲ B	Ⅲ C
	T_3 Inv	Ⅱ B	Ⅲ A	Ⅲ B	Ⅲ C
	T_3 Satell	Ⅱ B	Ⅲ A	Ⅲ B	Ⅲ C
T_4	$T_4>7$	Ⅲ A	Ⅲ A	Ⅲ B	Ⅲ C
	T_4 Inv	Ⅲ A	Ⅲ A	Ⅲ B	Ⅲ C
	T_4 Ipsi Nod	Ⅲ A	Ⅲ A	Ⅲ B	Ⅲ C
M_1	M_{1a} Contr Nod	Ⅳ A	Ⅳ A	Ⅳ A	Ⅳ A
	M_{1b} PI Dissem	Ⅳ A	Ⅳ A	Ⅳ A	Ⅳ A
	M_{1b} Single	Ⅳ A	Ⅳ A	Ⅳ A	Ⅳ A
	M_{1c} Multi	Ⅳ B	Ⅳ B	Ⅳ B	Ⅳ B

经 Detterbeck et al. 许可转载，改编自 *The Eight Edition Lung Cancer Stage Classification. Chest 2017; 151: 193–203*

Cent. 中央型；Visc. 脏胸膜；Inv. 侵袭型；Satell. 卫星结节；Ipsi Nod. 同侧结节；Contr Nod. 对侧结节；PI Dissem. 胸膜播散

表 5-5　5 年生存率（1999—2010 年确诊的 IASLC 患者的平均总生存率）

类　型	Ⅰ A_1	Ⅰ A_2	Ⅰ A_3	Ⅰ B	Ⅱ A	Ⅱ B	Ⅲ A	Ⅲ B	Ⅲ C	Ⅳ A	Ⅳ B
临床分期	92	83	77	68	60	53	36	26	13	10	0
病理分期	90	85	80	73	65	56	41	24	12	–	–

经 Detterbeck et al. 许可转载，改编自 *The Eight Edition Lung Cancer Stage Classification. Chest 2017; 151: 193–203*

创取材对组织学检查和分子检测至关重要[27]。

七、有创性分期方法

在患者接受明确的治疗之前，经常需要通过组织活检确定有创性分期。没有组织确诊的患者，应进行全面彻底的评估以明确诊断和分期，同时应将患者经历的操作次数降至最低。如果在影像上发现胸外病变，如腋窝、腹部或盆腔淋巴结病变、体表病变、肾上腺结节或肿块、肝脏病变或胸腔积液，应首先对最晚期的病变进行采样活检，以便同时进行肿瘤分期和诊断[15, 28]。肿瘤内科学、外科学、肺病学、介入放射学和病理学之间经常需要多学科交叉诊断。对于没有胸外病变的患者，淋巴结活检可明确是否存在淋巴结转移。没有一种单一的侵入性技术可以实现所有纵隔和肺门淋巴结的活检。表5-6概述了各种方法探查淋巴结的范围。

ACCP[9]、ESTS[29]、NCCN[28]和欧洲医学肿瘤学会（European Society for Medical Oncology，ESMO）[30]都发表了关于如何恰当地对患者进行分期的共识。这些共识的摘要和建议的方法见图5-2。

（一）需要进行有创性分期检查的群体

在下列情况中，除影像检查外，还建议进行侵入性纵隔分期[9, 29, 31]：①无远处转移的患者，有纵隔和（或）肺门淋巴结增大的证据（≥1cm），无论PET是否有FDG摄取；②无远处转移的患者，CT显示纵隔和（或）肺门淋巴结大小正常（＜1cm），PET上有FDG浓聚；③患者为中央型肿瘤；④患者肿瘤直径大于3cm。

对于这些中高度怀疑N_2或N_3区域淋巴结转移的患者，建议使用EBUS、EUS或EBUS/EUS联合应用进行针吸活检[9, 29, 31]。如果针吸活检显示未发现肿瘤细胞或样本不足以进行诊断，但临床仍高度怀疑淋巴结转移，可在治疗之前应用视频辅助纵隔镜（video-assisted mediastinoscopy，VAM）明确分期。

（二）常规经支气管针吸活检

传统的经支气管针吸活检（transbronchial needle aspiration，TBNA）出现于1978年，其使用Wang™活检针[32]。Wang™活检针由Ko Pen Wang医生开发，该活检针可伸缩，具有平滑的中轴，可安全通过支气管镜的工作通道。它包含一个锁定机制，以保证活检过程的稳定性。传统的TBNA出现在可显像淋巴结的EBUS技术之前，它是一种非直视穿刺技术，主要用于隆突下区域淋巴结或下气管旁区域淋巴结（第7站，第4L站，第4R站）的活检。这种操作安全，可在门诊进行，没有明显的并发症。然而，这项诊断技术在临床N_2站区域淋巴结转移患者中的灵敏度仅为78%，并随着EBUS技术的出现而被取代[33, 34]。

（三）EBUS/TBNA

EBUS-TBNA最早应用于2002年，现在是肺癌诊断和分期的一线推荐方法。EBUS可在超声显像下直接对纵隔、肺门和肺中央型病变进行针吸活检。自其出现以来，包括Meta分析和系统综述在内的多篇文献已经证明了EBUS在肺癌分期中的安全性和有效性[35, 36]。

EBUS内镜是一种柔性支气管镜，与凸形换能器相结合，可以平行于内镜扫描纵隔。超声显像是通过探头与气道壁直接接触或借助充气的生理盐水气球减少空气伪影来获得（图5-3）。将一根活检针（19～25G）插入EBUS镜的工作通道中，并在超声持续显像下穿刺淋巴结。经EBUS镜可活检的淋巴结有气管旁区域淋巴结（第2R/L站，第4R/L站）、隆突下区域淋巴结（第7站）、肺门区域淋巴结（第10R/L站）、叶区域间淋巴结（第11R/L站）、叶区域淋巴结（第12R/L站）。

当需要有创性分期检查时，应当采用系统方法来优化组织获取量并将污染可能降至最低。EBUS对淋巴结的评估和活检应从病变对侧的淋巴结开始，即N_3站区域淋巴结；随后对包括隆突下区域淋巴结和同侧纵隔淋巴结在内的N_2区域淋巴结进行活检；最后对同侧肺门区域淋巴结（N_1）

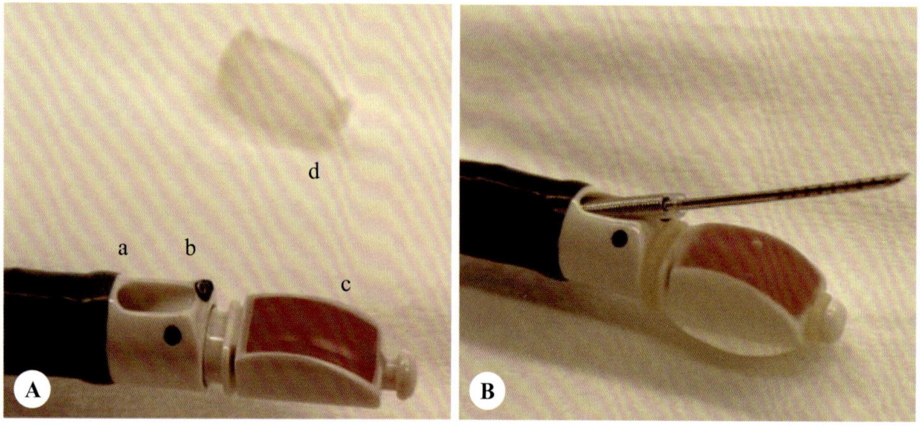

◀ **图 5-3 腔内超声支气管镜**
A. EBUS 支气管镜的远端。a. 工作通道；b. 灯光和相机；c. 线性超声；d. 乳胶气球。B. 柔性的 EBUS 镜与超声探头平行进针的 21 号针头，应用填充生理盐水的乳胶气囊减少空气伪影

进行活检。这种顺序方法防止了活检针可能携带低站点淋巴结（N_1）的阳性细胞污染高站点、远端、阴性的淋巴结（N_2/N_3）[37]。虽然评估了所有的站点淋巴结，但只有短轴大于 5mm 的淋巴结需要活检。建议每个淋巴结采集至少三个样本，以确保诊断的准确性。一项 Lee 等的研究显示在第三次活检后，诊断准确性为 100%，灵敏度为 95.3%，NPV 为 97.6%[38]。目前还没有关于分子学诊断所需的最佳活检针数的指南，但是有研究表明，4～5 次穿刺就足够了[36, 37, 39, 40]。其他活检工具，如微型钳，已经被用于增加组织获取量以进行分子学诊断，然而这些还有待严格的评估[41]。PET 显示有 FDG 浓聚且小于 5mm 的淋巴结也应活检。然而，小于 5mm 的淋巴结的组织获取量很少[42]。

EBUS-TBNA 安全，耐受性好，死亡率为 0.01%；并发症发病率为 1%～2%，包括出血、感染和气胸。EBUS 支气管镜通常是在全身麻醉（general anesthesia，GA）或中度镇静加局部麻醉的情况下进行的门诊检查。初步研究表明，在全麻下进行该检查的诊断率及可视化和活检的淋巴结数目更高[43]。最近的研究表明，中度镇静和全身麻醉的诊断率、并发症发病率和患者舒适度差异不大[44, 45, 46]。

快速现场细胞学评估（rapid on-site cytologic evaluation，ROSE）可以立即对所获得的标本进行诊间分析。虽然 ROSE 的获益并未得到公认，但许多研究表明，它可以提高活检充分性，减少检查时间，并减少穿刺次数[47-49]。当有经验的细胞学家进行 ROSE 时，它可以提高 EBUS-TBNA 的诊断率[50]。TBNA 联合 ROSE 对于恶性肿瘤的灵敏度为 85.7%～96.1%[51, 52]。

（四）EUS

EUS 细针针吸活检是胃肠道和胰胆管恶性肿瘤常用的诊断和分期技术。EUS 也被用于肺癌的分期，它可对一些 EBUS 可以探查的纵隔淋巴结（第 2L 站，第 4L 站，第 7 站，第 3p 站）及 EBUS 不能探查的纵隔淋巴结（第 8 站，第 9 站）进行活检。由于气管位于淋巴结和食管之间，EUS 对右侧气管旁区域淋巴结（第 2R 站，第 4R 站）不能显像。EUS 也可以对膈肌以下的结构进行活检，包括肝左叶、肾上腺和脾的病变。使用 EUS 对主动脉肺动脉窗和主动脉旁区域淋巴结（第 5 站，第 6 站）进行活检的新技术正在开发中[53, 54]。多项研究表明，EUS 可以安全地为患者进行分期，避免不适当的切除或手术分期[55-60]。

（五）EUS 联合 EBUS

联合应用 EUS 和 EBUS 可以对大多数纵隔淋巴结进行活检（不包括主动脉旁和主动脉肺动脉窗），并且灵敏度比单独使用这两种技术更高[61-64]。Montreal 的一项前瞻性单臂研究招募了 166 名考虑手术切除肺癌患者，他们符合外科纵隔分期标准。在全身麻醉下，所有患者均分别应用 EBUS、EUS 和外科手术进行纵隔分期。与手术分期相比，EUS/EBUS 联合应用的灵敏度和 NPV 分

别为91%和96%，而单独应用EBUS和NPV的灵敏度分别为72%和88%。在166名患者中，5例（3%）的超声评估为阴性，最终在手术分期时N_2站淋巴结存在转移。相反，在手术分期为阴性的患者中，有14%通过EUS/EBUS发现了N_2站淋巴结转移[61]。一项Meta分析报道显示，EUS/EBUS联合应用的综合灵敏度为83%～94%。鉴于这一数据，ESTS推荐在非小细胞肺癌患者的纵隔分期中，EBUS/EUS应联合应用而不是单独应用[29]。

（六）使用EBUS镜的支气管内超声（EUS-B）

虽然EUS可以探查更多的纵隔淋巴结，但胃肠科医师传统上是通过食管胃十二指肠镜（esophagogastroduodenoscopy，EGD）来完成的。当使用EBUS镜完成EUS的工作时，即EUS-B，EUS/EBUS分期诊断率的仍会增加[65]。在150名非小细胞肺癌患者中，Herth等使用相同的线性EBUS镜连续进行了EBUS和EUS检查[66]。EBUS/EUS联合诊断的灵敏度仍高达95%，其单独应用的灵敏度分别为92%和89%。当由有经验的医师完成时，这种联合策略可以更快和更具成本效益的进行纵隔分期。应根据病变位置、医师专业水准和可用检查选择以患者为中心合适的诊断方法。

（七）转移性病变的采样

如果在影像上考虑存在转移性病变，应该进行组织活检确认。其中大部分可通过CT引导或超声引导技术以微创的方式完成。

肺结节经胸针吸活检（transthoracic needle aspiration，TTNA）常在CT引导下完成，准确率高达90%[10]。在对患者进行分期时，TTNA在对侧肺结节活检，明确是否为转移性病变中最有帮助。CT引导对肾上腺结节的活检也是必要的，CT或超声引导均可用于肝脏病变活检。

恶性胸腔积液（malignant pleural effusions，MPE）使患者升期为M_{1a}分期；因此，任何胸腔积液都应该通过超声引导的胸腔穿刺术进行活检[10, 27]。根据细胞类型，诊断率为14%～82%不等。在第二次胸腔穿刺后，通过胸腔积液诊断MPE的总体效率仍然不到60%，并且不会随着进一步的胸腔积液活检而增加[67, 68]。此外，大于75ml的胸腔积液并不能提高诊断率[68, 69]。如果临床怀疑细胞学阴性的复发性渗出性胸腔积液为MPE，则应通过内科胸腔镜或视频辅助胸腔镜手术（video-assisted thoracoscopy，VATS）进行更具侵入性的胸膜采样[10]。

八、外科分期

（一）纵隔镜检查

标准颈部纵隔镜检查是全麻下在胸骨切迹上方做切口，使用VAM进行[70, 71]。VAM可以在上下双侧气管旁区域淋巴结（第2R/L站，第4R/L站）、隆突下区域淋巴结（第7站）和双侧肺门区域淋巴结（第10R/L站）取样[10]。VAM不能对主动脉肺动脉窗、前纵隔（第5站，第6站）或下纵隔（第8站，第9站）区域淋巴结取样[10]。与EBUS相比，VAM创伤性更大，因为淋巴结是通过皮肤切口获取的。其特异度为100%，灵敏度为78%～97%[10]。颈部纵隔镜检查的并发症发病率低，死亡率为0.05%。最常见的并发症是左侧喉返神经麻痹，发病率为2%[10, 72]。颈部纵隔镜检查的中位阴性预测值（negative predictive value，NPV）为91%，约一半的假阴性是由无法到达采样淋巴结造成的[9]。当EBUS检查结果不确定和（或）临床仍高度怀疑恶性病变时，纵隔镜检查是最有用的。

前纵隔镜检查，也称为前纵隔切开手术，是通过第2或第3肋间隙水平的左胸骨旁切口到达主动脉肺动脉窗和主动脉旁区域淋巴结（第5站，第6站）。在238位左肺上叶肿瘤的患者中，该方法的中位灵敏度约71%，NPV为91%[9]。许多外科医师使用VATS前纵隔切开手术作为传统纵隔镜检查的微创替代方法。

扩大颈部纵隔镜检查从VAM开始到达气管旁淋巴结，然后被引导到主动脉弓。其灵敏度和 NPV 与前纵隔切开手术相似，分别为 71% 和 91%[10, 70, 71, 73–75]。

（二）经颈淋巴结清扫术

虽然纵隔镜检查只可以进行淋巴结采样，但肠腔镜检查辅助纵隔镜淋巴清扫术（video-assisted mediastinoscopic lymphadenectomy，VAMLA）和经颈扩大纵隔淋巴清扫术（transcervical extended mediastinal lymphadenectomy，TEMLA）可以完全切除淋巴结。VAMLA 是一种利用 VAM 的内镜技术，而 TEMLA 是一种在 VAM 或视频胸腔镜(video thoracoscopy，VAT）辅助下进行的开放手术。这两种手术耐受性良好，喉返神经麻痹是最常见的并发症，其发病率与经颈纵隔镜检查相似[10]。这些可能是在进行扩大切除前有用的步骤，其 NPV 接近 100%。

（三）腔内超声检查对比纵隔镜检查

自 EBUS 应用以来，已有多项研究对 EUS 与纵隔镜分期进行了对比[42, 76, 77]。ACCP 和 ESTS 指南推荐联合纵隔镜和 EBUS 进行诊断，而不是单纯应用纵隔镜，两种方式的灵敏度分别为 94% 和 79%（P=0.02）[56]。研究表明，对比 EUS 分期和手术分期，阴性预测值、灵敏度或诊断准确性没有显著差异[42, 78]。尽管纵隔镜创伤性更大，组织获取量更多，但纵隔镜到达指定站点淋巴结的能力有限，可能提供的信息比 EBUS/EUS 更少。一项 418 例患者的研究发现，尽管 EBUS 和纵隔镜检查均为阴性，但在手术切除时仍有 14% 的患者存在淋巴结转移[79]。这些数据促使，临床仍高度怀疑情况下，在 EBUS/EUS 阴性结果后只进行纵隔镜检查的观念有了转变[80]。

（四）VATS

VATS 在分期过程中的作用有限，因为其只能评估同侧淋巴结；其灵敏度为 58%～100%，特异度为 100%，假阴性率为 4%[10]。左侧 VATS 确实可以对主动脉肺动脉窗和主动脉旁区域淋巴结（第 5 站和第 6 站）进行活检，这些站点在左上肺肿瘤中最可能受到影响[9, 10]；然而，左侧气管旁区域淋巴结（第 2L 站和第 4L 站）在不切断动脉韧带和牵拉主动脉的情况下，无法通过 VATS 采样。VATS 可以有效替代前纵隔切开手术，对第 5 站和第 6 站淋巴结进行活检。表 5-6 概述了哪些常用入路可以到达对应站淋巴结。

（五）预测模型

尽管对较大的肿瘤或淋巴结肿大的患者推荐进行有创性分期检查，但医院水平或个体患者差异（如功能状态和并发疾病）可能限制有创性检查的准确性。预测模型可以帮助评估在这些情况下规避有创性分期检查的风险[81, 82]。

辅助评估肺癌淋巴结肿大（the help with the assessment of adenopathy in lung cancer，HAL）预测模型是一种多变量逻辑回归模型，用于预测 N_2/N_3 区域淋巴结转移的可能性。它包括患者年龄、原发肿瘤的位置和组织学结果，以及 CT 和 PET 成像的 N 分期。该模型最初是从 ACCP 质量提升登记、评估和教育（American College of Chest Physicians quality improvement registry，evaluation，and education，AQuIRE）登记表的数据中开发的，并使用来自其他 3 家医院 722 名患者的数据进行了验证。它旨在为特定患者提供 N_2/N_3 区域淋巴结转移的可能性，然后可以利用该结果来权衡选择有创性分期检查或直接进行手术切除[82]。

ESTS 建议那些预测 N_2 区域淋巴结转移风险低于 10% 的待手术患者可以直接进行手术而无须进行有创性纵隔分期检查[10]。这些患者通过手术进行纵隔淋巴结分期。这种方法旨在最大限度地减少与不必要的检查和操作相关的并发症、治疗费用和治疗延误。但根据 ESTS 指南，N_2 区域淋巴结转移风险大于 10% 的患者应在手术前接受有创性纵隔淋巴结分期。如果没有有创性分期，这些患者将直接进行手术，并更有可能发现 N_2 区域淋巴结转移，因此接受了不必要的手术[10]。

HAL 预测模型不能预测 N_1 区域淋巴结转移。

表 5-6　淋巴结的不同获取方式

站　点	淋巴结	EBUS	EUS	VATS	CM
√	上气管旁	√	√[a]	√[b]	√
3	血管前 / 气管后	√	√	√	
4	下气管旁	√	√[a]	√[b]	√
5	主动脉肺动脉窗		√[c]	√	
6	主动脉旁		√[c]	√	
7	隆突下	√	√	√	√
8	食管旁		√	√	
9	肺韧带旁		√	√	
10	肺门淋巴结	√		√[b]	√
11	肺叶间淋巴结	√		√[b]	
12	肺叶淋巴结	√		√[b]	

EBUS. 气管内超声；EUS. 内镜超声；CM. 颈部纵隔镜检查；VATS. 视频辅助胸腔镜手术
a. 仅右侧
b. 仅同侧
c. 数据有限

N_1 站区域淋巴结受累的患者可以进行手术，但会在手术后接受 SBRT 时扩展放疗区域。辅助放疗纵隔肿瘤评估（The Help with Oncologic Mediastinal Evaluation for Radiation，HOMER）预测模型是专门用于预测放疗前患者是否存在 N_1 区域淋巴结转移的[81]。HOMER 是一种使用患者年龄、原发肿瘤的位置和组织学结果，以及 CT 和 PET 的 N 分期的有序逻辑回归模型。它旨在比较非手术患者的淋巴结转移可能性与 EBUS 的灵敏度、操作并发症的可能性和治疗可能的 N_0 患者所造成的危害。

但是，HOMER 和 HAL 仅在 NSCLC 患者中进行了研究，它们在小细胞肺癌中的适用性还有待确定。

（六）病理分期

手术过程中，应将原发肿瘤和任何相邻或侵犯的组织一起切除，以避免癌细胞污染手术区域。淋巴结的病理分期需要进行从纵隔到肺门再到肺内淋巴结的完整肺叶特异性的淋巴结切除。完整的切除需要至少六站淋巴结。无论切除哪个肺叶，规范的切除应包括隆突下淋巴结、两站纵隔淋巴结及三站肺门或肺内区域淋巴结。下叶肺肿瘤需要切除第 8 站和第 9 站区域淋巴结，左肺上叶肿瘤需要切除第 5 站和第 6 站区域淋巴结；这些区域淋巴结无法通过支气管镜进行切除。如果没有切除至少六组区域淋巴结，则根据使用的分期规则，切除被归类为 pN_0 或 pN_0（un）[6, 10, 83]。如果胸腔内仍有肉眼或镜下的肿瘤残留，该切除为不完整切除，术后生存率更差[84]。

对于靠近胸膜的肿瘤，弹性纤维染色评估胸膜弹性层以外的肿瘤浸润情况，并确定 PL 分类，这可能影响 T 分期[6, 9]。胸膜侵犯程度越严重，预后越差。当弹性层未被侵犯时，肿瘤为 PL_0，其 T 分期不受影响。任何肿瘤侵犯到脏胸膜，都会被归为 PL_1 或 PL_2，其至少为 T_2 期肿瘤。如果有壁层胸膜的受累（即 PL_3），则将肿瘤分期为 T_3[10]；如果病理切片显示侵犯心包内表面或大血管（肺动脉、肺静脉、下腔静脉或主动脉），则肿瘤分期为 T_4[9]。胸神经根受累被归为 T_3，而更高的神经根（C_8 或更高）或脊柱受累被归为 T_4。仅依靠影像学，这些分期很难确定，也不是常规临床分期的范围。

手术切除后，组织标本可以使用“R”标识在 TNM 分期之外进行进一步分类[3]：① R_0 表示组织标本切缘为阴性；② R_1 表示组织标本镜下切缘阳性；③ R_2 表示组织标本肉眼切缘阳性。

ACCP 指南仍建议在尝试切除中采集广泛的活检样本时使用 p 前缀[83]。

（七）腺癌的病理分期

原位癌或 Tis 分期，包括鳞状细胞癌（squamous cell carcinoma，SCIS）和原位腺癌（adenocarcinoma in situ，AIS）。在病理标本上，AIS 直径小于 3cm，肿瘤生长没有任何侵袭性，仅局限于肺泡结构。这也被称为贴壁生长。AIS 的病理标本没有任何通过肿瘤边缘经气道播散（spread through the air spaces，STAS）扩散的证据。大多数 AIS 病变是非黏液性的；在影像上，一般是纯 GGO。这种诊断不能在活检标本上得出，需要完全手术切除[6, 10]。

由于其发病率较低，大于 3cm 的贴壁生长的数据很少。这些肿瘤被归类为贴壁为主的腺癌（lepidic predominant adenocarcinomas，LPA），并被归入病理类型 T_{1a}。缺乏侵袭性仍应在最终的病理报告中表明，因为此类肿瘤的预后尚不清楚[10]。

如果肿瘤有下列任何一种情况，就具有侵袭性[10]：①淋巴管、脉管系统、肺泡腔或胸膜受累；②肿瘤坏死；③ STAS。

微浸润腺癌（minimally invasive adenocarcinomas，MIA）是以贴壁生长为主，直径不超过 3cm，但包含最大直径不超过 0.5cm 浸润型成分的腺癌[6, 10, 85]。如果浸润型成分不连续，可以计算浸润型肿瘤占总肿瘤大小的比例。如一个直径为 2cm，浸润型成分为 20% 的肿瘤，其浸润型成分大小为 0.4cm，可被归类为 MIA[10]。任何浸润型成分大于 0.5cm 的都被归类为腺癌，而不是 MIA。

非黏液性腺癌分为贴壁型或浸润型，浸润型肿瘤进一步分类为腺泡型、乳头型、实体型或微乳头型。亚实性结节同时包含贴壁型和浸润型。与亚实性结节的临床分期相似，T 分期基于浸润型成分进行分期，因为其比结节总大小更能预测患者预后[6, 86]。

（八）不伴随淋巴结转移的患者

在患者得到适当的分期后，那些没有淋巴结转移证据的患者仍然需要进一步的评估来诊断肺部病变。如果具有较高的恶性概率，该患者需要进行手术，同时可以在手术切除的时进行诊断和治疗[27]（见第 6 章）。如果患者不适合手术，可以通过经胸腔穿刺（transthoracic needle，TTNA）活检或导航支气管镜检查来诊断。

对于周围型肺结节，由于 TTNA 具有较高的假阴性率和较高的并发症风险，无论是否使用径向超声和透视引导，建议使用导航支气管镜检查[27]。当然，合适的诊断方式也取决于病变的位置、患者的并发症及该中心的技术水平和专业知识。电磁导航（electromagnetic navigation，EMN）支气管镜检查历来是最有效的外周支气管镜检查形式。EMN 依赖于在患者身体周围创建电磁场，并使用活检工具（针或钳子）中的跟踪传感器，绘制患者的呼吸道图，并将其与通过 CT 影像对患者解剖结构的 3D 重建模型进行匹配。这项技术创建了一张虚拟的肺部 3D 地图，并重建到达可疑病变的支气管镜路径。支气管镜检查医师可以导航支气管镜和跟踪活检工具通过呼吸道到达目标病灶[87]。多种工具的使用，如细支气管镜、超细支气管镜，以及径向 EBUS，有助于提高导航和活检周围肺结节的能力；然而，根据所引用的研究，诊断成功率保持在 40%～60%[88–91]。EMN 引导下的支气管镜检查面临的挑战包括：由于周围气道较细，导航到周围病变的难度较大，以及难以到达不靠近或不围绕呼吸道的病变。这些限制降低了诊断的准确性[92]。

2019 年，引入的机器人系统，允许在活检过程中实现更大的外围覆盖范围和稳定性。初步研究证明了机器人支气管镜检查的安全性和可行性[92]，而回顾性和前瞻性研究则证明了对周围型肺结节的诊断结果令人振奋，其并发症发病率与传统的 ENB 和径向 EBUS 引导的支气管镜检查相似[92–94]。若有穿过结节的气管（支气管征），结节直径增大，则可提高诊断率。更新的技术，如锥形束 CT、数字断层合成增强成像和其他技术，可能会被添加到现有的平台上以增强可视化诊断过程；然而，需要进一步的研究来确定它们对诊断效率的影响。多学科会诊可以帮助得出肺癌分期和诊断的最佳流程，将患者所需的诊断步骤降至最低。

结论

虽然不是所有的患者都需要有创性分期检查，但 PET、CT 扫描对肺癌分期的灵敏度和特异度有限，经常需要病理确诊。TNM 分期提供了一个框架，允许医师之间进行明确和一致的沟通，并有助于规范患者的治疗过程。

参考文献

[1] O'Neil ME, Henley SJ, Rohan EA, Ellington TD, Gallaway MS. Lung cancer incidence in nonmetropolitan and metropolitan counties—United States, 2007–2016.MMWR Morb Mortal Wkly Rep. 2019;68(44):993–8.

[2] Toumazis I, Bastani M, Han SS, Plevritis SK. Risk-based lung cancer screening: a systematic review. Lung cancer. 2020;147:154–86.

[3] Tanoue LT. Lung cancer staging. Clin Chest Med. 2020;41(2):161–74.

[4] Mountain CF, Carr DT, Anderson WA. A system for the clinical staging of lung cancer. Am J Roentgenol. 1974;120(1):130–8.

[5] Ganti AKP, Loo BW, Bassetti M, Blakely C, Chiang A, D'Amico TA, et al. Small cell lung cancer, version 2.2022, NCCN clinical practice guidelines in oncology. J Natl Compr Cancer Netw. 2021;19(12): 1441–64.

[6] Amin M. Part VII Thorax. AJCC Cancer Staging Manual (8th ed.). American College of Surgeons. (2017). https://www.r2library.com/Resource/Title/3319406175/pt0007.

[7] Rami-Porta R, Bolejack V, Giroux DJ, Chansky K, Crowley J, Asamura H, et al. The IASLC lung cancer staging project: the new database to inform the eighth edition of the TNM clas sification of lung cancer. J Thorac Oncol. 2014;9(11):1618–24.

[8] Detterbeck FC, Boffa DJ, Kim AW, Tanoue LT. The eighth edition lung cancer stage classification. Chest. 2017;151(1):193–203.

[9] Silvestri GA, Gonzalez AV, Jantz MA, Margolis ML, Gould MK, Tanoue LT, et al. Methods for staging non-small cell lung cancer: diagnosis and management of lung cancer, 3rd ed: American College of Chest Physicians evidence-based clinical practice guidelines. Chest. 2013;143(5 Suppl):e211S–e50S.

[10] Rami-Porta R, Call S, Dooms C, Obiols C, Sanchez M, Travis WD, et al. Lung cancer staging: a concise update. Eur Respir J. 2018;51(5): 1800190.

[11] Rusch VW, Asamura H, Watanabe H, Giroux DJ, Rami-Porta R, Goldstraw P, et al. The IASLC lung cancer staging project: a proposal for a new international lymph node map in the forthcoming seventh edition of the TNM classification for lung cancer. J Thorac Oncol. 2009;4(5):568–77.

[12] Libshitz HI, McKenna RJ Jr, Mountain CF. Patterns of mediastinal metastases in bronchogenic carcinoma. Chest. 1986;90(2):229–32.

[13] Watanabe Y, Shimizu J, Tsubota M, Iwa T. Mediastinal spread of metastatic lymph nodes in bron chogenic carcinoma. Mediastinal nodal metastases in lung cancer. Chest. 1990;97(5):1059–65.

[14] Feng SH, Yang ST. The new 8th TNM staging system of lung cancer and its potential imaging interpretation pitfalls and limitations with CT image demonstrations. Diagn Interv Radiol. 2019;25(4):270–9.

[15] Almeida FA, Uzbeck M, Ost D. Initial evaluation of the nonsmall cell lung cancer patient: diagnosis and staging. Curr Opin Pulm Med. 2010;16(4):307–14.

[16] van Meerbeeck JP, Fennell DA, De Ruysscher DK. Small-cell lung cancer. Lancet. 2011;378(9804):1741–55.https://doi.org/10.1016/S0140–6736(11)60165–7.

[17] Marshall T, Kalanjeri S, Almeida FA. Lung cancer staging, the established role of bronchos copy. Curr Opin Pulm Med. 2022;28(1):17–30.

[18] Prenzel KL, Monig SP, Sinning JM, Baldus SE, Brochhagen HG, Schneider PM, et al. Lymph node size and metastatic infiltration in non-small cell lung cancer. Chest. 2003;123(2):463–7.

[19] Boland GW, Dwamena BA, Jagtiani Sangwaiya M, Goehler AG, Blake MA, Hahn PF, et al. Characterization of adrenal masses by using FDG PET: a systematic review and meta-analysis of diagnostic test performance. Radiology. 2011;259(1):117–26.

[20] Paesmans M, Garcia C, Wong CY, Patz EF Jr, Komaki R, Eschmann S, et al. Primary tumour standardised uptake value is prognostic in nonsmall cell lung cancer: a multivariate pooled analysis of individual data. Eur Respir J. 2015;46(6):1751–61.

[21] Lv YL, Yuan DM, Wang K, Miao XH, Qian Q, Wei SZ, et al. Diagnostic performance of inte grated positron emission tomography/computed tomography for mediastinal lymph node stag ing in non-small cell lung cancer: a bivariate systematic review and meta-analysis. J Thorac Oncol. 2011;6(8):1350–8.

[22] Wu LM, Xu JR, Gu HY, Hua J, Chen J, Zhang W, et al. Preoperative mediastinal and hilar nodal staging with diffusion-weighted magnetic resonance imaging and fluorodeoxyglucose positron emission tomography/computed tomography in patients with non-small-cell lung cancer: which is better? J Surg Res. 2012;178(1):304–14.

[23] Sommer G, Wiese M, Winter L, Lenz C, Klarhofer M, Forrer F, et al. Preoperative staging of non-small-cell lung cancer: comparison of whole-body diffusion-weighted magnetic reso nance imaging and 18F-fluorodeoxyglucose-positron emission tomography/computed tomog raphy. Eur Radiol. 2012;22(12):2859–67.

[24] Pauls S, Schmidt SA, Juchems MS, Klass O, Luster M, Reske SN, et al. Diffusion-weighted MR imaging in comparison to integrated [(1)(8)F]–FDG PET/CT for N-staging in patients with lung cancer. Eur J Radiol. 2012;81(1):178–82.

[25] Lynch TJ, Bell DW, Sordella R, et al. Activating mutations in the epidermal growth factor receptor underlying responsiveness of non-small-cell lung cancer to gefitinib. N Engl J Med. 2004;350:2129–39.

[26] Shaw AT, Kim DW, Nakagawa K, et al. Crizotinib versus chemotherapy in advanced ALK-positive lung cancer. N Engl J Med. 2013;368:2285–394.

[27] Rivera MP, Mehta AC, Wahidi MM. Establishing the diagnosis of lung cancer: diagnosis and management of lung cancer, 3rd ed: American College of Chest Physicians evidence-based clinical practice guidelines. Chest. 2013;143(5 Suppl):e142S–65S.

[28] (NCCN) NCCN. NCCN Practice Guide- lines in Oncology. Non Small Cell Lung Cancer Version 5.2021.https://www.Nccn.Org/Professionals/Physician_gls/Pdf/Nscl.Pdf. Accessed 30 Aug 2022.

[29] De Leyn P, Dooms C, Kuzdzal J, Lardinois D, Passlick B, Rami-Porta R, et al. Revised ESTS guidelines for preoperative mediastinal lymph node staging for non-small-cell lung cancer. Eur J Cardiothorac Surg. 2014;45(5):787–98.

[30] Vansteenkiste J, Crino L, Dooms C, Douillard JY, Faivre-Finn C, Lim E, et al. 2nd ESMO consensus conference on lung cancer: early-stage non-small-cell lung cancer consensus on diagnosis, treatment and follow-up. Ann Oncol. 2014;25(8):1462–74.

[31] Detterbeck FC, Lewis SZ, Diekemper R, Addrizzo-Harris D, Alberts WM. Executive summary: diagnosis and management of lung cancer, 3rd ed: American College of Chest Physicians evidence-based clinical practice guidelines. Chest. 2013;143(5 Suppl):7S–37S.

[32] Wang KP, Terry P, Marsh B. Bronchoscopic needle aspiration biopsy of paratracheal tumors. Am Rev Respir Dis. 1978;118(1):17–21.

[33] Holty JE, Kuschner WG, Gould MK. Accuracy of transbronchial needle aspiration for medi astinal staging of non-small cell lung cancer: a meta-analysis. Thorax. 2005;60(11):949–55.

[34] Detterbeck FC, Jantz MA, Wallace M, Vansteenkiste J, Silvestri GA, American College of Chest P. Invasive mediastinal staging of lung cancer: ACCP evidence-based clinical practice guidelines (2nd edition). Chest. 2007;132(3 Suppl):202S–20S.

[35] Adams K, Shah PL, Edmonds L, Lim E. Test performance of endobronchial ultrasound and transbronchial needle aspiration biopsy for mediastinal staging in patients with lung cancer: systematic review

and meta-analysis. Thorax. 2009;64(9):757–62.
[36] Gu P, Zhao YZ, Jiang LY, Zhang W, Xin Y, Han BH. Endobronchial ultrasound-guidedtrans bronchial needle aspiration for staging of lung cancer: a systematic review and meta-analysis. Eur J Cancer. 2009;45(8):1389–96.
[37] Block MI. Endobronchial ultrasound for lung cancer staging: how many stations should be sampled? Ann Thorac Surg. 2010;89(5): 1582–7.
[38] Lee HS, Lee GK, Lee HS, Kim MS, Lee JM, Kim HY, et al. Real-time endobronchial ultrasound-guided transbronchial needle aspiration in mediastinal staging of non-small cell lung cancer: how many aspirations per target lymph node station? Chest. 2008;134(2):368–74.
[39] Yarmus L, Akulian J, Gilbert C, Feller-Kopman D, Lee HJ, Zarogoulidis P, et al. Optimizing endobronchial ultrasound for molecular analysis. How many passes are needed? Ann Am Thorac Soc. 2013;10(6):636–43.
[40] Labarca G, Folch E, Jantz M, Mehta HJ, Majid A, Fernandez-Bussy S. Adequacy of samples obtained by endobronchial ultrasound with transbronchial needle aspiration for molecular analysis in patients with non-small cell lung cancer. Systematic review and meta-analysis. Ann Am Thorac Soc. 2018;15(10):1205–16.
[41] Cheng G, Mahajan A, Oh S, Benzaquen S, Chen A. Endobronchial ultrasound-guided intranodal forceps biopsy (EBUS-IFB)–technical review. J Thorac Dis. 2019;11(9):4049–58.
[42] Yasufuku K, Pierre A, Darling G, de Perrot M, Waddell T, Johnston M, et al. A prospective controlled trial of endobronchial ultrasound-guided transbronchial needle aspiration compared with mediastinoscopy for mediastinal lymph node staging of lung cancer. J Thorac Cardiovasc Surg. 2011;142(6):1393–400.e1.
[43] Yarmus LB, Akulian JA, Gilbert C, Mathai SC, Sathiyamoorthy S, Sahetya S, et al. Comparison of moderate versus deep sedation for endobronchial ultrasound transbronchial needle aspira tion. Ann Am Thorac Soc. 2013;10(2):121–6.
[44] Cornelissen CG, Dapper J, Dreher M, Muller T. Endobronchial ultrasound-guided transbron chial needle aspiration under general anesthesia versus bronchoscopist-directed deep sedation: a retrospective analysis. Endosc Ultrasound. 2019;8(3):204–8.
[45] Casal RF, Lazarus DR, Kuhl K, Nogueras-Gonzalez G, Perusich S, Green LK, et al. Randomized trial of endobronchial ultrasound-guided transbronchial needle aspiration under general anes thesia versus moderate sedation. Am J Respir Crit Care Med. 2015;191(7):796–803.
[46] Fernandes MGO, Santos VF, Martins N, Sucena MC, Passos MM, Marques MM, et al. Endobronchial ultrasound under moderate sedation versus general anesthesia. J Clin Med. 2018;7(11):421.
[47] Chandra S, Chandra H, Sindhwani G. Role of rapid on-site evaluation with cyto-histopathological correlation in diagnosis of lung lesion. J Cytol. 2014;31(4):189–93.
[48] Madan K, Dhungana A, Mohan A, Hadda V, Jain D, Arava S, et al. Conventional transbron chial needle aspiration versus endobronchial ultrasound-guided transbronchial needle aspira tion, with or without rapid on-site evaluation, for the diagnosis of sarcoidosis: a randomized controlled trial. J Bronchology Interv Pulmonol. 2017;24(1):48–58.
[49] Schacht MJ, Toustrup CB, Madsen LB, Martiny MS, Larsen BB, Simonsen JT. Endobronchial ultrasound-guided transbronchial needle aspiration: performance of biomedical scientists on rapid on-site evaluation and preliminary diagnosis. Cytopathology. 2016;27(5): 344–50.
[50] Li C, Sun W-W, Feng J, Cao J, Zhang P. Utilization of rapid on-site evaluation (ROSE) in transbronchial needle aspiration (TBNA), it is not a simple statistical issue. Int J Clin Exp Med. 2016;9:13298.
[51] Simon M, Pop B, Toma IL, Vallasek AK, Simon I. The use of EBUS-TBNA and ROSE in the diagnosis of lung cancer. Romanian J Morphol Embryol. 2017;58(1):79–87.
[52] Caupena C, Esteban L, Jaen A, Barreiro B, Albero R, Perez-Ochoa F, et al. Concordance between rapid on-site evaluation and final cytologic diagnosis in patients undergoing endo bronchial ultrasound-guided transbronchial needle aspiration for non-small cell lung cancer staging. Am J Clin Pathol. 2020;153(2):190–7.
[53] Liberman M, Duranceau A, Grunenwald E, Martin J, Thiffault V, Khereba M, et al. New technique performed by using EUS access for biopsy of para-aortic (station 6) mediastinal lymph nodes without traversing the aorta (with video). Gastrointest Endosc. 2011;73(5):1048–51.
[54] Liberman M, Duranceau A, Grunenwald E, Thiffault V, Khereba M, Ferraro P. Initial experience with a new technique of endoscopic and ultrasonographic access for biopsy of para-aortic (station 6) mediastinal lymph nodes without traversing the aorta. J Thorac Cardiovasc Surg. 2012;144(4):787–92; discussion 92–3.
[55] Singh P, Camazine B, Jadhav Y, Gupta R, Mukhopadhyay P, Khan A, et al. Endoscopic ultra sound as a first test for diagnosis and staging of lung cancer: a prospective study. Am J Respir Crit Care Med. 2007;175(4):345–54.
[56] Annema JT, Versteegh MI, Veselic M, Voigt P, Rabe KF. Endoscopic ultrasound-guided fine-needle aspiration in the diagnosis and staging of lung cancer and its impact on surgical staging. J Clin Oncol Off J Am Soc Clin Oncol. 2005;23(33):8357–61.
[57] Herth FJ, Rabe KF, Gasparini S, Annema JT. Transbronchial and transoesophageal (ultrasound-guided) needle aspirations for the analysis of mediastinal lesions. Eur Respir J. 2006;28(6):1264–75.
[58] Tournoy KG, Praet MM, Van Maele G, Van Meerbeeck JP. Esophageal endoscopic ultrasound with fine-needle aspiration with an on-site cytopathologist: high accuracy for the diagnosis of mediastinal lymphadenopathy. Chest. 2005;128(4):3004–9.
[59] Eloubeidi MA, Cerfolio RJ, Chen VK, Desmond R, Syed S, Ojha B. Endoscopic ultrasound-guided fine needle aspiration of mediastinal lymph node in patients with suspected lung can cer after positron emission tomography and computed tomography scans. Ann Thorac Surg. 2005;79(1):263–8.
[60] Micames CG, McCrory DC, Pavey DA, Jowell PS, Gress FG. Endoscopic ultrasound-guided fine-needle aspiration for non-small cell lung cancer staging: a systematic review and meta analysis. Chest. 2007;131(2):539–48.
[61] Liberman M, Sampalis J, Duranceau A, Thiffault V, Hadjeres R, Ferraro P. Endosonographic mediastinal lymph node staging of lung cancer. Chest. 2014;146(2):389–97.
[62] Wallace MB, Pascual JM, Raimondo M, Woodward TA, McComb BL, Crook JE, et al. Minimally invasive endoscopic staging of suspected lung cancer. JAMA. 2008;299(5):540–6.
[63] Korevaar DA, Crombag LM, Cohen JF, Spijker R, Bossuyt PM, Annema JT. Added value of combined endobronchial and oesophageal endosonography for mediastinal nodal staging in lung cancer: a systematic review and meta-analysis. Lancet Respir Med. 2016;4(12):960–8.
[64] Zhang R, Ying K, Shi L, Zhang L, Zhou L. Combined endobronchial and endoscopic ultrasound-guided fine needle aspiration for mediastinal lymph node staging of lung cancer: a meta-analysis. Eur J Cancer. 2013;49(8):1860–7.
[65] Oki M, Saka H, Ando M, Kitagawa C, Kogure Y, Seki Y. Endoscopic ultrasound-guided fine needle aspiration and endobronchial ultrasound-guided transbronchial needle aspiration: are two better than one in mediastinal staging of non-small cell lung cancer? J Thorac Cardiovasc Surg. 2014;148(4):1169–77.
[66] Herth FJ, Krasnik M, Kahn N, Eberhardt R, Ernst A. Combined endoscopic-endobronchial ultrasound-guided fine-needle aspiration of mediastinal lymph nodes through a single bron choscope in 150 patients with suspected lung cancer. Chest. 2010;138(4):790–4.

[67] Porcel JM, Esquerda A, Vives M, Bielsa S. Etiology of pleural effusions: analysis of more than 3,000 consecutive thoracenteses. Arch Bronconeumol. 2014;50(5):161–5.
[68] Kaul V, McCracken DJ, Rahman NM, Epelbaum O. Contemporary approach to the diagnosis of malignant pleural effusion. Ann Am Thorac Soc. 2019;16(9):1099–106.
[69] Rooper LM, Ali SZ, Olson MT. A minimum fluid volume of 75 mL is needed to ensure adequacy in a pleural effusion: a retrospective analysis of 2540 cases. Cancer Cytopathol. 2014;122(9):657–65.
[70] Obiols C, Call S, Rami-Porta R, Iglesias M, Saumench R, Serra-Mitjans M, et al. Extended cervical mediastinoscopy: mature results of a clinical protocol for staging bronchogenic carci noma of the left lung. Eur J Cardiothorac Surg. 2012;41(5):1043–6.
[71] Witte B, Wolf M, Hillebrand H, Kriegel E, Huertgen M. Extended cervical mediastinoscopy revisited. Eur J Cardiothorac Surg. 2014;45(1):114–9.
[72] Lemaire A, Nikolic I, Petersen T, Haney JC, Toloza EM, Harpole DH Jr, et al. Nine-year single center experience with cervical mediastinoscopy: complications and false negative rate. Ann Thorac Surg. 2006;82(4):1185–9; discussion 9–90.
[73] Ginsberg RJ, Rice TW, Goldberg M, Waters PF, Schmocker BJ. Extended cervical medias tinoscopy. A single staging procedure for bronchogenic carcinoma of the left upper lobe. J Thorac Cardiovasc Surg. 1987;94(5):673–8.
[74] Metin M, Citak N, Sayar A, Pekcolaklar A, Melek H, Kok A, et al. The role of extended cervi cal mediastinoscopy in staging of non-small cell lung cancer of the left lung and a compari son with integrated positron emission tomography and computed tomography: does integrated positron emission tomography and computed tomography reduce the need for invasive proce dures? J Thorac Oncol. 2011;6(10):1713–9.
[75] Freixinet Gilart J, Garcia PG, de Castro FR, Suarez PR, Rodriguez NS, de Ugarte AV. Extended cervical mediastinoscopy in the staging of bronchogenic carcinoma. Ann Thorac Surg. 2000;70(5):1641–3.
[76] Ernst A, Anantham D, Eberhardt R, Krasnik M, Herth FJ. Diagnosis of mediastinal adenopathy-real-time endobronchial ultrasound guided needle aspiration versus mediastinoscopy. J Thorac Oncol. 2008;3(6):577–82.
[77] Um SW, Kim HK, Jung SH, Han J, Lee KJ, Park HY, et al. Endobronchial ultrasound versus mediastinoscopy for mediastinal nodal staging of non-small-cell lung cancer. J Thorac Oncol. 2015;10(2):331–7.
[78] Figueiredo VR, Cardoso PFG, Jacomelli M, Santos LM, Minata M, Terra RM. EBUS-TBNA versus surgical mediastinoscopy for mediastinal lymph node staging in potentially oper able non-small cell lung cancer: a systematic review and meta-analysis. J Bras Pneumol. 2020;46(6):e20190221.
[79] Visser MPJ, van Grimbergen I, Holters J, Barendregt WD, Vermeer LC, Vreuls W, et al. Performance insights of endobronchial ultrasonography (EBUS) and mediastinoscopy for mediastinal lymph node staging in lung cancer. Lung Cancer. 2021;156:122–8.
[80] Sanz-Santos J, Almagro P, Malik K, Martinez-Camblor P, Caro C, Rami-Porta R. Confirmatory mediastinoscopy after negative endobronchial ultrasound-guided transbronchial needle aspi ration for mediastinal staging of lung cancer: systematic review and meta-analysis. Ann Am Thorac Soc. 2022;19(9):1581–90.
[81] Martinez-Zayas G, Almeida FA, Simoff MJ, Yarmus L, Molina S, Young B, et al. A prediction model to help with oncologic mediastinal evaluation for radiation: HOMER. Am J Respir Crit Care Med. 2020;201(2):212–23.
[82] O'Connell OJ, Almeida FA, Simoff MJ, Yarmus L, Lazarus R, Young B, et al. A prediction model to help with the assessment of adenopathy in lung cancer: HAL. Am J Respir Crit Care Med. 2017;195(12): 1651–60.
[83] Detterbeck FC, Postmus PE, Tanoue LT. The stage classification of lung cancer: diagnosis and management of lung cancer, 3rd ed: American College of Chest Physicians evidence-based clinical practice guidelines. Chest. 2013;143(5 Suppl):e191S–210S.
[84] Gagliasso M, Migliaretti G, Ardissone F. Assessing the prognostic impact of the International Association for the Study of Lung Cancer proposed definitions of complete, uncertain, and incomplete resection in non-small cell lung cancer surgery. Lung Cancer. 2017;111:124–30.
[85] Travis WD, Asamura H, Bankier AA, Beasley MB, Detterbeck F, Flieder DB, et al. The IASLC lung cancer staging project: proposals for coding T categories for subsolid nodules and assess ment of tumor size in part-solid tumors in the forthcoming eighth edition of the TNM clas sification of lung cancer. J Thorac Oncol. 2016;11(8):1204–23.
[86] Maeyashiki T, Suzuki K, Hattori A, Matsunaga T, Takamochi K, Oh S. The size of consolidation on thin-section computed tomography is a better predictor of survival than the maximum tumour dimension in resectable lung cancer. Eur J Cardiothorac Surg. 2013;43(5):915–8.
[87] Cicenia J, Avasarala SK, Gildea TR. Navigational bronchoscopy: a guide through history, current use, and developing technology. J Thorac Dis. 2020;12(6):3263–71.
[88] Tanner NT, Yarmus L, Chen A. Standard bronchoscopy with fluoroscopy vs thin bronchoscopy and radial endobronchial ultrasound for biopsy of pulmonary lesions: a multicenter, prospec tive, randomized trial. Chest. 2018;154(5):1035–43.
[89] Eberhardt R, Anantham D, Ernst A. Multimodality bronchoscopic diagnosis of peripheral lung lesions: a randomized controlled trial. Am J Respir Crit Care Med. 2007;176(1):36–41.
[90] Oki M, Saka H, Ando M. Ultrathin bronchoscopy with multimodal devices for peripheral pulmonary lesions: a randomized trial. Am J Respir Crit Care Med. 2015;192(4):468–76.
[91] Folch EE, Pritchett MA, Nead MA, et al. Electromagnetic navigation bronchoscopy for peripheral pulmonary lesions: one-year results of the prospective, multicenter NAVIGATE study. J Thorac Oncol. 2019;14(3):445–58.
[92] Chen et al. Chest. 2021;159(2):845–52.https://doi.org/10.1016/j.chest.2020.08.2047.Epub 2020 Aug 19.
[93] Chaddha U, Kovacs SP, Manley C, et al. Robot-assisted bronchoscopy for pulmonary lesion diagnosis: results from the initial multicenter experience. BMC Pulm Med. 2019;19(1):243.
[94] Kalchiem-Dekel O, Connolly JG, Lin IH, et al. Shape-sensing robotic-assisted bronchoscopy in the diagnosis of pulmonary parenchymal lesions. Chest. 2022;161(2):572–82.

第6章 早期（Ⅰ期和Ⅱ期）非小细胞肺癌的治疗

Treatment of Early-Stage (Stage I and II) Non-Small Cell Lung Cancer

Panagiotis Tasoudis Ashley A.Weiner Gita N.Mody 著
张修闻 赵泽夏 译 刘仁旺 校

肺癌是美国第二常见的恶性肿瘤，也是癌症相关死亡的头号原因，每年约有24万新发病例和13万死亡病例[1]。大多数肺癌为非小细胞肺癌，占病例数的80%～85%，其中腺癌和鳞状细胞癌是最常见的组织学类型[1]。疾病具体的复发率和生存率主要受临床分期和组织学的影响。早期疾病的治疗包括手术（如肺叶切除术）或放疗后辅助化疗（用于Ⅱ期疾病），辅助化学免疫治疗和新辅助化学免疫治疗的作用正在显现。

戒烟和筛查计划等公共卫生方面的进步促成肺癌分期降低，新诊断为非小细胞肺癌的患者中有30%处于早期阶段[2]。本章简要介绍了早期NSCLC目前的诊断和分期方法，并提供了其治疗的详细讨论。局限期小细胞肺癌的治疗见第9章。

一、症状

早期肺癌通常没有症状，多为偶然发现或在胸部CT中发现的。支气管内肿瘤可表现为呼吸系统症状（呼吸困难、咳嗽、咯血、咳痰）。无论诊断时的表现如何，有胸部影像学检查的原发性肺癌患者均应接受进一步评估，以确定疾病的临床分期。

二、分期

疾病分期是癌症治疗规划的基础。我们将简要回顾第8版AJCC早期NSCLC分期系统，因为肺癌分期在第5章中有更详细的介绍。早期肺癌包括分类为ⅠA期（$T_{1mi}N_0M_0$ 或 $T_1N_0M_0$）、ⅠB期（$T_{2a}N_0M_0$）、ⅡA期（$T_{2b}N_0M_0$）和ⅡB期（$T_{1\sim2}N_1M_0$ 或 $T_3N_0M_0$）的肿瘤。简而言之，T_{1mi} 分期包括肿瘤主要呈外周分布，浸润成分≤0.5cm，总体结节大小≤3cm。T_1 分型涉及1～3cm的肿瘤，T_2 分型指3～5cm的肿瘤，最后 T_3 分型指5～7cm的肿瘤。AJCC第8版分期系统的N分类是指局部淋巴结转移的位置。N_0 疾病是指尚未转移到任何邻近或远端淋巴结的癌症。N_1 疾病包括已扩散至同侧支气管周围、肺内或肺门淋巴结的癌症[3, 4]。

尽管包括胸部CT和PET在内的成像技术取得了进步，但临床分期可能低估了肿瘤的恶性程度，许多患者在手术后被病理重新分类[5]。这对于最初因影像学上存在隐匿淋巴结而被误诊为早期疾病的 N_2 疾病患者尤其重要，目前的指南对早期和晚期NSCLC推荐不同的治疗方案[6]。随着新辅助肿瘤免疫治疗在切除前肿瘤分期降低中的作用的研究出现，影像学的局限性将变得越来越肯定，致使胸外科医师和肺科医师在获取组织样本方面的作用增加。

三、早期肺癌的治疗方案

微创手术技术的进步，放疗的改进，以及针对分子和免疫途径的新型全身疗法的蓬勃发展，拓宽了肺癌治疗的治疗选择。对于符合手术条件的早期NSCLC患者，肺切除术仍然是治疗的基石[6]，在特定病例中可加用新辅助和辅助治疗。对于不能手术的患者或更倾向于非手术治疗的患者，SBRT也称为立体定向消融放疗（stereotactic ablative radiotherapy，SABR）是一线推荐。

（一）早期 NSCLC 切除后的辅助化疗

在肺癌切除患者中使用辅助化疗历来是一个有争议的话题。根据美国 NCCN 指南，对于肿瘤较大（>4cm）和（或）N_1 累及的Ⅱ期 NSCLC，应给予辅助化疗[6]。除此之外，辅助治疗对早期 NSCLC 的益处尚不清楚，有研究支持在Ⅰ期阶段可以辅助化疗，也可以观察[7-9]。一项具有里程碑意义的 Meta 分析纳入了大约 350 例切除了阴性切缘的ⅠA 期非小细胞肺癌患者，结果显示，与不治疗相比，辅助化疗的预后更差[9]。相反，对高风险ⅠA 期患者（伴有内脏或淋巴或血管浸润的癌症）的初步报道显示，辅助化疗可能提高总生存率[7, 8]。在ⅠB 期患者中，辅助化疗的使用同样是一个有争议的话题，在美国临床肿瘤学会（American Society of Clinical Oncology，ASCO）癌症护理安大略（Ontario）指南中不推荐辅助化疗[10]，而 NCCN 指南中认为辅助化疗是ⅠB 期的潜在选择[6]。对于Ⅱ期患者，研究表明全切除后辅助化疗可提高生存率，因此在 NCCN 指南中被推荐[6]。来自当代临床试验的数据[10-14]得出结论，铂类方案对完全切除的Ⅱ期 NSCLC 患者是有用的。未接受化疗的Ⅱ期 NSCLC 患者总生存期（overall survival，OS）为 41 个月，接受化疗的患者总生存期为 80 个月（HR=0.59，95%CI 0.42～0.85，P=0.004）[11]。综上所述，辅助化疗在切除的ⅠA 期 NSCLC 中的作用尚未被发现是有益的；有限应用于已切除的ⅠB 期非小细胞肺癌，其作用尚未被确定；在切除的Ⅱ期，NSCLC 已被证明是有益的。新出现的试验证据可能最终支持在切除的早期肺癌患者中使用辅助化学免疫治疗、免疫单药治疗[15]，或在分子突变患者中使用靶向治疗[16]。

（二）切除后的早期 NSCLC 的放疗

肺癌切除术后放疗的作用一直存在争议。完全切除肿瘤后，局部辅助放疗对Ⅰ期 NSCLC 尚未显示出益处[17]。在一项评估术后化疗的试验的非计划的二次分析中，暂定为早期而接受手术切除且偶然发现有纵隔（N_2）淋巴结阳性的患者，术后放疗可作为考虑的对象[18]。最近发表的 Lung ART 研究将 N_2 淋巴结累及的切除肺癌患者随机分组至术后放疗与观察，结果显示，术后放疗无进展生存期无显著增加，并且放疗与心肺死亡增加有关[19]。因此，对于切除的早期 NSCLC，术后放疗通常只在个案基础上考虑，主要是在手术切缘阳性或切除不完全的情况下。

（三）未切除的早期 NSCLC 的放疗

对于医学上无法手术或倾向于非侵入性方法的早期 NSCLC 患者，SBRT 是另一种确定的治疗选择[20]。SBRT 提供高（消融）剂量、低分割放疗早期肺癌。SBRT 的优点是高强度辐射剂量可以精确地传递到小体积目标，最大限度地减少辐射后对健康肺实质的组织损伤。与传统分段放疗的主要区别在于，SBRT 不是利用放射生物学原理（每天小剂量，持续数周）来确保组织安全，而是利用图像引导和运动管理技术精确定位目标，在更少的治疗（通常为 5 次或更少的治疗）中给予更大剂量的辐射。放疗对早期 NSCLC 的作用将在下面的放疗章节部分进行更详细的讨论。与外科手术相比，接受 SBRT 治疗的早期肺癌患者的临床结果可能具有挑战性，因为接受 SBRT 治疗的患者历来因医学原因无法手术，总体预后比接受手术治疗的患者差；然而，SBRT 后 3 年的局部控制率达到 97%[21]。

在选择性的支气管内肿瘤患者中，如果肿瘤不侵袭黏膜，可采用支气管镜技术，包括热消融、机械和超声引导技术，对肿瘤进行机械清除[22]。

对于诊断后被认为不能手术的患者，其他不太常见的治疗选择包括各种图像引导消融技术，如热消融、激光消融和冷冻消融，所有这些都被认为是不能手术的 NSCLC 患者的替代治疗选择[23-25]。

四、手术指征

手术是早期 NSCLC 治疗计划的基石；然而，

患者必须合理适应才能进行手术，这主要由心肺储备决定，其次由年龄和并发症决定。肺切除术患者的选择是基于不同专业协会的指导方针，包括ACCP[26]、欧洲呼吸学会和欧洲胸外科医师学会（European Respiratory Society，European Society of Thoracic Surgeons，ERS/ESTS）[27] 和英国胸外科学会[28]。ACCP 和 ERS/ESTS 指南相似，但在心肺运动试验（cardiopulmonary exercise testing，CPET）的时间和适应证方面存在差异。第 13 章详细讨论了术前评估和生理评估。

评估患者是否有资格进行肺切除术需要功能容量评估和肺功能测试（pulmonary function tests，PFT）[26]。在实践中，功能能力通常由外科医师评估完成，该评估包括体格检查和量化为代谢当量（metabolic equivalents，MET）的身体活动水平。PFT 通常包括 1s 用力呼气容积（forced expiratory volume in 1s，FEV_1）和一氧化碳扩散能力（carbon monoxide diffusing capacity，DL_{CO}），尽管 FEV_1＞1.5L，DL_{CO} 可能会延迟[28]。这些试验可用于估计单肺通气的耐受性，并预测术后发病率和死亡率。ppo 肺功能应通过术前 FEV_1 和 DL_{CO} 值及待切除肺组织的数量来计算[26, 28, 29]。ppoFEV_1 和 DL_{CO} 均≥预计值 40% 的患者视为平均风险患者，通常推迟进一步检测[28]。另外，对于 ppoFEV_1 和 DL_{CO} 均＜预计值 40% 的患者，应进行定量肺显像（“灌注”扫描）去核查肺段并计数，通过生理试验（如心肺运动试验）进一步进行风险分层[26, 27, 29]。

五、手术范围

早期肺癌的肺切除程度取决于肿瘤的位置和大小。指导原则是提供足够的切缘（至少是肿瘤大小的 2 倍）并进行适当的淋巴结清扫。一般来说，对于那些肺部和身体功能正常的患者，肺叶切除术传统上被认为是金标准，因为它能对肺门淋巴结进行彻底的评估。然而，癌症和白血病 B 组（Cancer and Leukemia Group B，CALGB）140 503[31, 32] 和日本肿瘤合作组 0802[33] 的最新研究支持对小的（＜2cm）浸润性肺癌进行叶下切除（非解剖性楔形切除，周围肿瘤有足够的切缘）或肺段切除术的等效性。这种方法可能对功能储备有限或多灶性疾病的患者特别有用，但应特别注意边缘和淋巴结清除，这仍然必须充分进行，以保持相同的局部复发率并允许完整的病理分期。

对于处于中心位置的肿瘤，如果肺叶切除术不能根治性切除肿块，则可能需要行袖状肺叶切除术（如对于支气管内肿瘤，切除上肺叶并吻合远端气道）或二肺叶切除术［如对于跨越裂隙和（或）侵犯肺动脉的肿瘤，行右侧中、下肺叶切除术］。也可考虑行全肺切除术（如累及主干气道）。不太常见的是，位于中心位置的早期肿瘤或相关淋巴结累及血管门可能需要全肺切除术。保留实质的手术（如袖状肺叶切除术）的发病率和死亡率低于全肺切除术，袖状肺叶切除术组的 5 年 OS 为 52.4%，全肺切除术组为 48.7%；生活质量（quality of life，QoL）也明显优于套筒肺叶切除术组[34]。

对于肿瘤侵犯胸壁、心包或横膈膜（T_3）的病例，可行延长肺切除术。“扩展”一词是指肺实质切除术同时切除侵犯的结构，然后根据需要用补片重建，在精心挑选的患者中可以取得良好的效果[35, 36]。

六、术前检查

全面的病史和体格检查对于每一位疑似肺癌的患者都是至关重要的，主要是为了确定其他可能禁忌活检或切除的全身性疾病。密切关注任何可能提示转移的肺外症状、体征或实验室检查结果（如局灶性神经体征或 GGT 升高）或相关情况，以确保不需要更多的检查。

对于筛查或偶然发现的不确定的肺结节，在决定治疗之前可能需要活检（图像引导下经胸[37] 或经支气管[38, 39]），特别是对于那些检测前有中等可能性为肺癌的结节。支气管镜检查可以通过 EBUS、经支气管活检、刷检、清洗、支气管肺泡灌洗和 TBNA 等技术促进分期和诊断，并发症发生率低于 1%[38–40]。CT 引导下的经胸细针穿刺（fine needle aspiration，FNA）也是一种安全的肺癌诊断方法，尤其是外周病变[30, 41]。对于外周结节，对于适合的高度可疑的患者[42]，或者由于肿块位置而无法进行穿刺活检或诊断不确定[43]的情况下，切除活检（楔形）和冷冻切片在初步计划切除之前可能是首选。第 4 章详细讨论了肺结节的入路。

在疑似肺癌诊断后，确定疾病的临床分期是下一个优先事项，因为它将确定治疗建议。非对比胸部 CT 扫描（通过上腹部进行评估）通常足以用于肺门和纵隔淋巴结（尺寸＞1cm 的临床阳性）、肾上腺和肝脏的手术计划和初步 / 临床分期[44, 45]。对于肺门肿瘤，应进行 CT 增强扫描，评估肿块与邻近结构（肺动脉、肺静脉、心房、大血管等）的关系[45]。对于毗邻胸壁或上沟的肿瘤，可考虑 MRI 检查。

轴向成像后，常规使用 ^{18}F-FDG 进行全身 PET/CT，因为它对进一步的疾病分期具有 85% 的灵敏度和 90% 的特异性[46–48]。在肺癌诊断时神经系统无症状的患者中，脑转移并不常见（0%～10%）[49]。因此，对于无症状的早期肺癌患者，除非肿瘤大于 4cm，并且 PET 扫描和（或）活检涉及 N_1 淋巴结，或者对于新出现头痛、复视或共济失调等神经系统症状的患者，不建议进行 MRI 扫描[49]。

需要注意的是，受累淋巴结的 PET 扫描结果应通过病理学分期方式进行确认，包括纵隔镜检查（颈椎或前路）或 EBUS[50–52]。如果 EBUS 无法诊断，则行气管旁颈纵隔镜检查或前纵隔镜检查（Chamberlin 入路，通过剥离左侧第二肋胸骨软骨进入主动脉肺窗区）。如果纵隔镜检查时的冰冻切片分析结果不能显示纵隔淋巴结的恶性浸润，则可以在相同的设置下进行肺切除术，使诊断、分期和切除的工作流程更加简化[50–52]。

七、手术方法

肺切除术的微创入路越来越常规。视频辅助胸腔镜手术和机器人辅助胸外科手术（robotic-assisted thoracic surgery，RATS）是两种当代外科手术方式，已经得到普及。这些微创入路的出现，目的以期替代开放性开胸手术，开放性手术会导致肋骨扩张、切口大、恢复期长和术后疼痛增加。事实上，这些入路在胸部疾病中的应用和适应证正在稳步增加[53]，而且目前 VATS 和 RATS 文献报道的结果非常令人鼓舞[54–57]。此外，与开胸手术相比，VATS 肺叶切除术恢复速度更快，术后生活质量和医疗服务利用率更好[58–60]，包括疼痛水平改善，镇痛药使用减少，住院时间缩短，术后并发症减少，总体恢复期缩短，再入院率更低，而不良事件发生率或肿瘤预后没有恶化[61]。

2001 年引入了用于肺切除术的 RATS，并越来越多地被认为是 VATS 的替代方案；然而，比较早期疾病患者 RATS 与 VATS 的报道仍然很少[62, 63]。总的来说，与 VATS 相比，RATS 具有几个潜在的优势，包括增强的三维视觉，更大的敏捷性和运动精度，可以减少术中组织创伤和术后疼痛[64]。另外，与 VATS 相比，RATS 具有较高的手术成本、更陡峭的学习曲线和更高的潜在心血管并发症风险[65, 66]。最近一项使用国家癌症数据库比较 RATS 和 VATS 的研究概述了 VATS 在肿瘤大于 2cm 患者的 1 年生存结果方面优于 RATS（HR=1.58，95%CI 1.06～2.36），但在肿瘤＜2cm 的患者中则没有这种优势[62]。另一项研究报道比较了 RATS 与 VATS 和开胸手术治疗Ⅰ期疾病的患者，指出这三种方法在长期生存率方面是相当的[63]。然而，VATS 和 RATS 与较短的住院时间有关，特别是 RATS 与较高的淋巴结数量有关[63]。

另一种可以促进肺切除术的微创入路是单孔 VATS。VATS 通常通过 3～4 个切口进行。根据定义，单孔 VATS 只需要一个切口，通过该切口在胸腔内插入一个端口，外科医师利用该端口完成整个手术[67–69]。虽然只有少数研究检验了单孔 VATS 的作用，但最近来自单一机构报告的数据表明，这种方法是安全可行的，并且与传统 VATS 的结果相当[67–69]。对于早期 NSCLC 患者，单孔 VATS 似乎与传统 VATS 具有相似的肿瘤学结果[68, 69]。单孔 VATS 的主要优点是只需一个切口即可完成整个手术，其术后疼痛程度较低[68]。

尽管上述所有微创技术不断得到普及，但仍有许多早期非小细胞肺癌患者具有感染后、放疗后、创伤后和解剖变异，使他们无法接受 VATS 或 RATS。新辅助化疗免疫治疗后导致致密纤维化，这种新的切除经历已有报道（特别是在免疫检查点表达水平高且最终病理完全缓解的患者中），这可能限制了微创手术的可行性[70]。在这些病例中，通常采用后外侧开胸作为肺切除术的切口，因为它给外科医师提供了良好的暴露和灵活性。其他入路包括保留肌肉的外侧或腋窝胸、正中胸骨切开术和前外侧开胸术。

八、手术操作技术

（一）肺叶切除术

解剖和定位注意事项

大多数人有五个不同的肺叶，分别由支气管、静脉和动脉供应。虽然静脉和支气管解剖结构相当一致，但肺动脉有一些重要的变化，这些变化在很大程度上遵循节段解剖结构，并得到了很好的描述[71]。如右肺动脉的前干（truncus anterior，TA）分支是右肺上叶的第一个分支，有 1～2 个分支到顶段和前段，有时有第三个分支到后段。一个大小可变的较远的后升动脉分支到后段。无论切除哪个肺叶，患者通常处于完全侧卧位，因为后外侧入路可有效显露肺门。另一种选择是仰卧位，这可用于胸骨下单孔入路。

（二）操作流程

肺叶切除术的步骤顺序将取决于入路（即开放、胸腔镜、机器人），尽管这些入路有所不同。在资源丰富的现代实践中，内镜吻合器用于所有入路（包括开放入路）。手术的一般流程包括打开胸膜，分别解剖待切除肺叶的静脉、动脉和支气管。淋巴结也要单独切开。解剖后，肺门结构可根据其实际关系按不同顺序划分。对于右上肺叶切除术（图 6-1），可以先离断肺动脉分支，以防止肺叶充血。依次进行静脉和右上支气管的离断。相邻肺叶之间的裂隙可在肺门结构之前或之后离断。

在右侧中肺叶切除术中，肺动脉中动脉在叶裂内被识别并被离断。接着切开中肺叶静脉，切缝中支气管，最后再次使用吻合器切除上肺叶与下肺叶之间的实质。

右下肺叶切除术被认为是技术上最不具挑战性的肺叶切除术。通常先切开肺下韧带，通向下肺静脉。下肺叶动脉经叶裂处进入。处理后只剩下支气管，必须以一定角度切开以保留中叶支气管。

左上肺叶切除术的独特之处在于肺动脉分支模式变化很大（3～5 个分支），并且靠近主动脉和喉返神经。一般情况下，肺上静脉离动脉较远，首先被分割，其次是动脉血管、肺实质和支气管。

最后，值得注意的是，左下叶切除术的顺序取决于叶裂的发育程度。如果叶裂发育不全的，则首先解剖实质，然后是动脉血管和带下韧带的静脉。另一方面，如果叶裂发育完整，血管结构可能首先分裂，其次是支气管，最后是薄壁组织（如有残留）。

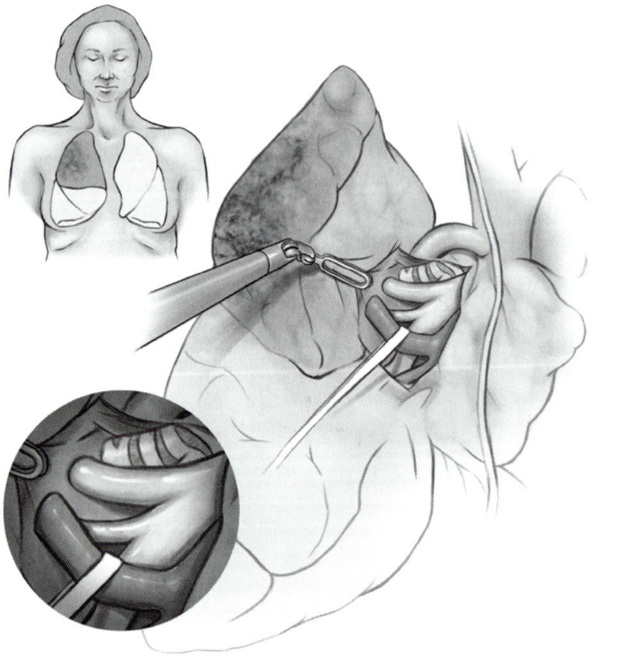

▲ 图 6-1　右上肺叶切除术：肺门显露，上肺静脉上叶段回缩

（三）肺段切除术

肺节段切除术是指解剖切除一个或多个肺节段（图 6–2）。肺各节呈锥体状，肺门为顶点，肺表面为底。它由以下结构提供，节段之间几乎没有侧支连接：①支气管树的三级分支；②肺动脉的节段分支（与支气管动脉一起）；③静脉和淋巴管的节段性分支。考虑到每个节段的解剖结构，切除一个节段并不影响剩余肺的功能。在肺节段切除术中，个别支气管血管结构的划分顺序根据个别节段而不同。另一个挑战包括确定肺实质切除的合适平面，这可以使用几种技术来完成。这些技术包括在完全充气之前（或之后）夹紧支气管以更好地划定目标段，或使用荧光染料如吲哚菁绿（indocyanine green，ICG）划定血管结构分裂后的非灌注区域。通常使用吻合器对节段支气管进行分割，然后再对实质进行分割。

（四）楔形切除

肿瘤位于外周的患者可行楔形切除术。对于楔形切除术，U 形切除术比 V 形切除术更可取，以确保病变周围有足够的边缘。这种切除可以通过使用切缝器或电灼术来实现。楔形切除术的主要优点是降低了伴随手术的术后发病率和死亡率。一项使用胸外科学会数据库的研究报道称，与解剖性肺切除术(肺叶切除术和肺节段切除术）相比，楔形切除术的发病率和死亡率降低[72]。然而，与肺节段切除术相比，楔形切除术与局部区域复发风险增加有关[73]。此外，与楔形切除术相比，节段切除术允许更大的实质边缘和更好的疾病分期准确性，因为有可能检查肺门淋巴结[74, 75]。

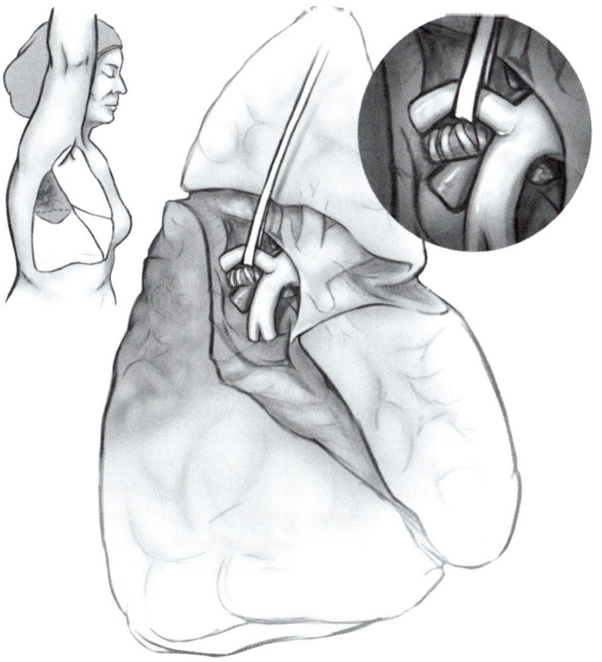

▲ 图 6–2　右下肺叶上节段（S_6）节段切除术，显露右下肺叶肺动脉及裂隙中的节段分支

（五）肺切除术和袖状肺叶切除术

袖状肺叶切除术通常是早期非小细胞肺癌患者的首选，因为它们可以避免全肺切除术的需要和该手术的发病率。全肺切除术是一种解剖切除整个肺的手术。对于伴有隆突侵袭的左肺癌，手术通常通过后外侧开胸或正中胸骨切开术进行，但也有微创全肺切除术的报道。所有入路均切除纵隔胸膜，并剥离肺门结构。首先是动脉，然后是静脉和支气管，手术以纵隔淋巴结清扫结束。与其他标准解剖性肺切除术相比，全肺切除术是唯一留下空胸膜间隙的肺切除术；因此，围术期管理需要额外的特殊考虑。值得注意的是，肺切除术后的死亡率根据患者的基线特征和手术中心的不同，为 0%～26%[76]。

袖状肺叶切除术是早期肺癌肺切除术的一种替代方法，包括切除一部分主支气管，连同受损伤的大叶支气管和相关肺组织，然后直接重新植入所保留的肺叶。同样，血管袖状肺叶切除术包括夹紧和部分切除受累的肺动脉。袖状肺叶切除术通常通过后外侧开胸手术进行，但也可以由机器人完成。袖状切除术的一种变体可能涉及支气管成形术，定义为部分切除大叶支气管口并关闭，而不切除主支气管的一段。尽管袖状肺叶切除术在技术上比肺切除术更具挑战性，但其发病率和死亡率较低，因此推荐适合此类手术的患者进行手术[77]。

（六）纵隔淋巴结取样与清扫

NSCLC 肺切除术时纵隔淋巴结评估的标准方

法（完全清扫还是取样）已经争论了几十年。美国外科学会肿瘤组进行了 Z0030 试验，旨在阐明纵隔淋巴结清扫在早期 NSCLC 切除术患者中的作用[78]。Z0030 试验得出结论，系统性淋巴结清扫不能提高早期 NSCLC 患者的生存率，也不能降低局部或区域复发的发病率[78]。另一项关于该主题的 Meta 分析报道称，系统纵隔淋巴结清扫与分期准确性的提高有关，与单独淋巴结取样相比，分期准确性的提高转化为更好的生存结果[79]。在实践中，手术入路和外科医师的偏好可能决定术中淋巴结清扫的程度。

九、手术结果

据报道，SEER 数据库对早期 NSCLC 患者的总生存期进行了人群水平的分析，以验证第 8 版 TNM 分期系统[80]。根据本报告，临床分期ⅠA$_1$、ⅠA$_2$ 和ⅠA$_3$ 患者的 2 年 OS 分别为 97%、94% 和 90%。据报道，ⅠB 期、ⅡA 期和ⅡB 期患者的 2 年 OS 分别为 87%、79% 和 72%。临床分期ⅠA、ⅠB、ⅡA、ⅡB 患者的 5 年 OS 分别为 77%～92%、68%、60%、53%[80]。

不同研究表明，早期 NSCLC 手术后局部复发率为 6%～55%[81-83]。一项针对 975 例早期 NSCLC 患者的综合机构系列研究报道称，5 年局部和（或）远处复发率为 36%[84]。大多数复发发生在局部部位[84]。美国外科学会的另一项研究报道，T$_1$ 期和 T$_2$ 期的 5 年无病生存率（disease-free survival，DFS）分别约为 60% 和 75%[85]。

（一）生活质量

肺癌治疗后与健康相关生活质量（health-related quality of life，HRQOL）越来越受到关注。虽然没有专门评估早期 NSCLC 患者 HRQOL 的报道，但一项关于肺切除术对 HRQOL 的纵向影响的研究表明，肺叶切除术对患者的身体功能有短暂的影响，但这种影响的程度随着时间的推移而降低[86]。然而，研究发现肺切除术对 HRQOL 的身体和情绪领域都有很大的影响，有趣的是，这种影响会持续一段时间[86]。值得注意的是，与健康个体相比，等待手术治疗的 NSCLC 患者在大多数评估领域的 HRQOL 受损[87]。最后，值得注意的是，VATS 患者在术后早期和 6 个月随访期间的 HRQOL 均明显优于开胸手术[61, 88]。

（二）差异

不幸的是，在肺癌治疗方面，差距仍然存在。这些差异是多方面的，可能归因于健康的社会决定因素。一项使用国家癌症数据库的研究指出，非西班牙裔黑种人患者和老年患者不太可能接受预先定义、特定阶段、符合指南的治疗[89]。特别是对于早期 NSCLC，一些研究发现黑种人患者不太可能接受治愈性手术[90-92]。这些差异反映在黑种人患者的 OS 结果上，在过去的 20 年中，黑种人患者的 OS 结果比白人患者更差。对这一问题认识的提高促使人们进一步努力减少现代医疗体系中的差异。如在五个癌症中心进行的基于系统干预的实用试验表明，这种方法减少了肺癌护理中的种族差异[93]。需要采取进一步的行动来显著减少种族和其他健康差距，并改善所有患者的健康结果。

十、放疗技术

SBRT 是早期 NSCLC 患者非手术候选人或选择接受非手术治疗的另一种治疗目的治疗方法。SBRT 是一种高适形辐射，具有大剂量（10～30Gy），在 1～2 周内进行 1～5 次治疗。SBRT 治疗计划过程从 CT 模拟开始。在 CT 图像采集期间，使用立体定向身体框架或真空锁定身体铸件固定患者，以便在成像和治疗期间提供可重复的对准。

为了描述呼吸运动，需要进行 4D CT 扫描。在此扫描过程中，每个轴向切片在整个呼吸周期中多次成像，并将图像重新组合以创建 CT 图像库，以便准确描绘肿瘤运动。

在 CT 模拟之后，放射肿瘤学家在 CT 数据集上勾画或绘制肿瘤目标。总肿瘤体积（gross tumor volume，GTV）在自由呼吸 CT 或 4D CT 数据集的平均值上绘制。对于门控治疗，只有当肿瘤处于呼吸周期的特定区域时才会进行放疗。当不使用门控时，内部目标体积（internal target volume，ITV）作为GTV的扩展产生，使用4D CT的相位来描述呼吸运动。创建规划目标体积（planning target volume，PTV）作为GTV（带门控）或ITV（不带门控）的几何扩展，以考虑日常定位或设置中的不确定性。规定所需剂量以覆盖PTV。有危险的器官（心脏、正常肺实质、食管、大血管、脊髓和胸壁）也被划定为回避结构。

剂量学家和医学物理学家通过选择光束安排来优化放疗计划，将规定的剂量传递到PTV，同时保留处于危险中的器官。SBRT的计划通常具有明显的剂量异质性，如肿瘤中心通常接受处方剂量的120%以上。一旦计划确定，就需要进行多次质量保证检查，以确保该计划在物理上可交付，并且剂量测定是适当的。对于治疗，患者被安置在治疗台上，使用与模拟时相同的固定装置。在治疗台上进行成像（通常是X线或CT），以确保患者正确对齐并验证呼吸运动。当定位得到验证后，就会给予规定的辐射剂量。

十一、SBRT后的结果

印第安纳大学进行了许多重要的剂量递增试验，并指导了今天使用的标准肺SBRT剂量/分离方案。初始一期剂量递增试验发现，最大耐受剂量为60Gy/3fx[94]。本研究中有6例患者局部复发，所有患者均接受了小于54Gy的三次治疗。随后的Ⅱ期试验证实了95%的2年局部控制率，但发现位于近端支气管树2cm内的中心肿瘤有很高的严重毒性[21]。随后的一项合作小组研究（RTOG 0236）是一项针对外周Ⅰ～Ⅱ期NSCLC（<5cm）不能手术患者的Ⅱ期多机构试验[21]。给患者开60Gy/3fx（考虑到肺实质的异质性，大致相当于54Gy/3fx）。长期结果显示，5年局部控制率为93%，大叶控制率为80%，远处失败率为31%，总生存率为40%[95]。值得注意的是，在医学上不能手术的肺癌患者中，SBRT后的低总生存率通常是由合并疾病导致的死亡而不是癌症相关的死亡造成的。

自20世纪50年代具有里程碑意义的Hammersmith研究表明早期NSCLC患者行全肺切除术或肺叶切除术比常规分级放疗可提高总生存率以来，手术一直是该患者群体的标准治疗方法[96]。的确，与SBRT相比，手术方式具有对纵隔进行分期的好处，尽管PET-CT扫描在检测纵隔淋巴结方面相当敏感和特异性[97]，并且如果胸部CT或PET-CT上存在相关或可疑的淋巴结，则可以进行侵入性纵隔分期（通过纵隔镜检查或EBUS-TBNA）。鉴于SBRT具有良好的局部控制和良好的毒性反应，最近一些研究小组开始对SBRT在早期NSCLC可手术患者中的应用感兴趣，尽管它不是目前的治疗标准。

RTOG 0618评估了接受SBRT（54Gy/3fx）治疗的外周T_1N_0NSCLC（<5cm）可手术患者[98]。中位随访4年，局部控制率为96%，局部失败率为12%，远处转移率为12%。4例患者出现3级毒性，无4～5级毒性报道。两项随机Ⅲ期试验（STARS和ROSEL）正在美国和欧洲进行。在研究设计上存在差异；然而，这两项试验将可手术的Ⅰ期NSCLC患者随机分为肺叶切除术和SBRT。不幸的是，这两项试验由于累积不良而提前结束。对两项研究中累计患者（58例）的综合分析显示，无复发生存率无差异（SBRT组为86%，手术组为80%，P=0.54）[99]。中位随访时间约为3年，发现SBRT组的总生存率（95%）高于手术组的79%。手术组的毒性也更差，SBRT患者3～4级毒性发生率为10%，手术患者为44%。总的来说，呼吸困难和胸/胸壁疼痛是最常见的3级毒性。一些正在进行的随机试验（VALOR、Stablemates、SAbRtooth和POSTILV）旨在回答这个重要的问题，即对于早期可手术的NSCLC，肺叶切除术或SBRT是否具有更好的肿瘤控制和（或）毒性特征。目前，对于手术风险高或手术衰退的患者，SBRT可以被认为是一种合理的替代肺叶切除术的方法。

两项随机试验评估了 SBRT 与传统分级放疗的疗效和安全性。SPACE 试验是一项Ⅱ期试验，将医学上不能手术的Ⅰ期 NSCLC 患者随机分配到 SBRT（66Gy/3fx）或 3D 适形放疗（70Gy/35fx）[99]。两组无进展生存期（约 54%）和总生存期（约 70%）相似；然而，在接受常规分次放疗的患者中，肺炎和食管炎的发病率较高，患者报告的生活质量较差。CHISEL 是一项随机Ⅲ期试验，随机选择医学上无法手术或拒绝手术的Ⅰ期 NSCLC 患者接受 SBRT（54Gy/3fx 或 48Gy/4fx，如果肿瘤距离胸壁＜2cm）与常规分割放疗（66Gy/33fx 或 50Gy/20fx，取决于机构偏好）[100]。主要终点是局部治疗失败的时间，标准放疗组为 2.1 年，SBRT 组为 2.6 年。此外，SBRT 组的中位生存期为 5 年，而常规放疗组的中位生存期为 3 年。因此，CHISEL 试验提供了前瞻性证据，支持 SBRT 用于早期 NSCLC 的根治性放疗[100]。

结论

早期肺癌在诊断和治疗途径上日益多学科化。协调 HD 系统的规划可以为患者提供高质量和公平的诊断，以期提高生存率，并最终广泛获益。

参考文献

[1] Lung Cancer Statistics|How Common is Lung Cancer?. Accessed 8 Oct 2022.https://www.cancer.org/cancer/lung-cancer/about/key– statistics.html.

[2] Siegel RL, Miller KD, Jemal A. Cancer statistics, 2018.CA Cancer J Clin. 2018;68(1):7–30.https://doi.org/10.3322/CAAC.21442.

[3] Thomas KW, Gould MK. Tumor, node, metastasis (TNM) staging system for lung cancer—UpToDate. Accessed 2 Oct 2022.https://www.uptodate.com/contents/tumor-node– metastasis– tnm– staging– system– for– lung– cancer.

[4] Non-small Cell Lung Cancer Staging|Stages of Lung Cancer. Accessed 2 Oct 2022.https://www.cancer.org/cancer/lung-cancer/detection– diagnosis– staging/staging– nsclc.html.

[5] Dyas AR, King RW, Ghanim AF, Cerfolio RJ. Clinical misstagings and risk factors of occult nodal disease in non-small cell lung cancer. Ann Thorac Surg. 2018;106(5):1492–8.https://doi.org/10.1016/J.ATHORACSUR.2018.05.045.

[6] NCCN Clinical practice guidelines in oncology. Non-Small Cell Lung Cancer Version 1.2023.Accessed 12 Sep 2022.https://www.nccn.org/guidelines/recently-published– guidelines.

[7] Pathak R, Hoag JR, Goldberg SB, Monsalve AF, Resio B, Boffa DJ. Refining the role of adjuvant chemotherapy in stage IB and IIA NSCLC. J Clin Oncol. 2019;37(15_suppl):8519.https://doi.org/10.1200/JCO.2019.37.15_SUPPL.8519.

[8] Tsutani Y, Imai K, Ito H, et al. Adjuvant chemotherapy for pathological stage I non-small cell lung cancer with high-risk factors for recurrence: a multicenter study. J Clin Oncol. 2019;37(15_suppl):8500.https://doi.org/10.1200/JCO.2019.37.15_SUPPL.8500.

[9] Pignon JP, Tribodet H, Scagliotti GV, et al. Lung adjuvant cisplatin evaluation: a pooled analysis by the LACE collaborative group. J Clin Oncol. 2008;26(21):3552–9.https://doi.org/10.1200/JCO.2007.13.9030.

[10] Kris MG, Gaspar LE, Chaft JE, et al. Adjuvant systemic therapy and adjuvant radiation therapy for stage I to IIIA completely resected non-small-cell lung cancers: American society of clinical oncology/cancer care Ontario clinical practice guideline update. J Clin Oncol. 2017;35(25):2960–74.https://doi.org/10.1200/JCO.2017.72.4401.

[11] Winton T, Livingston R, Johnson D, et al. Vinorelbine plus cisplatin vs. observation in resected non-small-cell lung cancer. N Engl J Med. 2005;352(25):2589–97.https://doi.org/10.1056/NEJMOA043623.

[12] Douillard JY, Rosell R, de Lena M, et al. Adjuvant vinorelbine plus cisplatin versus observa tion in patients with completely resected stage IB-IIIA non-small-cell lung cancer (Adjuvant Navelbine International Trialist Association [ANITA]): a randomised controlled trial. Lancet Oncol. 2006;7(9):719–27.https://doi.org/10.1016/S1470–2045(06)70804– X.

[13] Scagliotti GV, Fossati R, Torri V, et al. Randomized study of adjuvant chemotherapy for completely resected stage I, II, or IIIA non-small-cell lung cancer. J Natl Cancer Inst. 2003;95(19):1453–61.https://doi.org/10.1093/JNCI/DJG059.

[14] Arriagada R, Bergman B, Dunant A, Le Chevalier T, Pignon JP, Vansteenkiste J, International Adjuvant Lung Cancer Trial Collaborative Group. Cisplatin-based adjuvant chemo therapy in patients with completely resected non-small-cell lung cancer. N Engl J Med. 2004;350(4):351–60.https://doi.org/10.1056/NEJMOA031644.

[15] Horn L, Mansfield AS, Szczęsna A, et al. First-line atezolizumab plus chemotherapy in extensive-stage small-cell lung cancer. N Engl J Med. 2018;379(23):2220–9.https://doi.org/10.1056/NEJMOA1809064/SUPPL_FILE/NEJMOA1809064_DATA-SHARING.PDF.

[16] Wu YL, Tsuboi M, He J, et al. Osimertinib in resected EGFR –mutated non–small-cell lung cancer. N Engl J Med. 2020;383(18):1711–23. https://doi.org/10.1056/NEJMOA2027071/SUPPL_FILE/NEJMOA2027071_DATA-SHARING.PDF.

[17] Stewart LA, Burdett S, Parmar MKB, et al. Postoperative radiotherapy in non-small-cell lung cancer: systematic review and meta-analysis of individual patient data from nine randomised controlled trials. Lancet. 1998;352(9124):257–63.https://doi.org/10.1016/S0140–6736(98)06341–7.

[18] Douillard JY, Rosell R, Delena M, Legroumellec A, Torres A, Carpagnano F. ANITA: Phase III adjuvant vinorelbine (N) and cisplatin (P) versus observation (OBS) in com pletely resected (stage I-III) non-small-cell lung cancer (NSCLC) patients (pts): Final results after 70–month median follow-up. On behalf of the Adjuvant Navelbine International Trialist Association. J Clin Oncol. 2005;23(16_suppl):7013.https://doi.org/10.1200/JCO.2005.23.16_SUPPL.7013.

[19] le Pechoux C, Pourel N, Barlesi F, et al. Postoperative radiotherapy versus no postopera tive radiotherapy in patients with completely resected non-small-cell lung cancer and proven mediastinal N2 involvement (lung ART): an open-label, randomised, phase 3 trial. Lancet Oncol. 2022;23(1):104–14.https://doi.org/10.1016/S1470–

2045(21)00606–9.

[20] Prezzano KM, Ma SJ, Hermann GM, Rivers CI, Gomez-Suescun JA, Singh AK. Stereotactic body radiation therapy for non-small cell lung cancer: a review. World J Clin Oncol. 2019;10(1):14.https://doi.org/10.5306/WJCO.V10.I1.14.

[21] Timmerman R, Paulus R, Galvin J, et al. Stereotactic body radiation therapy for inoperable early stage lung cancer. JAMA. 2010;303(11):1070–6.https://doi.org/10.1001/JAMA.2010.261.

[22] Herth F, Becker HD, LoCicero J, Ernst A. Endobronchial ultrasound in therapeutic bron choscopy. Eur Respir J. 2002;20(1):118–21.https://doi.org/10.1183/09031936.02.01642001.

[23] Moore W, Talati R, Bhattacharji P, Bilfinger T. Five-year survival after cryoablation of stage I non-small cell lung cancer in medically inoperable patients. J Vasc Interv Radiol. 2015;26(3):312–9.https://doi.org/10.1016/J.JVIR.2014.12.006.

[24] Uhlig J, Ludwig JM, Goldberg SB, Chiang A, Blasberg JD, Kim HS. Survival rates after thermalablation versus stereotactic radiation therapy for stage 1 non-small cell lung cancer: A National Cancer Database Study. Radiology. 2018;289(3):862–70.https://doi.org/10.1148/RADIOL.2018180979.

[25] Liao Z, Lee JJ, Komaki R, et al. Bayesian adaptive randomization trial of passive scat teringproton therapy and intensity-modulated photon radiotherapy for locally advanced non-small-cell lung cancer. J Clin Oncol. 2018;36(18):1813–22.https://doi.org/10.1200/JCO.2017.74.0720.

[26] Brunelli A, Kim AW, Berger KI, Addrizzo-Harris DJ. Physiologic evaluation of the patient with lung cancer being considered for resectional surgery: diagnosis and management of lung cancer, 3rd ed: American College of Chest Physicians evidence-based clinical practice guide lines. Chest. 2013;143(5 Suppl):e166S. https://doi.org/10.1378/CHEST.12–2395.

[27] Brunelli A, Charloux A, Bolliger CT, et al. ERS/ESTS clinical guidelines on fitness for radical therapy in lung cancer patients (surgery and chemo-radiotherapy). Eur Respir J. 2009;34(1):17–41.https://doi.org/10.1183/09031936.00184308.

[28] Armstrong P, Congleton J, Fountain SW, et al. BTS guidelines: guidelines on the selection of patients with lung cancer for surgery. Thorax. 2001;56(2):89–108.https://doi.org/10.1136/THORAX.56.2.89.

[29] Datta D, Lahiri B. Preoperative evaluation of patients undergoing lung resection surgery. Chest. 2003;123(6):2096–103.https://doi.org/10.1378/CHEST.123.6.2096.

[30] Gould MK, Donington J, Lynch WR, et al. Evaluation of individuals with pulmo nary nodules: when is it lung cancer? Diagnosis and management of lung cancer, 3rd ed: American college of chest physicians evidence-based clinical practice guidelines. Chest. 2013;143(5 SUPPL):e93S–e120S. https://doi.org/10.1378/CHEST.12–2351/ATTACHMENT/62CD9F06–7D2E– 4FCF– A041– 2B5F781CEFFE/MMC4 XLS.

[31] Altorki NK, Kamel MK, Narula N, et al. Anatomical segmentectomy and wedge resections are associated with comparable outcomes for patients with small cT1N0 non-small cell lung cancer. J Thorac Oncol. 2016;11(11):1984–92.https://doi.org/10.1016/J.JTHO.2016.06.031.

[32] Altorki NK, Wang X, Wigle D, et al. Perioperative mortality and morbidity after sublobar versus lobar resection for early-stage non-small-cell lung cancer: post-hoc analysis of an international, randomised, phase 3 trial (CALGB/Alliance 140503). Lancet Respir Med. 2018;6(12):915–24.https://doi.org/10.1016/S2213-2600(18)30411–9.

[33] Saji H, Okada M, Tsuboi M, et al. Segmentectomy versus lobectomy in small-sized peripheral non-small-cell lung cancer (JCOG0802/WJOG4607L): a multicentre, open-label, phase 3, randomised, controlled, non-inferiority trial. Lancet. 2022;399(10335):1607–17. https://doi.org/10.1016/S0140–6736(21)02333–3.

[34] Ferguson MK, Lehman AG. Sleeve lobectomy or pneumonectomy: optimal management strategy using decision analysis techniques. Ann Thorac Surg. 2003;76(6):1782–8.https://doi.org/10.1016/S0003–4975(03)01243–8.

[35] Oka S, Matsumiya H, Shinohara S, et al. Total or partial vertebrectomy for lung cancer invading the spine. Ann Med Surg. 2016;12:1.https://doi.org/10.1016/J.AMSU.2016.10.002.

[36] Borri A, Leo F, Veronesi G, et al. Extended pneumonectomy for non-small cell lung cancer: morbidity, mortality, and long-term results. J Thorac Cardiovasc Surg. 2007;134(5):1266–72.https://doi.org/10.1016/J.JTCVS.2007.01.021.

[37] Steinfort DP, Vincent J, Heinze S, Antippa P, Irving LB. Comparative effectiveness of radial probe endobronchial ultrasound versus CT-guided needle biopsy for evaluation of periph eral pulmonary lesions: a randomized pragmatic trial. Respir Med. 2011;105(11):1704–11. https://doi.org/10.1016/J.RMED.2011.08.008.

[38] El-Bayoumi E, Silvestri GA. Bronchoscopy for the diagnosis and staging of lung cancer. Semin Respir Crit Care Med. 2008;29(3):261–70.https://doi.org/10.1055/S-2008–1076746.

[39] Dooms C, Seijo L, Gasparini S, Trisolini R, Ninane V, Tournoy KG. Diagnostic bronchoscopy: state of the art. Eur Respir Rev. 2010;19(117):229–36.https://doi.org/10.1183/09059180.00005710.

[40] Maldonado F, Edell ES, Barron PJ, et al. Novel bronchoscopic strategies for the diagnosis of peripheral lung lesions: present techniques and future directions. Respirology. 2014;19(5):636–44. https://doi.org/10.1111/RESP.12301.

[41] Wiener RS, Schwartz LM, Woloshin S, Gilbert WH. Population-based risk for complications after transthoracic needle lung biopsy of a pulmonary nodule: an analysis of discharge records. Ann Intern Med. 2011;155(3):137–44.https://doi.org/10.7326/0003–4819– 155–3–201108020–00003.

[42] Howington JA. The role of VATS for staging and diagnosis in patients with non-small cell lung cancer. Semin Thorac Cardiovasc Surg. 2007;19(3):212–6.https://doi.org/10.1053/J.SEMTCVS.2007.07.007.

[43] Giroux DJ, Rami-Porta R, Chansky K, et al. The IASLC lung cancer staging project data elements for the prospective project. J Thorac Oncol. 2009;4(6):679–83.https://doi.org/10.1097/JTO.0b013e3181a52370.

[44] Purandare NC, Rangarajan V. Imaging of lung cancer: implications on staging and manage ment. Indian J Radiol Imaging. 2015;25(2):109. https://doi.org/10.4103/0971–3026.155831.

[45] Verschakelen JA, Bogaert J, de Wever W. Computed tomography in staging for lung cancer. Eur Respir J. 2002;19(35 suppl):40S–8s. https://doi.org/10.1183/09031936.02.00270802.

[46] de Wever W, Vankan Y, Stroobants S, Verschakelen J. Detection of extrapulmonary lesions with integrated PET/CT in the staging of lung cancer. Eur Respir J. 2007;29(5):995–1002.https://doi.org/10.1183/09031936.00119106.

[47] Wever W, Ceyssens S, Mortelmans L, et al. Additional value of PET-CT in the staging of lung cancer: comparison with CT alone, PET alone and visual correlation of PET and CT. Eur Radiol. 2007;17(1):23–32. https://doi.org/10.1007/S00330–006– 0284–4.

[48] Gould MK, Kuschner WG, Rydzak CE, et al. Test performance of positron emission tomography and computed tomography for mediastinal staging in patients with non-small– cell lung cancer: a meta-analysis. Ann Intern Med. 2003;139(11):879.https://doi.org/10.7326/ 0003–4819– 139– 11– 200311180–00013.

[49] Silvestri GA, Gonzalez AV, Jantz MA, et al. Methods for staging non-small cell lung cancer: diagnosis and management of lung cancer, 3rd ed: Ameri can college of chest physicians evidence-based clinical practice guidelines. Chest. 2013;143(5 SUPPL):e211S–50S. https://doi.org/10.1378/CHEST.12–2355/ATTACHMENT/19E9A976–6185–4CE8– AAEE– B4A713FEACCA/MMC1.DOCX.

[50] Mentzer SJ. Mediastinoscopy, thoracoscopy, and video-assisted

thoracic surgery in the diagnosis and staging of lung cancer. Hematol Oncol Clin North Am. 1997;11(3):435–47.https://doi.org/10.1016/S0889–8588(05)70442–1.

[51] Detterbeck FC, Boffa DJ, Tanoue LT. The new lung cancer staging system. Chest. 2009;136(1):260–71.https://doi.org/10.1378/CHEST.08–0978.

[52] Detterbeck F, Puchalski J, Rubinowitz A, Cheng D. Classification of the thoroughness of mediastinal staging of lung cancer. Chest. 2010;137(2):436–42.https://doi.org/10.1378/CHEST.09–1378.

[53] Dezube AR, Hirji S, Shah R, et al. Pre-COVID-19 national mortality trends in open and video-assisted lobectomy for non-small cell lung cancer. J Surg Res. 2022;274:213–23.https://doi.org/10.1016/J.JSS.2021.12.047.

[54] Villamizar NR, Darrabie MD, Burfeind WR, et al. Thoracoscopic lobectomy is associated with lower morbidity compared with thoracotomy. J Thorac Cardiovasc Surg. 2009;138(2):419–25.https://doi.org/10.1016/J.JTCVS.2009.04.026.

[55] Paul S, Altorki NK, Sheng S, et al. Thoracoscopic lobectomy is associated with lower morbidity than open lobectomy: a propensity-matched analysis from the STS database. J Thorac Cardiovasc Surg. 2010;139(2):366–78.https://doi.org/10.1016/J.JTCVS.2009.08.026.

[56] Fernandez FG, Kosinski AS, Burfeind W, et al. The society of thoracic surgeons lung can cer resection risk model: higher quality data and superior outcomes. Ann Thorac Surg. 2016;102(2):370–7.https://doi.org/10.1016/J.ATHORACSUR.2016.02.098.

[57] Ceppa DP, Kosinski AS, Berry MF, et al. Thoracoscopic lobectomy has increasing benefit in patients with poor pulmonary function: a Society of Thoracic Surgeons database analysis. Ann Surg. 2012;256(3):487–93.https://doi.org/10.1097/SLA.0B013E318265819C.

[58] Zhang L, Gao S. Robot-assisted thoracic surgery versus open thoracic surgery for lung cancer: a system review and meta-analysis. Int J Clin Exp Med. 2015;8(10):17804; /pmc/articles/PMC4694272/. Accessed 2 Oct 2022.

[59] Bendixen M, Jørgensen OD, Kronborg C, Andersen C, Licht PB. Postoperative pain and quality of life after lobectomy via video-assisted thoracoscopic surgery or anterolateral thoracotomy for early stage lung cancer: a randomised controlled trial. Lancet Oncol. 2016;17(6):836–44.https://doi.org/10.1016/S1470–2045(16)00173– X.

[60] Yang CFJ, Kumar A, Klapper JA, et al. A national analysis of long-term survival following thoracoscopic versus open lobectomy for stage I non-small-cell lung cancer. Ann Surg. 2019;269(1):163–71.https://doi.org/10.1097/SLA.0000000000002342.

[61] Lim EKS, Batchelor TJP, Dunning J, et al. Video-assisted thoracoscopic versus open lobectomy in patients with early-stage lung cancer: one-year results from a randomized con trolled trial (VIOLET). J Clin Oncol. 2021;39(15_suppl):8504.https://doi.org/10.1200/JCO.2021.39.15_SUPPL.8504.

[62] Cui Y, Grogan EL, Deppen SA, et al. Mortality for robotic– vs video-assisted lobectomy-treated stage I non-small cell lung cancer patients. JNCI Cancer Spectr. 2020;4(5):pkaa028.https://doi.org/10.1093/JNCICS/PKAA028.

[63] Yang HX, Woo KM, Sima CS, et al. Long-term survival based on the surgical approach to lobectomy for clinical stage I nonsmall cell lung cancer: comparison of robotic, video-assisted thoracic surgery, and thoracotomy lobectomy. Ann Surg. 2017;265(2):431–7.https://doi.org/10.1097/SLA.0000000000001708.

[64] Ma J, Li X, Zhao S, Wang J, Zhang W, Sun G. Robot-assisted thoracic surgery versus video-assisted thoracic surgery for lung lobectomy or segmentectomy in patients with non-small cell lung cancer: a meta-analysis. BMC Cancer. 2021;21(1):1–16.https://doi.org/10.1186/S12885–021– 08241– 5/FIGURES/8.

[65] Paul S, Jalbert J, Isaacs AJ, Altorki NK, Isom OW, Sedrakyan A. Comparative effectiveness of robotic-assisted vs thoracoscopic lobectomy. Chest. 2014;146(6):1505–12.https://doi.org/10.1378/CHEST.13–3032.

[66] Swanson SJ, Miller DL, McKenna RJ, et al. Comparing robot-assisted thoracic surgi cal lobectomy with conventional video-assisted thoracic surgical lobectomy and wedge resection: results from a multihospital database (premier). J Thorac Cardiovasc Surg. 2014;147(3):929–37.https://doi.org/10.1016/J.JTCVS.2013.09.046.

[67] Gonzalez-Rivas D, Paradela M, Fernandez R, et al. Uniportal video-assisted thoracoscopic lobectomy: two years of experience. Ann Thorac Surg. 2013;95(2):426–32.https://doi.org/10.1016/J.ATHORACSUR.2012.10.070.

[68] Ng CSH, Kim HK, Wong RHL, Yim APC, Mok TSK, Choi YH. Single-port video-assisted thoracoscopic major lung resections: experience with 150 consecutive cases. Thorac Cardiovasc Surg. 2016;64(4):348–53.https://doi.org/10.1055/S-0034–1396789.

[69] Rocco G, Martucci N, la Manna C, et al. Ten-year experience on 644 patients under going single-port (uniportal) video-assisted thoracoscopic surgery. Ann Thorac Surg. 2013;96(2):434–8.https://doi.org/10.1016/J.ATHORACSUR.2013.04.044.

[70] Forde PM, Spicer J, Lu S, et al. Neoadjuvant nivolumab plus chemotherapy in resectable lung cancer. N Engl J Med. 2022;386(21):1973–85.https://doi.org/10.1056/NEJMOA2202170/SUPPL_FILE/NEJMOA2202170_DATA-SHARING.PDF.

[71] Kandathil A, Chamarthy M. Pulmonary vascular anatomy & anatomical variants. Cardiovasc Diagn Ther. 2018;8(3):201.https://doi.org/10.21037/CDT.2018.01.04.

[72] Linden PA, D'Amico TA, Perry Y, et al. Quantifying the safety benefits of wedge resec tion: a society of thoracic surgery database propensity-matched analysis. Ann Thorac Surg. 2014;98(5):1705–12.https://doi.org/10.1016/J.ATHORACSUR.2014.06.017.

[73] Schuchert MJ, Abbas G, Pennathur A, et al. Sublobar resection for early-stage lung cancer. Semin Thorac Cardiovasc Surg. 2010;22(1):22–31.https://doi.org/10.1053/J.SEMTCVS.2010.04.004.

[74] Kent M, Landreneau R, Mandrekar S, et al. Segmentectomy versus wedge resection for non-small cell lung cancer in high-risk operable patients. Ann Thorac Surg. 2013;96(5):1747–55.https://doi.org/10.1016/J.ATHORACSUR.2013.05.104.

[75] El-Sherif A, Fernando HC, Santos R, et al. Margin and local recurrence after sublobar resection of non-small cell lung cancer. Ann Surg Oncol. 2007;14(8):2400–5.https://doi.org/10.1245/S10434–007– 9421–9.

[76] Gudbjartsson T, Gyllstedt E, Pikwer A, Jönsson P. Early surgical results after pneumonectomy for non-small cell lung cancer are not affected by preoperative radiotherapy and chemother apy. Ann Thorac Surg. 2008;86(2):376–82.https://doi.org/10.1016/j.athoracsur.2008.04.013.

[77] Shi W, Zhang W, Sun H, Shao Y. Sleeve lobectomy versus pneumonectomy for non-small cell lung cancer: a meta-analysis. World J Surg Oncol. 2012;10:265.https://doi.org/10.1186/1477–7819– 10–265.

[78] Darling GE, Allen MS, Decker PA, et al. Randomized trial of mediastinal lymph node sampling versus complete lymphadenectomy during pulmonary resection in the patient with N0 or N1 (less than hilar) non-small cell carcinoma: results of the American college of surgery oncology group Z0030 trial. J Thorac Cardiovasc Surg. 2011;141(3):662–70.https://doi.org/10.1016/J.JTCVS.2010.11.008.

[79] Manser R, Wright G, Hart D, et al. Surgery for early stage non-small cell lung cancer. Cochrane Database Syst Rev. 2005;2005(1):CD004699.https://doi.org/10.1002/14651858.CD004699.PUB2.

[80] Goldstraw P, Chansky K, Crowley J, et al. The IASLC lung cancer staging project: propos als for revision of the TNM stage groupings in the forthcoming (eighth) edition of the TNM classification for lung cancer. J Thorac Oncol. 2016;11(1):39–51.https://doi.org/10.1016/j.jtho.2015.09.009.

[81] Pisters KMW, le Chevalier T. Adjuvant chemotherapy in completely resected non-small-cell lung cancer. J Clin Oncol. 2005;23(14):3270–

8.https://doi.org/10.1200/JCO.2005.11.478.

[82] Saynak M, Veeramachaneni NK, Hubbs JL, et al. Local failure after complete resection of N0–1 non-small cell lung cancer. Lung Cancer. 2011;71(2):156–65.https://doi.org/10.1016/J.LUNGCAN.2010.06.001.

[83] Choi MS, Park JS, Kim HK, et al. Analysis of 1,067 cases of video-assisted thoracic surgery lobectomy. Korean J Thorac Cardiovasc Surg. 2011;44(2):169–77.https://doi.org/10.5090/KJTCS.2011.44.2.169.

[84] Kelsey CR, Marks LB, Hollis D, et al. Local recurrence after surgery for early stage lung cancer: an 11–year experience with 975 patients. Cancer. 2009;115(22):5218–27.https://doi.org/10.1002/CNCR.24625.

[85] Su S, Scott WJ, Allen MS, et al. Patterns of survival and recurrence after surgical treatment of early stage non–small cell lung carcinoma in the ACOSOG Z0030 (ALLIANCE) trial. J Thorac Cardiovasc Surg. 2014;147(2):747–53.https://doi.org/10.1016/J.JTCVS.2013.10.001.

[86] Brunelli A, Pompili C, Koller M. Changes in quality of life after pulmonary resection. Thorac Surg Clin. 2012;22(4):471–85.https://doi.org/10.1016/J.THORSURG.2012.07.006.

[87] Handy JR, Asaph JW, Skokan L, et al. What happens to patients undergoing lung cancer surgery? Outcomes and quality of life before and after surgery. Chest. 2002;122(1):21–30.https://doi.org/10.1378/CHEST.122.1.21.

[88] Handy JR, Asaph JW, Douville EC, Ott GY, Grunkemeier GL, Wu YX. Does video-assisted thoracoscopic lobectomy for lung cancer provide improved functional outcomes compared with open lobectomy? Eur J Cardiothorac Surg. 2010;37(2):451–5.https://doi.org/10.1016/J.EJCTS.2009.07.037.

[89] Blom EF, ten Haaf K, Arenberg DA, de Koning HJ. Disparities in receiving guideline-concordant treatment for lung cancer in the United States. Ann Am Thorac Soc. 2020;17(2):186–94.https://doi.org/10.1513/ANNALSATS.201901–094OC.

[90] Coughlin SS, Matthews-Juarez P, Juarez PD, Melton CE, King M. Opportunities to address lung cancer disparities among African Americans. Cancer Med. 2014;3(6):1467–76. https://doi.org/10.1002/CAM4.348.

[91] Lathan CS. Lung cancer care: the impact of facilities and area measures. Transl Lung Cancer Res. 2015;4(4):385–91.https://doi.org/10.3978/J.ISSN.2218–6751.2015.07.23.

[92] Check DK, Albers KB, Uppal KM, et al. Examining the role of access to care: racial/ethnic differences in receipt of resection for early-stage non-small cell lung cancer among integrated system members and non-members. Lung Cancer. 2018;125:51–6.https://doi.org/10.1016/J.LUNGCAN.2018.09.006.

[93] Cykert S, Eng E, Walker P, et al. A system-based intervention to reduce black-white disparities in the treatment of early stage lung cancer: a pragmatic trial at five cancer centers. Cancer Med. 2019;8(3):1095–102.https://doi.org/10.1002/CAM4.2005.

[94] Timmerman R, Papiez L, McGarry R, et al. Extracranial stereotactic radioablation: results of a phase I study in medically inoperable stage I non-small cell lung cancer. Chest. 2003;124(5):1946–55.https://doi.org/10.1378/CHEST.124.5.1946.

[95] Timmerman RD, Hu C, Michalski JM, et al. Long-term results of stereotactic body radiation therapy in medically inoperable stage I non-small cell lung cancer. JAMA Oncol. 2018;4(9):1287–8.https://doi.org/10.1001/JAMAONCOL.2018.1258.

[96] Morrison R, Deeley TJ, Cleland WP. The treatment of carcinoma of the bronchus: a clinical trial to compare surgery and supervoltage radiotherapy. Lancet. 1963;281(7283):683–4.https://doi.org/10.1016/s0140–6736(63)91444–2.

[97] Darling GE, Maziak DE, Inculet RI, et al. Positron emission tomography-computed tomography compared with invasive mediastinal staging in non-small cell lung cancer: results of mediastinal staging in the early lung positron emission tomography trial. J Thorac Oncol. 2011;6(8):1367–72.https://doi.org/10.1097/JTO.0B013E318220C912.

[98] Timmerman RD, Paulus R, Pass HI, et al. Stereotactic body radiation therapy for operable early-stage lung cancer: findings from the NRG oncology RTOG 0618 trial. JAMA Oncol. 2018;4(9):1263.https://doi.org/10.1001/JAMAONCOL.2018.1251.

[99] Chang JY, Senan S, Paul MA, et al. Stereotactic ablative radiotherapy versus lobectomy for operable stage I non-small-cell lung cancer: a pooled analysis of two randomised trials. Lancet Oncol. 2015;16(6):630–7.https://doi.org/10.1016/S1470–2045(15)70168–3.

[100] Ball D, Mai GT, Vinod S, et al. Stereotactic ablative radiotherapy versus standard radio therapy in stage 1 non-small-cell lung cancer (TROG 09.02 CHISEL): a phase 3, open-label, randomised controlled trial. Lancet Oncol. 2019;20(4):494–503.https://doi.org/10.1016/S1470–2045(18)30896– 9.

第 7 章 Ⅲ期非小细胞肺癌的治疗

Treatment of Stage III Non-small Cell Lung Cancer

Shinsuke Kitazawa Alexander Gregor Kazuhiro Yasufuku 著

张芮豪 译 刘明辉 校

一、概述

Ⅲ期非小细胞肺癌（non-small cell lung cancer，NSCLC），通常被称为“局部晚期肺癌”，涵盖了一组具有异质性的临床表现，从体积巨大的原发性肿瘤到伴有广泛淋巴结受累的小型病变均包含在内。美国癌症联合委员会（American Joint Committee on Cancer，AJCC）的肿瘤、淋巴结和TNM 分期系统，对癌症的解剖学范围进行了详细描述（表 7–1）。依据第 8 版 AJCC 分期系统，Ⅲ期 NSCLC 又进一步细分为ⅢA、ⅢB 和ⅢC 三期[2]。ⅢA 期包含同侧肺门淋巴结（N_1）受累的局部浸润性肿瘤（T_3 或 T_4）、无淋巴结受累的 T_4 肿瘤，以及纵隔淋巴结（N_2）受累的较小（$T_{1\sim2}$）肿瘤。ⅢB 期包括向对侧纵隔或锁骨上（N_3）淋巴结扩散的 $T_{1\sim2}$ 肿瘤和 N_2 受累的 $T_{3\sim4}$ 肿瘤。ⅢC 期则涵盖 $T_{3\sim4}$ 期且 N_3 期的患者。约有 20% 的肺癌患者属于Ⅲ期 NSCLC。然而遗憾的是，其临床治疗效果仍不容乐观。临床和病理ⅢA 期疾病的 5 年总生存率（overall survival，OS）分别为 36% 和 41%，ⅢB 期疾病为 26% 和 24%，ⅢC 期疾病为 13% 和 12%[3–5]。这些不佳的治疗结果，反映出许多Ⅲ期疾病很可能是微转移性 IV 期疾病，只是现代影像学手段难以检测出来。因此，针对Ⅲ期疾病的治疗方案，必须始终兼顾局部和远处疾病的控制问题。这种治疗的复杂性促使多学科团队（multidisciplinary team，MDT）提供协调一致的护理，以实现整个诊断和治疗过程的最优化。多学科团队是确保精确分期、评估不同治疗方案，以及确定可能对患者有益临床试验的基础[6, 7]。

手术与放疗是行之有效的局部控制治疗手段，然而远处复发的高发病率强调了有效全身治疗的重要意义。随着免疫检查点抑制剂与分子靶向药物的最新研究进展，全身治疗的研究已逐步朝着基于患者个体免疫状态和癌基因突变情况的更具个性化的治疗方向转变。目前，探索将这些新型全身性药物与现有治疗方法相结合的临床试验正在开展中，这预示着局部晚期 NSCLC 治疗模式的变革。在本章内容里，我们将对Ⅲ期 NSCLC 的治疗方法予以概述，并着重介绍近期应用的免疫疗法和分子靶向疗法。

二、Ⅲ期 NSCLC 目前的治疗策略

确定Ⅲ期 NSCLC 患者治疗策略的首要步骤，是经由多学科委员会判定其可切除性。仅有经过筛选的 Ⅲ 期患者具备可切除条件（如 $T_{3\sim4}$期疾病，仅邻近结构受到有限侵犯，且无 $N_{2\sim3}$ 淋巴结受累情况）。不可切除的患者，通常是指即便接受了新辅助治疗，也难以实现完全切除的患者，这类患者多为 N_2 病灶体积较大者，大部分属于ⅢB/ⅢC 期，且 $T_{3\sim4}$ 病灶侵犯范围较为广泛[8, 9]。此外，还需考量与患者自身相关的因素，诸如肺功能受损或者存在心血管的并发症等[10]。美国国家综合癌症网络（NCCN3.2022 版）的临床指南，对以下三种情况做出了区分[11]（图 7–1）。

1. 可切除的 $cT_3N_1/T_4N_{0\sim1}$ ⅢA 期：临床建议先行手术切除，术后给予 4 个周期的含铂双药辅助

表 7-1 肺癌分期分组（第 8 版）[1]

T/M	标 签	N_0	N_1	N_2	N_3
T_1	T_{1a}（≤1cm）	ⅠA_1	ⅡB	ⅢA	ⅢB
	T_{1b}（>1～2cm）	ⅠA_2	ⅡB	ⅢA	ⅢB
	T_{1c}（>2～3cm）	ⅠA_3	ⅡB	ⅢA	ⅢB
T_2	T_{2a}（Cent，ViscPl）	ⅠB	ⅡB	ⅢA	ⅢB
	T_{2a}（>3～4cm）	ⅠB	ⅡB	ⅢA	ⅢB
	T_{2b}（>4～5cm）	ⅡA	ⅡB	ⅢA	ⅢB
T_3	T_3（>5～7cm）	ⅡB	ⅢA	ⅢB	ⅢC
	T_3（Inv）	ⅡB	ⅢA	ⅢB	ⅢC
	T_3（Satell）	ⅡB	ⅢA	ⅢB	ⅢC
T_4	T_4（>7cm）	ⅢA	ⅢA	ⅢB	ⅢC
	T_4（Inv）	ⅢA	ⅢA	ⅢB	ⅢC
	T_4（Ipsi Nod）	ⅢA	ⅢA	ⅢB	ⅢC
M_1	M_{1a}（Pl Dissem）	ⅣA	ⅣA	ⅣA	ⅣA
	M_{1a}（ContrNod）	ⅣA	ⅣA	ⅣA	ⅣA
	M_{1b}（Single）	ⅣA	ⅣA	ⅣA	ⅣA
	M_{1c}（Multi）	ⅣB	ⅣB	ⅣB	ⅣB

Cent. 中央；ViscPl. 内脏胸膜；Inv. 侵犯胸壁，心包、膈膜神经；Satell. 同一肺叶内单独肿瘤结节；Pl Dissem. 恶性胸膜 / 心包积液，或胸膜 / 心包结节；ContrNod. 对侧叶单独肿瘤结节；Single. 单个胸腔外转移瘤；Multi. 多发性胸外转移

化疗，以降低肿瘤复发风险。若手术切缘呈阳性，即手术切除范围未达到安全边界，存在肿瘤残留可能性，此时建议再次进行手术切除，以彻底清除肿瘤组织；若患者身体状况无法耐受再次手术，可考虑采用放疗，通过高能射线精准照射肿瘤残留部位，杀灭癌细胞。

2. 可切除的 cN_2 期：推荐采用新辅助化放疗或单纯化疗方案，一般给予 3 个周期铂类双药治疗。治疗后需进行放射学再评估和再分期，以明确肿瘤对治疗的反应情况。若评估显示肿瘤无明显进展，表明前期治疗有效，建议进行完整的手术切除，尽可能彻底清除肿瘤病灶，术后再根据患者具体情况评估是否需要辅助化疗，进一步巩固治疗效果。

3. 无法切除的ⅢA～C 期：首先进行根治性同期放化疗（concurrent chemoradiation，CCRT），通过放疗与化疗同步进行，发挥二者的协同作用，最大限度地控制肿瘤生长。完成放化疗后，再次对患者病情进行评估，根据评估结果判断是否适合进行巩固性免疫疗法，通过激活患者自身免疫系统来持续对抗肿瘤细胞，延长患者生存期，提高生活质量。

三、前免疫疗法时代的治疗模式

（一）手术加辅助治疗

Ⅲ期 NSCLC 处于可切除与不可切除疾病的中间状态[8]。故而，手术作为多模式治疗Ⅲ期 NSCLC 的一部分，其在治疗中的作用一直颇具争议。然

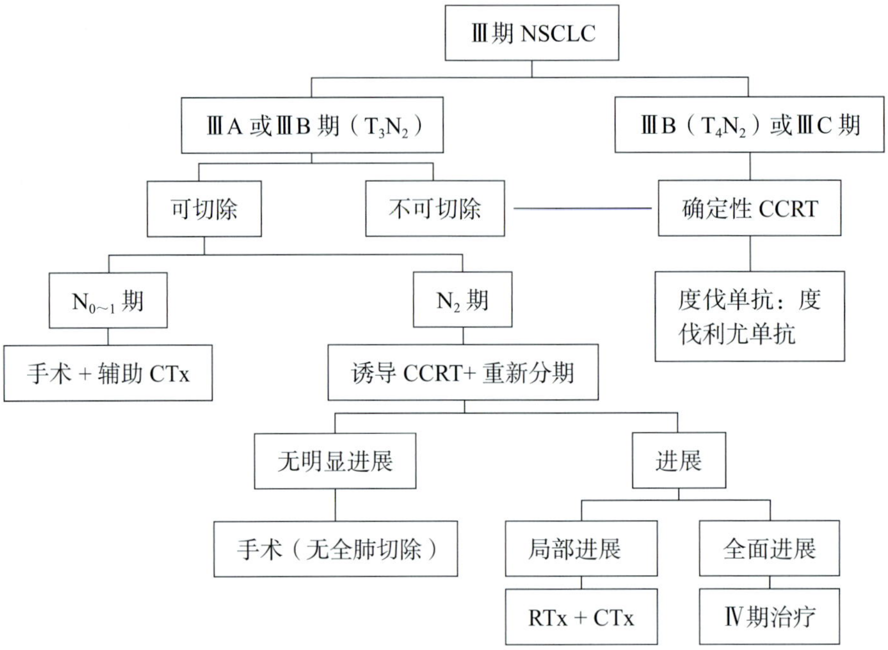

▲ 图 7–1　三期 NSCLC 的管理原则

NSCLC. 非小细胞肺癌；CCRT. 同步放化疗；CTx. 化疗；RTx. 放疗

而，Ⅲ期 NSCLC 围术期全身治疗的不断改进，使得符合根治性切除条件的患者比例有所提高。对于 $cT_3N_1/T_4N_{0\sim1}$ 的ⅢA 期 NSCLC 患者，或者术后意外诊断为 pN_2 的 cN_0 患者，一般可考虑先行手术切除，术后开展辅助化疗。在辅助治疗方面，标准的铂类双药化疗周期为 4 个周期。肺部顺铂辅助化疗评估（lung adjuvant cisplatin evaluation，LACE）协作组开展了一项 Meta 分析，对 4584 例接受顺铂辅助化疗的完全切除 NSCLC 患者进行评估。结果显示，以顺铂为基础的辅助化疗能够使 5 年总生存率提高 5.4%，死亡风险降低 11%（HR=0.89，95%CI 0.82～0.96，$P = 0.0043$）[12]。其中，Ⅱ期（HR=0.83，95%CI 0.73～0.95）和ⅢA 期（HR=0.83，95%CI 0.72～0.94）患者获益显著。基于Ⅲ期临床试验及 Meta 分析结果，对于身体状况良好、术后恢复顺利且器官功能正常的Ⅲ期 NSCLC 患者，完全切除术后辅助化疗已被确定为标准治疗方案。

侵犯周围结构的 T_4 肿瘤是一类特殊的患者亚群，在疾病前期，手术治疗往往颇具挑战性。实施广泛的手术切除（包括切除受累结构），存在的复发率和死亡率风险较高，因此，仅应挑选身体状况良好、耐受性强的患者进行此类手术[13]。在手术中，实现肿瘤的完全切除是影响患者生存的关键因素。对于部分特殊肿瘤，如侵犯上腔静脉、左心房、心窝及心包内肺血管的肿瘤，实现完全切除具有一定可能性。相关研究报道称，这类患者的 5 年生存率处于 9%～48%[14, 15]。然而，也有研究指出，22.7% 的 $T_{3\sim4}N_{0\sim1}$ 患者无法进行手术切除，尤其是食管或气管受侵的患者[16]。既往部分研究表明，对于 $T_3{\sim}T_4N_{0\sim1}$ 的Ⅲ期 NSCLC 患者，无论是否联合放疗，新辅助化疗均有助于患者实现肿瘤的完全切除，进而提高生存率[17, 18]。但值得注意的是，新辅助治疗对于中心型 T_4 肿瘤的治疗效果并不明显，部分研究认为新辅助治疗对该类患者的生存率并无明显影响[19, 20]。此外，若患者出现病理 N_2 病变，即便实现了肿瘤的完全切除，其预后情况依旧较差[21, 22]。综上所述，通过支气管内超声引导下经支气管针吸术（EBUS-TBNA）进行准确的纵隔分期，对于确定该类患者的最佳治疗策略具有至关重要的意义。

综上所述，对于可切除的 $cT_3N_1/T_4N_{0\sim1}$ Ⅲ期 NSCLC 患者而言，术后辅助治疗是标准治疗方案。在这类患者的治疗过程中，能否实现完全切除及纵隔淋巴结是否未受累，是影响预后的关键因素。因此，借助多学科评估判定患者的可切除性，以及运用精准手段对术前纵隔淋巴结进行准确分期，在整个治疗决策过程中发挥着至关重要的作用，直接关系到后续治疗方案的选择及患者的治疗效果与生存预后 。

（二）新辅助治疗加手术

新辅助化疗在理论上具有多重优势。首先，可早期干预微转移病灶，有效控制疾病进展；其次，通过缩小肿瘤体积实现降期，从而提高手术切除率；最后，与术后化疗相比，患者对新辅助化疗的耐受性更佳[23]。然而，在临床实践中，需要审慎权衡其潜在风险：一方面，化疗耐药可能导致疾病进展，从而丧失手术机会；另一方面，化疗相关毒性反应可能延误局部治疗的时机[24]。

在Ⅲ期 NSCLC 的治疗中，对于肺上沟瘤患者或潜在可切除的 cN_2 病变患者，通常推荐采用新辅助治疗联合手术的综合治疗方案[25]。尽管术前同步放化疗后手术已成为肺上沟瘤的标准治疗模式，但 N_2 病变的手术治疗策略仍是Ⅲ期 NSCLC 最具争议的临床问题之一。根据影像学特征，N_2 淋巴结转移可分为“融合型”和“离散型”两种类型。融合型 N_2 转移表现为 CT 影像上无法区分单个淋巴结的边界，而离散型 N_2 转移则表现为转移淋巴结与周围组织结构界限清晰。手术适应证主要取决于 N_2 病变的类型，一般而言，对于融合型或多站 N_2 病变，不建议采用手术治疗[26]。对于经过严格筛选的 N_2 受累患者，可考虑采用手术切除联合全身化疗的综合治疗方案。

目前，三项具有里程碑意义的Ⅲ期临床试验为纵隔淋巴结转移（N_2）的ⅢA 期 NSCLC 的新辅助治疗策略提供了重要循证依据。EORTC 08941 研究[27]显示，在接受 3 个周期铂类新辅助化疗后获得缓解的 N_2ⅢA 期 NSCLC 患者中，手术组与放疗组的 5 年生存率无显著差异（15.7% vs. 14%），且手术组仅 50% 的患者实现了完全切除。这一结果提示，单纯新辅助化疗后手术的获益有限。美国 0139 组间试验[28]纳入了 429 例经活检证实的潜在可切除 N_2ⅢA 期 NSCLC 患者病例，比较了新辅助放化疗后手术与根治性放化疗的疗效。结果显示，虽然两组 5 年生存率无统计学差异（27% vs. 20%，P=0.10），但手术组无进展生存期（PFS）显著延长（12.8 个月 vs. 10.5 个月，P=0.017）。值得注意的是，亚组分析显示，肺叶切除术患者的 5 年生存率显著优于根治性放疗组（36% vs. 18%，P=0.002），但肺切除术患者术后 30 天死亡率高达 26%，提示新辅助治疗后肺叶切除术可能更具临床价值。ESPATUE 研究[29]则探索了诱导放化疗后手术与根治性放化疗的疗效差异。该研究结果显示，两组 5 年生存率均达到较高水平（44% vs. 40%，P=0.34），但未显示出统计学差异。研究者认为，这可能与严格的患者选择标准（仅纳入诱导治疗有效者）和有限的样本量（手术组 81 例，放化疗组 80 例）有关。一项纳入 5 项随机对照试验和 4 项回顾性研究的 Meta 分析[30]进一步证实，新辅助治疗（联合或不联合放疗）后手术的疗效优于单纯化疗，特别是对于适合肺叶切除术的患者。基于现有证据，虽然同步放化疗仍是Ⅲ期 N_2 NSCLC 的主要治疗策略，但对于经过严格筛选、对新辅助治疗反应良好且适合肺叶切除术的患者，新辅助放化疗或化疗后手术仍是一种可行的治疗选择。

（三）非手术治疗

对于不可切除的Ⅲ期 NSCLC 患者，目前的标准治疗方案为全身细胞毒药物联合放疗。临床实践中主要采用 3 种铂类双药化疗方案：顺铂联合依托泊苷（PE 方案）、卡铂联合紫杉醇（CP 方案）及顺铂联合长春瑞滨。这些方案可单独使用，也可作为同步放化疗、新辅助治疗或辅助治疗的组成部分。两项关键性Ⅲ期临床试验为不可切除Ⅲ期 NSCLC 的治疗策略提供了重要依据。Liang

等[31]的研究比较了同步放疗（60～66Gy）联合PE方案与CP方案的疗效，结果显示两组在总生存期方面无显著差异（PE组23.3个月 vs. CP组20.7个月，P=0.095）。PROCLAIM研究[32]则评估了培美曲塞–顺铂同步放疗后培美曲塞巩固治疗（PP方案）与PE方案的疗效，虽然两组中位OS相似（PP组25.0个月 vs. PE组26.8个月，P=0.831），但PP方案显示出更好的安全性，尤其是3级及以上中性粒细胞减少发病率显著降低（PP组44.5% vs. PE组24.4%，P=0.001）。大量随机对照试验证实，与单纯放疗相比铂类化疗联合放疗可显著改善患者生存[33–36]。治疗时机的选择包括化疗后序贯放疗、CCRT及CCRT后巩固化疗等多种模式。NSCLC协作组的Meta分析[37]显示，与序贯治疗相比，CCRT可带来持续的生存获益，2年、3年和5年OS分别提高5.3%、5.7%和4.5%，这主要归因于局部控制的改善。然而，CCRT也增加了食管毒性的发生风险[38]。在放疗剂量方面，RTOG 7301试验[39]确立的标准方案为在6周内分30次总剂量为60Gy，这一方案沿用至今。RTOG 0617试验[40–42]比较了大剂量（74Gy/37fx）与标准剂量（60Gy/30fx）CCRT的疗效，结果显示高剂量组不仅未带来生存获益，反而与更高的局部复发率（34% vs. 25%）、更短的中位OS（20.3个月 vs. 28.7个月，P=0.004）及更高的治疗相关死亡率和严重食管炎发病率相关[43]。因此，目前不建议将常规分割放疗剂量提升至60Gy以上。

随着放疗技术的不断进步，调强放疗（intensity-modulated radiation therapy，IMRT）等先进技术的应用显著提升了治疗效果。IMRT通过计算机控制的直线加速器，能够实现高度适形的剂量分布，在提高肿瘤靶区照射剂量的同时，最大限度地减少对心脏、健侧肺组织及食管等重要器官的辐射损伤[44]。一项Ⅰ期非随机临床试验[45]评估了IMRT对侧食管保护技术在局部晚期NSCLC同步放化疗中的应用。该技术通过在靶区与对侧食管壁之间形成显著的剂量梯度，有效降低了放射性食管炎的发生风险，研究中未观察到3级及以上食管炎的发生。RTOG 0617试验的二次分析[46]进一步比较了IMRT和传统三维适形放疗（3D-CRT）的疗效差异。结果显示，IMRT显著降低了3级及以上放射性肺炎的发病率（3.5% vs. 7.9%，P=0.039），尽管两组在2年OS和PFS方面无显著差异。此外，多项早期研究[47, 48]表明，与3D-CRT相比，IMRT不仅降低了治疗中断率，还改善了接受同步放化疗的Ⅲ期NSCLC患者的OS。

为了进一步降低传统光子放疗的照射剂量和毒性，质子束放疗（PBT）已应用于不可切除的Ⅲ期NSCLC患者的治疗中。与调强放疗（IMRT）相比，质子束放疗的突出优势在于其剂量分布区更为狭窄，能够更精准地聚焦于肿瘤部位，减少对周围正常组织的照射[49–51]。回顾性数据以及Ⅱ期研究结果显示，对于Ⅲ期NSCLC患者，将总剂量为74Gy（GyE）的质子束放疗与铂类化疗同步使用，患者耐受性良好，中位总生存期可达26～49个月，同时食管和肺部的毒性反应较低。然而，目前PBT的治疗效果尚未得到充分验证。一项比较PBT和IMRT的前瞻性随机临床试验表明，在治疗失败（定义为发生放射性肺炎或局部复发）方面，两者并无显著差异[52]。目前，一项Ⅲ期试验（RTOG1308）正在开展，该试验旨在对比光子放疗与PBT在联合化疗中对不可切除的局部晚期NSCLC的治疗效果，其研究结果将为临床治疗决策提供更为有力的依据。

综上所述，对于不可切除的Ⅲ期NSCLC而言，放疗联合化疗是其标准治疗方案。近年来，放疗领域取得了显著进展，如调强放疗（IMRT）、质子束治疗（PBT）等新技术不断涌现。这些新技术能够实现更精确的剂量传递，同时降低治疗相关毒性。将这些新型放疗方法与全身治疗相结合，有望进一步提高局部控制率，延长患者的生存期。

四、Ⅲ期NSCLC的免疫治疗

随着免疫疗法的不断发展，Ⅲ期NSCLC的治疗手段发生了重大变革。免疫疗法与放疗之间存在协同作用，二者相辅相成[53]。多项Ⅱ期与Ⅲ期临床试验结果显示，相较于传统化疗，在常规治疗模式中纳入免疫疗法，能够通过提升局部控制效果和（或）诱导微转移灶脱落效应，实现更好的治疗效果，同时减少不良反应[54-57]。

（一）新辅助治疗环境中的免疫治疗

免疫检查点抑制剂在新辅助治疗中与化疗联合应用，为微转移性疾病的治疗提供了早期契机。目前，多项Ⅱ期临床试验正在探究新辅助免疫疗法在 NSCLC 中的治疗效果。NADIM 临床试验是首个针对可切除的ⅢA 期 NSCLC 患者，研究新辅助化疗联合免疫疗法的可行性、安全性及疗效的研究[58, 59]。在这项Ⅱ期、单臂、多中心研究中，患者在手术切除前接受紫杉醇（200mg/m³）、卡铂［AUC 6mg/(mL・min)］联合纳武利尤（360mg）治疗，每 3 周为 1 个周期，共 3 个周期，随后接受为期 1 年的纳武利尤单药辅助治疗（前 4 个月每 2 周用药 240mg，之后 8 个月每 4 周用药 480mg）。新辅助免疫疗法联合化疗的效果显著，3 年 OS 和 PFS 分别达到 81.9% 和 69.6%。此外，63% 接受手术的患者获得了完全病理缓解，83% 的患者至少达到了主要病理缓解（切除标本中存活肿瘤细胞<10%）。与未达到完全病理缓解或仅达到主要病理缓解的患者相比，完全病理缓解患者的 OS 和 PFS 明显更长。虽然最常见的 3～4 级毒性是血液毒性，但并未发现免疫介导毒性有明显增加。该试验表明，对于可切除的ⅢA 期 NSCLC 患者，新辅助纳武利尤单药或联合化疗在可行性、安全性、完全病理缓解率和生存率等方面均展现出良好的前景。

CheckMate-816 是第一项针对ⅠB～ⅢA 期 NSCLC 患者，评估新辅助免疫疗法联合化疗的随机Ⅲ期试验 。患者按 1:1 的比例被随机分配，分别接受纳武利尤联合铂类双药化疗，或单纯铂类化疗。患者需在新辅助治疗结束后的 6 周内接受手术[60]。结果显示，新辅助纳武利尤联合化疗组的无事件生存期显著延长，达到 31.6 个月（95%CI 30.2 至未达到），而单纯化疗组仅为 20.8 个月（95%CI 14.0～26.7）。此外，新辅助纳武利尤联合化疗组中，24% 的患者获得了病理完全应答（95%CI 18.0～31.0），而单纯化疗组这一比例仅为 2.2%（95%CI 0.6～5.6）。这种疗效改善在不同疾病分期和 PD-L1 表达水平的患者中均能观察到。在 3～4 级毒性方面，两组未见明显差异，联合治疗组发病率为 34%，单纯化疗组为 37%。探索性手术结果分析表明，与单纯化疗相比，新辅助纳武利尤联合化疗的患者手术时间更短，微创手术率更高，肺切除术实施比例更低。这种差异在ⅢA 期患者中尤为显著，两组均有超过 60% 的患者接受了手术。新辅助纳武利尤联合化疗组的放射学降期比例较高，这可能是其肺切除率较低的原因之一。接受纳武利尤联合化疗的患者中，11.4% 发生了 3 级或 4 级手术并发症，而单纯化疗组的这一比例为 14.8%。这些研究结果促使美国食品药物管理局（FDA）批准纳武利尤与铂类化疗联合用于新辅助治疗。

（二）联合免疫疗法和放化疗

众所周知，放疗可诱发远离照射部位的病灶在免疫介导下发生缩小（称为远隔效应），这一现象提示放疗具有增强宿主免疫功能的潜力[61]。基于此，研究者们致力于探索将免疫检查点抑制药与放疗的局部效应相结合，以期增强远隔效应的免疫放疗策略，已成为当前研究的热点领域。

放疗诱导的肿瘤细胞死亡可促进抗原呈递过程，并增强癌症抗原特异性 T 细胞的细胞毒活性。然而，放疗后释放的某些炎性细胞因子可上调 PD-L1 的表达，从而抑制 T 细胞的抗肿瘤作用。基于这一机制，抗 PD-L1 抗体疗法被开发用于恢复抗肿瘤免疫反应[62]。在Ⅲ期 NSCLC 的治疗领域，PACIFIC 试验是评估免疫疗法联合放化疗疗效的关键性研究[63, 64]。这项针对不可切除Ⅲ期 NSCLC 患者的Ⅲ期临床试验显示，在 CCRT 后采用德瓦鲁单抗维持治疗可显著改善患者预后。在中位随访 34.2 个月时，德瓦鲁单抗组的 5 年 OS 为 42.9%，显著高于安慰剂组的 33.4%

（HR=0.72，95%CI 0.59～0.89）；5 年无进展生存率（PFS）为 33.1%，明显优于安慰剂组的 19.0%（HR=0.55，95%CI 0.45～0.68）（图 7–2）。值得注意的是，放疗后使用免疫检查点抑制剂可能增加毒性风险，特别是放射性肺炎和免疫介导性肺炎的发病率。在本研究中，德瓦鲁单抗组的总体肺炎发病率为 33.9%，略高于安慰剂组的 24.8%，但两组间 3 级及以上严重肺炎发病率无显著差异（4.5% vs. 4.3%）。基于这些结果，美国 FDA 批准将德瓦鲁单抗作为不可切除Ⅲ期 NSCLC 患者 CCRT 后的标准治疗方案。后续的回顾性分析进一步探讨了 PD-L1 表达水平与疗效的相关性[65]。结果显示，无论化疗前 PD-L1 表达水平如何，德瓦鲁单抗均可显著改善 PFS（PD-L1 表达<25% 时，HR=0.59，95%CI 0.43～0.82；PD-L1 表达≥25% 时，HR=0.41，95%CI 0.26～0.65）。唯

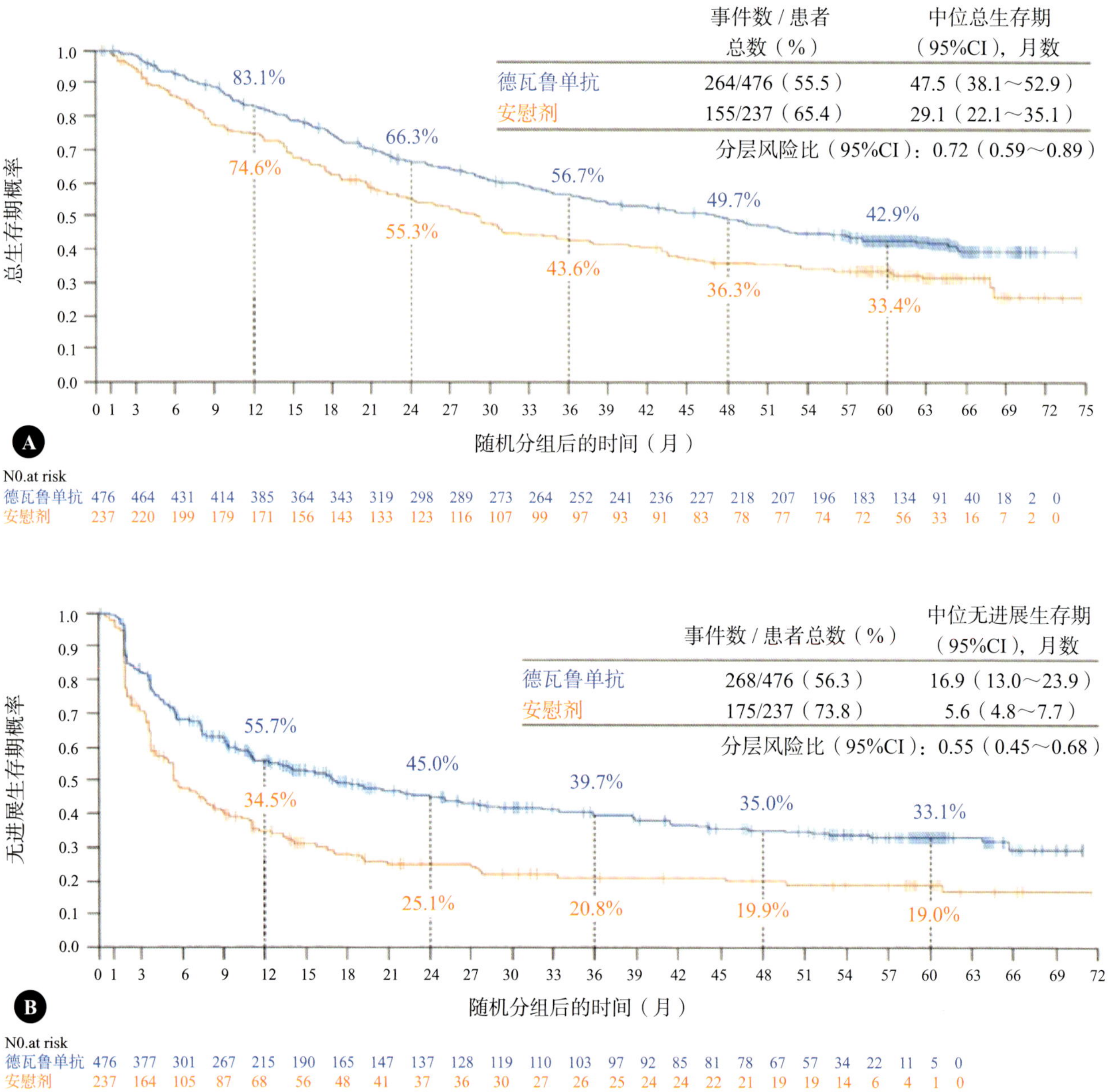

▲ **图 7–2 PACIFIC 试验中的总生存期（A）和无进展生存期（B）[65]**

垂直虚线表示年度时间点；相关的数值表示每个时间点的 OS 和 PFS 率。HR. 风险比；OS. 总生存期；PFS. 无进展生存期

一例外的是 PD-L1 表达 <1% 的患者亚组，其 OS 未显示显著获益（HR=1.15，95%CI 0.75～1.75），但该亚组的 PFS 仍倾向于德瓦鲁单抗治疗（HR=0.80，95%CI 0.53～1.20）。需要指出的是，由于驱动基因突变患者比例较低（6%），且 26.4% 的随机患者 EGFR 或 ALK 畸变状态不明，目前尚无法确定德瓦鲁单抗对这类患者的生存获益。

综上所述，PACIFIC 临床试验证实，对于 CCRT 后未出现疾病进展的不可切除Ⅲ期 NSCLC 患者，度伐单抗巩固治疗可显著改善患者的 PFS 和 OS，且治疗相关不良反应在可控范围内。然而，在 PD-L1 表达阴性或携带驱动基因突变的肿瘤患者中，CCRT 后联合免疫检查点抑制剂的治疗效果仍存在不确定性。因此，针对这些特定亚组人群，有必要开展进一步的临床研究，并通过探索潜在的生物标志物来筛选对免疫治疗联合放疗可能获益的优势人群。

五、分子靶向药物

基因检测在转移性 NSCLC 中的应用显著推动了精准治疗的发展。研究者们一直期待酪氨酸激酶抑制剂（tyrosine kinase inhibitor，TKI）疗法在局部晚期 NSCLC 治疗中也能发挥重要作用。研究表明，与 EGFR 野生型患者相比，*EGFR* 基因突变患者在铂类为基础化放疗后表现出较低的局部复发率，但远处转移（尤其是脑转移）进展较快[66, 67]。鉴于化放疗对 EGFR 突变肿瘤的疗效有限，TKI 治疗的相关研究应运而生。多项临床研究探讨了 TKI 在Ⅲ期 NSCLC 中的应用价值，但目前尚未获得明确证据支持 TKI 加入现有治疗模式能够带来临床获益。CALGB 30407 Ⅱ期研究评估了铂类双药化放疗后西妥昔单抗巩固治疗的疗效[68]，结果显示 18 个月 OS 在两组间无显著差异（西妥昔单抗组 58% vs. 对照组 54%）。RTOG 0617 Ⅲ期试验同样证实，在 CCRT 中加入西妥昔单抗未能带来额外获益。此外，SWOG S0023 Ⅲ期试验研究了 EGFR TKI 在Ⅲ期 NSCLC 中的应用[69]，该研究将 CCRT（顺铂 + 依托泊苷方案，随后进行 3 个周期多西他赛巩固治疗）后未进展的患者随机分配接受吉非替尼或安慰剂维持治疗 5 年。在中位随访 27 个月后，因潜在危害风险而提前终止研究，结果显示吉非替尼组中位 OS（23 个月）显著低于安慰剂组（35 个月，P=0.013），但其机制尚未明确。尽管早期病例系列研究提示靶向治疗联合化疗对 EGFR 突变Ⅲ期 NSCLC 可能具有潜在疗效，但在大规模Ⅲ期临床试验中屡次未能证实其优势。因此，该治疗策略目前尚未被纳入标准治疗方案。

结论

Ⅲ期 NSCLC 患者具有高度异质性，临床上有多种治疗策略可用于提高局部和远处病灶的控制率。尽管基于组织学亚型和肿瘤基因型的个体化治疗在理论上具有优势，但目前研究显示，这种“精准”治疗策略的疗效并未优于传统的同步放化疗方案。近年来，免疫治疗的出现为局部晚期 NSCLC 的治疗带来了重大突破。对于不可切除的Ⅲ期 NSCLC 患者，度伐单抗维持治疗已成为新的标准治疗方案，其在显著改善患者 OS 和 PFS 的同时，仅带来轻微增加的毒性反应。然而，在多模式治疗中纳入免疫疗法时，患者选择仍面临诸多挑战。特别是对于 PD-L1 表达低于 1% 或携带驱动基因突变的患者，其能否获得同等程度的治疗效果仍存在不确定性。未来需要进一步开展临床研究，以深入评估多模式治疗中各种潜在组合方案的疗效。这些研究可能为Ⅲ期 NSCLC 患者提供长期的疾病控制，甚至有望实现临床治愈。

参考文献

[1] Detterbeck FC, Boffa DJ, Kim AW, Tanoue LT. The eighth edition lung cancer stage classification. Chest. 2017;151:193–203.https://doi.org/10.1016/j.chest.2016.10.010.

[2] Amin MB, Edge S, Greene F, Byrd DR, Brookland RK, Washington MK, Gershenwald JE, Compton CC, Hess KR, et al. (Eds.). AJCC Cancer Staging Manual (8th edition). 2017.

[3] Sung H, Ferlay J, Siegel R, Laversannne M, Soerjomataram I, Jemal A, et al. Global cancer statistics 2020: GLOBOCAN estimates of incidence and mortality worldwide for 36 cancers in 185 countries. CA Cancer J Clin. 2021;71:209–49.https://doi.org/10.3322/caac.21660.

[4] Goldstraw P, Chansky K, Crowley J, Rami-Porta R, Asamura H, Eberhardt WE, et al. The IASLC Lung Cancer Staging Project: proposals for revision of the TNM stage groupings in the forthcoming (eighth) edition of the TNM classification for lung cancer. J Thorac Oncol. 2016;11:39–51.https://doi.org/10.1016/j.jtho.2015.09.009.

[5] Wu FZ, Kuo PL, Huang YL, Tang EK, Chen CS, Wu MT, et al. Differences in lung cancer characteristics and mortality rate between screened and non-screened cohorts. Sci Rep. 2019;9:19386.https://doi.org/10.1038/s41598–019– 56025–6.

[6] Postmus PE, Kerr KM, Oudkerk M, Senan S, Waller DA, Vansteenkiste J, et al. Early and locally advanced non-small-cell lung cancer (NSCLC): ESMO Clinical Practice Guidelines for diagnosis, treatment and follow-up. Ann Oncol. 2017;28(Suppl 4):1–21.https://doi.org/10.1093/annonc/mdx222.

[7] Kris MG, Gaspar LE, Chaft JE, Kennedy EB, Azzoli CG, Ellis PM, et al. Adjuvant systemic therapy and adjuvant radiation therapy for stage I to IIIa completely resected non–small-cell lung cancers: American Society of Clinical Oncology/Cancer Care Ontario Clinical Practice Guideline Update. J Clin Oncol. 2017;35:2960–74.https://doi.org/10.1200/JCO.2017.72.4401.

[8] Van Schil PE, Berzenji L, Yogeswaran SK, Hendriks JM, Lauwers P. Surgical management of stage IIIA non-small cell lung cancer. Front Oncol. 2017;7:249.https://doi.org/10.3389/fonc.2017.00249.

[9] Patel V, Shrager JB. Which patients with stage III non-small cell lung cancer should undergo surgical resection? Oncologist. 2005;10:335–44. https://doi.org/10.1634/theoncologist.10–5–335.

[10] Brunelli A, Kim AW, Berger KI, Addrizzo-Harris DJ. Physiologic evaluation of the patient with lung cancer being considered for resectional surgery: diagnosis and management of lung cancer, 3rd ed: American College of Chest Physicians evidence-based clinical practice guide lines. Chest. 2013;143(Suppl 5):e166S–90S. https://doi.org/10.1378/chest.12–2395.

[11] National Comprehensive Cancer Network. NCCN Guidelines Version 2.2021 Non-Small Cell Lung Cancer. https://www.nccn.org/professionals/physician_gls/pdf/nscl.pdf.

[12] Pignon JP, Tribodet H, Scagliotti GV, Douillard JY, Shepherd FA, Stephens RJ, et al. Lung adjuvant cisplatin evaluation: a pooled analysis by the LACE Collaborative Group. J Clin Oncol. 2008;26:3552–9.https://doi.org/10.1200/JCO.2007.13.9030.

[13] Pitz CCM, de la Rivière AB, van Swieten HA, Westermann CJJ, Lammers J-WJ, van den Bosch JMM. Results of surgical treatment of T4 non-small cell lung cancer. Eur J Cardiothorac Surg. 2003;24:1013–8.https://doi.org/10.1016/s1010–7940(03)00493–7.

[14] Chambers A, Routledge T, Bille A, Scarci M. Does surgery have a role in T4N0 and T4N1 lung cancer? Interact Cardiovasc Thorac Surg. 2010;11:473–9.https://doi.org/10.1510/icvts.2010.235119.

[15] Reardon ES, Schrump DS. Extended resections of non-small cell lung cancers invading the aorta, pulmonary artery, left atrium, or esophagus: can they be justified? Thorac Surg Clin. 2014;24:457–64.https://doi.org/10.1016/j.thorsurg.2014.07.012.

[16] Garrido P, Gonzalez-Larriba JL, Insa A, Provencio M, Torres A, Isla D, et al. Long-term survival associated with complete resection after induction chemotherapy in stage IIIA (N2) and IIIB (T4N0–1) non small-cell lung cancer patients: the Spanish Lung Cancer Group Trial 9901.J Clin Oncol. 2007;25:4736–42.https://doi.org/10.1200/JCO.2007.12.0014.

[17] Shien K, Toyooka S, Kiura K, Matsuo K, Soh J, Yamane M, et al. Induction chemoradio therapy followed by surgical resection for clinical T3 or T4 locally advanced non-small cell lung cancer. Ann Surg Oncol. 2012;19:2685–92.https://doi.org/10.1245/s10434–012–2302– x.

[18] Daly BD, Ebright MI, Walkey AJ, Fernando HC, Zaner KS, Morelli DM, et al. Impact of neo adjuvant chemoradiotherapy followed by surgical resection on node-negative T3 and T4 non-small cell lung cancer. J Thorac Cardiovasc Surg. 2011;141:1392–7.https://doi.org/10.1016/j.jtcvs.2010.12.011.

[19] Lococo F, Cesario A, Margaritora S, Dall'Armi V, Nachira D, Cusumano G, et al. Induction therapy followed by surgery for T3–T4/N0 non-small cell lung cancer: long-term results. Ann Thorac Surg. 2012;93:1633–40.https://doi.org/10.1016/j.athoracsur.2012.01.109.

[20] Uramoto H, Shimokawa H, Hanagiri T, Ichiki Y, Tanaka F. Factors predicting the surgical out come in patients with T3/4 lung cancer. Surg Today. 2014;44:2249–54.https://doi.org/10.1007/s00595–014–0861–0.

[21] Rendina EA, Venuta F, De Giacomo T, et al. Induction chemotherapy for T4 centrally located non-small cell lung cancer. J Thorac Cardiovasc Surg. 1999;117:225–33.

[22] De Leyn P, Dooms C, Kuzdzal J, Lardinois D, Passlick B, Rami-Porta R, et al. Revised ESTS guidelines for preoperative mediastinal lymph node staging for non-small-cell lung cancer. Eur J Cardiothorac Surg. 2014;45:787–98.https://doi.org/10.1093/ejcts/ezu028.

[23] Pataer A, Kalhor N, Correa AM, Raso MG, Erasmus JJ, Kim ES, et al. Histopathologic response criteria predict survival of patients with resected lung cancer after neoadjuvant che motherapy. J Thorac Oncol. 2012;7:825–32.https://doi.org/10.1097/JTO.0b013e318247504a.

[24] Chaft JE, Shyr Y, Sepesi B, Forde PM. Preoperative and postoperative systemic therapy for operable non-small-cell lung cancer. J Clin Oncol. 2022;40:546–55.https://doi.org/10.1200/JCO.21.01589.Epub 2022 Jan 5.

[25] Marulli G, Battistella L, Mammana M, Calabrese F, Rea F. Superior sulcus tumors (Pancoast tumors). Ann Transl Med. 2016;4:239.https://doi.org/10.21037/atm.2016.06.1.

[26] Ramnath N, Dilling TJ, Harris LJ, Kim AW, Michaud GC, Balekian AA, et al. Treatment of stage III non-small cell lung cancer: diagnosis and management of lung cancer, 3rd ed: American College of Chest Physicians evidence-based clinical practice guidelines. Chest. 2013;143(Suppl 5):e314S–40S. https://doi.org/10.1378/chest.12–2360.

[27] van Meerbeeck JP, Kramer GW, Van Schil PE, Legrand C, Smit EF, Schramel F, et al. Randomized controlled trial of resection versus radiotherapy after induction chemotherapy in stage IIIA-N2 non-small-cell lung cancer. J Natl Cancer Inst. 2007;99:442–50.https://doi.org/10.1093/jnci/djk093.

[28] Albain KS, Swann RS, Rusch VW, Turrisi AT III, Shepherd FA, Smith C, et al. Radiotherapy plus chemotherapy with or without surgical resection for stage III non-small-cell lung cancer: a phase III randomised controlled trial. Lancet. 2009;374:379–86.https://doi.org/10.1016/S0140–6736(09)60737–6.

[29] Eberhardt WE, Pottgen C, Gauler TC, Friedel G, Veit S, Heinrich V, et al. Phase III study of surgery versus definitive concurrent chemoradiotherapy boost in patients with resectable stage IIIA(N2) and selected IIIB non-small-cell lung cancer after induction chemotherapy and concurrent chemoradiotherapy (ESPATUE). J Clin Oncol. 2015;33:4194–201.https://doi.org/10.1200/JCO.2015.62.6812.

[30] Xu XL, Dan L, Chen W, Zhu SM, Mao WM. Neoadjuvant chemoradiotherapy or chemo therapy followed by surgery is superior to that followed by definitive chemoradiation or radio therapy in stage IIIA (N2) nonsmall-cell lung cancer : a meta-analysis and system review. Onco Targets Ther. 2016;9:845–53.https://doi.org/10.2147/OTT.S95511.

[31] Liang J, Bi N, Wu S, Chen M, Lv C, Zhao L, et al. Etoposide and cisplatin versus paclitaxel and carboplatin with concurrent thoracic radiotherapy in unresectable stage III non-small cell lung cancer: a

multicenter randomized phase III trial. Ann Oncol. 2017;28:777–83. https://doi.org/10.1093/annonc/mdx009.

[32] Senan S, Brade A, Wang LH, Vansteenkiste J, Dakhil S, Biesma B, et al. PROCLAIM: ran domized phase III trial of pemetrexed-cisplatin or etoposide-cisplatin plus thoracic radiation therapy followed by consolidation chemotherapy in locally advanced nonsquamous non-small-cell lung cancer. J Clin Oncol. 2016;34:953–62.https://doi.org/10.1200/JCO.2015.64.8824.

[33] Pignon JP, Stewart LA. Randomized trials of radiotherapy alone versus combined chemo therapy and radiotherapy in stages IIIa and IIIb nonsmall cell lung cancer: a meta-analysis. Cancer. 1996;77:2413–4.https://doi.org/10.1002/(SICI)1097–0142(19960601)77:11<2413::AID-CNCR34>3.0.CO;2– Y.

[34] Marino P, Preatoni A, Cantoni A. Randomized trials of radiotherapy alone versus combined chemotherapy and radiotherapy in stages IIIa and IIIb nonsmall cell lung cancer. A meta-analysis. Cancer. 1995;76:593–601.https://doi.org/10.1002/1097–0142(19950815)76:4<593::aid-cncr2820760409>3.0.co;2– n.

[35] Pritchard RS, Anthony SP. Chemotherapy plus radiotherapy compared with radiotherapy alone in the treatment of locally advanced, unresectable, non-small-cell lung cancer. A meta-analysis. Ann Intern Med. 1996;125:723–9.https://doi.org/10.7326/0003–4819– 125–9–199611010–00003.

[36] Belani CP, Choy H, Bonomi P, Scott C, Travis P, Haluschak J, et al. Combined chemora diotherapy regimens of paclitaxel and carboplatin for locally advanced non-small-cell lung cancer: a randomized phase II locally advanced multi-modality protocol. J Clin Oncol. 2005;23:5883–91.https://doi.org/10.1200/JCO.2005.55.405.

[37] Aupérin A, Péchoux C, Rolland E, Curran WJ, Furuse K, Fournel P, et al. Meta-analysis of concomitant versus sequential radiochemotherapy in locally advanced non-small-cell lung cancer. J Clin Oncol. 2010;28:2181–90.https://doi.org/10.1200/JCO.2009.26.2543.

[38] Zatloukal P, Petruzelka L, Zemanova M, Havel L, Janku F, Judas L, et al. Concurrent versus sequential chemoradiotherapy with cisplatin and vinorelbine in locally advanced non-small cell lung cancer: a randomized study. Lung Cancer. 2004;46:87–98.https://doi.org/10.1016/j.lungcan.2004.03.004.

[39] Perez CA, Stanley K, Rubin P, Kramer S, Brady L, Perez-Tamayo R, et al. A prospective randomized study of various irradiation doses and fractionation schedules in the treatment of inoperable non-oat-cell carcinoma of the lung. Preliminary report by the Radiation Therapy Oncology Group. Cancer. 1980;45:2744–53. https://doi.org/10.1002/1097–0142(19800601)45:11<2744::aid-cncr2820451108>3.0.co;2– u.

[40] Bradley JD, Paulus R, Komaki R, Masters G, Blumenschein G, Schild S, et al. A randomized phase III comparison of standard-dose (60 Gy) versus high-dose (74 Gy) conformal chemo radiotherapy with or without cetuximab for stage III non-small cell lung cancer: results on radiation dose in RTOG 0617.J Clin Oncol. 2013;31(Suppl):7501. https://doi.org/10.1200/jco.2013.31.15_suppl.7501.

[41] Bradley JD, Paulus R, Komaki R, Masters G, Blumenschein G, Schild S, et al. Standard-dose versus high-dose conformal radiotherapy with concurrent and consolidation carboplatin plus paclitaxel with or without cetuximab for patients with stage IIIA or IIIB non-small-cell lung cancer (RTOG 0617): a randomised, two-by-two factorial phase 3 study. Lancet Oncol. 2015;16:187–99.https://doi.org/10.1016/S1470–2045(14)71207–0.

[42] Hong JC, Salama JK. Dose escalation for unresectable locally advanced non-small cell lung cancer: end of the line? Transl Lung Cancer Res. 2016;5:126–33.https://doi.org/10.3978/j.issn.2218–6751.2016.01.07.

[43] Bradley JD, Hu C, Komaki R, Masters G, Blumenschein G, Schild S, et al. Long-term results of NRG Oncology RTOG 0617: standard–versus high-dose chemoradiotherapy with or without cetuximab for unresectable stage III non-small-cell lung cancer. J Clin Oncol. 2020;38:706–14.https://doi.org/10.1200/JCO.19.01162.

[44] Yom SS, Liao Z, Liu HH, Tucker SL, Hu CS, Wei X, et al. Initial evaluation of treatment-related pneumonitis in advanced-stage non-small-cell lung cancer patients treated with con current chemotherapy and intensity-modulated radiotherapy. Int J Radiat Oncol Biol Phys. 2007;68:94–102.https://doi.org/10.1016/j.ijrobp.2006.12.031.

[45] Kamran SC, Yeap BY, Ulysse CA, Cronin C, Bowes C, Durgin B, et al. Assessment of a contralateral esophagus-sparing technique in locally advanced lung cancer treated with high-dose chemoradiation: a phase 1 nonrandomized clinical trial. JAMA Oncol. 2021;7:910–4.https://doi.org/10.1001/jamaoncol.2021.0281.

[46] Chun SG, Hu C, Choy H, Komaki R, Timmerman RD, Schild SE, et al. Impact of intensity-modulated radiation therapy technique for locally advanced non-small-cell lung cancer: a sec ondary analysis of the NRG oncology RTOG 0617 randomized clinical trial. J Clin Oncol. 2017;35:56–62.https://doi.org/10.1200/JCO.2016.69.1378.

[47] Koshy M, Malik R, Spiotto M, Mahmood U, Rusthoven CG, Sher DJ. Association between intensity modulated radiotherapy and survival in patients with stage III non-small cell lung can cer treated with chemoradiotherapy. Lung Cancer. 2017;108:222–7.https://doi.org/10.1016/j.lungcan.2017.04.006.

[48] Jegadeesh N, Liu Y, Gillespie T, Fernandez F, Ramalingam S, Mikell J, et al. Evaluating intensity-modulated radiation therapy in locally advanced non-small-cell lung cancer: results from the national cancer data base. Clin Lung Cancer. 2016;17:398–405.https://doi.org/10.1016/j.cllc.2016.01.007.

[49] Chang YJ, Verma V, Li M, Zhang W, Komaki R, Lu C, et al. Proton beam radiotherapy and concurrent chemotherapy for unresectable stage III non-small cell lung cancer: final results of a phase 2 study. JAMA Oncol. 2017;3:e172032.https://doi.org/10.1001/jamaoncol.2017.2032.

[50] Nguyen QN, Ly NB, Komaki R, Levy LB, Gomez DR, Chang JY, et al. Long-term outcomes after proton therapy, with concurrent chemotherapy, for stage II-III inoperable non-small cell lung cancer. Radiother Oncol. 2015;115:367–72.https://doi.org/10.1016/j.radonc.2015.05.014.

[51] Oonishi K, Ishikawa H, Nakazawa K, Shiozawa T, Mori Y, Nakamura M, et al. Long-term outcomes of high-dose (74 GyE) proton beam therapy with concurrent chemother apy for stage III non-small-cell lung cancer. Thorac Cancer. 2021;12:1320–7.https://doi.org/10.1111/1759–7714.13896.

[52] Liao ZX, Lee JJ, Komaki R, Gomez DR, O'Reilly MS, Fossella FV, et al. Bayesian adaptive randomization trial of passive scattering proton therapy and intensity-modulated photon radiotherapy for locally advanced non-small-cell lung cancer. J Clin Oncol. 2018;36:1813–22. https://doi.org/10.1200/JCO.2017.74.0720.

[53] Daly ME, Monjazeb AM, Kelly K. Clinical trials integrating immunotherapy and radiation for non–small-cell lung cancer. J Thorac Oncol. 2015;10:1685–93.https://doi.org/10.1097/JTO.0000000000000686.

[54] Reckamp K, Radman MW, Dragnev KH, Minichiello K, Villaruz LC, Faller B, et al. Phase II randomized study of ramucirumab and pembrolizumab versus standard of care in advanced non-small-cell lung cancer previously treated with immunotherapy-Lung-MAP S1800A. J Clin Oncol. 2022;40:2295–306.https://doi.org/10.1200/JCO.22.00912.

[55] Durm GA, Jabbour SK, Althouse SK, Liu Z, Sadiq AA, Zon RT, et al. A phase 2 trial of con solidation pembrolizumab following concurrent chemoradiation for patients with unresectable stage III non-small cell lung cancer: Hoosier Cancer Research Network LUN 14–179.Cancer. 2020;126:4353–61.https://doi.org/10.1002/cncr.33083.

[56] Garassino M, Gadgeel S, Esteban E, Felip E, Speranza G, Domine M, et al. Patient-reported outcomes following pembrolizumab or placebo plus pemetrexed and platinum in patients with previously

untreated, metastatic, non-squamous non-small-cell lung cancer (KEYNOTE-189): a multicentre, double-blind, randomised, placebo-controlled, phase 3 trial. Lancet Oncol. 2020;21:387–97.https://doi.org/10.1016/S1470-2045(19)30801-0.

[57] Peters S, Spigel D, Ahn M, Tsuboi M, Chaft J, Harpole D, et al. MERMAID-1: A phase III study of adjuvant durvalumab plus chemotherapy in resected NSCLC patients with MRD+ post-surgery. J Thorac Oncol. 2021;16(Suppl 3):S258–9.https://doi.org/10.1016/j.jtho.2021.01.376.

[58] Provencio M, Nadal E, Insa A, García-Campelo MR, Casal-Rubio J, Dómine M, et al. Neoadjuvant chemotherapy and nivolumab in resectable non-small-cell lung cancer (NADIM): an open-label, multicentre, single-arm, phase 2 trial. Lancet Oncol. 2020;21:1413–22. https://doi.org/10.1016/S1470-2045(20)30453-8.

[59] Provencio M, Serna-Blasco R, Nadal E, Insa A, García-Campelo MR, Casal-Rubio J, et al. Overall survival and biomarker analysis of neoadjuvant nivolumab plus chemotherapy in oper able stage IIIA non-small-cell lung cancer (NADIM phase II trial). J Clin Oncol. 2022;40:2924.https://doi.org/10.1200/JCO.21.02660.

[60] Forde PM, Spicer J, Lu S, Provencio M, Mitsudomi T, Awad MM, et al. Neoadjuvant nivolumab plus chemotherapy in resectable lung cancer. N Engl J Med. 2022;386:1973–85.https://doi.org/10.1056/NEJMoa2202170.

[61] Grimaldi AM, Simeone E, Giannarelli D, Muto P, Falivene S, Borzillo V, et al. Abscopal effects of radiotherapy on advanced melanoma patients who progressed after ipilimumab immuno therapy. Onco Targets Ther. 2014;3:e28780.https://doi.org/10.4161/onci.28780.

[62] Franzi S, Mattioni G, Rijavec E, Croci GA, Tosi D. Neoadjuvant chemo-immunotherapy for locally advanced non-small-cell-lung cancer: a review of the literature. J Clin Med. 2022;11:2629.https://doi.org/10.3390/jcm11092629.

[63] Antonia SJ, Villegas A, Daniel D, Vicente D, Murakami S, Hui R, et al. Durvalumab after chemoradiotherapy in stage III non-small-cell lung cancer. N Engl J Med. 2017;377:1919–29.https://doi.org/10.1056/NEJMoa1709937.

[64] Antonia SJ, Villegas A, Daniel D, Vicente D, Murakami S, Hui R, et al. Overall survival with durvalumab after chemoradiotherapy in stage III NSCLC. N Engl J Med. 2018;379:2342–50.https://doi.org/10.1056/NEJMoa1809697.

[65] Spigel DR, Faivre-Finn C, Gray JE, Vicente D, Planchard D, Paz-Ares L, et al. Five-year survival outcomes from the PACIFIC trial: durvalumab after chemoradiotherapy in stage III non-small-cell lung cancer. J Clin Oncol. 2022;40:1301–11.https://doi.org/10.1200/JCO.21.01308.

[66] Qin Q, Peng B, Li B. The impact of epidermal growth factor receptor mutations on the efficacy of definitive chemoradiotherapy in patients with locally advanced unresectable stage III non– small cell lung cancer: a systematic review and meta-analysis. Expert Rev Anticancer Ther. 2019;19:533–9.https://doi.org/10.1080/14737140.2019.1621754.

[67] Blumenschein GR Jr, Paulus R, Curran WJ, Robert F, Fossella F, Werner-Wasik M, et al. Phase II study of cetuximab in combination with chemoradiation in patients with stage IIIA/B non-small-cell lung cancer: RTOG 0324.J Clin Oncol. 2011;29:2312–8.https://doi.org/10.1200/JCO.2010.31.7875.

[68] Govindan R, Bogart J, Stinchcombe T, Wang X, Hodgson L, Kratzke R, et al. Randomized phase II study of pemetrexed, carboplatin, and thoracic radiation with or without cetux imab in patients with locally advanced unresectable non-small-cell lung cancer: Cancer and Leukemia Group B trial 30407.J Clin Oncol. 2011;29:3120–5.https://doi.org/10.1200/JCO.2010.33.4979.

[69] Kelly K, Chansky K, Gaspar LE, Albain KS, Jett J, Ung YC, et al. Phase III trial of mainte nance gefitinib or placebo after concurrent chemoradiotherapy and docetaxel consolidation in inoperable stage III non–small-cell lung cancer: SWOG S0023.J Clin Oncol. 2008;26:2450–6.https://doi.org/10.1200/JCO.2007.14.4824.

第 8 章　Ⅳ期非小细胞肺癌的治疗
Treatment of Stage IV Non-small Cell Lung Cancer

Thomas Yang Sun　Millie Das　著
汪冠男　王亚楠　译　　李　彤　校

肺癌是所有癌症中死亡率最高的疾病，全球每年约有 200 万人因其死亡；新发肺癌病例的数量持续增加[1]。在美国，肺癌的死亡人数超过了乳腺癌、前列腺癌和结肠癌的总和[2]。遗憾的是，大多数肺癌在被诊断时已经是第Ⅳ期，发病率大约为每 10 万人中发生 20 例，是早期阶段的 2 倍以上[3]。由于新疗法的进步，第四期癌症患者的 5 年生存率有所提高，但仍低于 10%[4]。过去 10 年里，免疫疗法和靶向疗法的出现显著改善了这一患者群体的生存预期。在本章中，我们将讲述第四期 NSCLC 那些令人振奋的新治疗进展，并提供的建议治疗。

除非在极少数情况下，第Ⅳ期 NSCLC 是不可治愈的，通常推荐的治疗方法是系统疗法。当前的治疗选择是单一药物或以下几种药物的组合：化疗、生物制剂、分子靶向疗法和免疫疗法。

从历史上看，化疗一直是唯一的治疗选择。一项 Meta 分析显示，与最佳支持护理相比，化疗可带来大约 10% 的绝对生存优势[5]，导致 20 世纪 90 年代开始采用基于铂类的双药化疗。从 2005 年开始，如贝伐珠单抗和雷莫芦单抗这样的抗血管生成生物制剂被发现能够提供小但统计上显著的总生存期提升，约 5%，特别是在腺癌亚型中[6]（图 8–1）。肺癌治疗的下一个进展始于 2010 年，当时首次针对带有底层驱动基因的 NSCLC 肿瘤的分子靶向治疗问世，最著名的是 EGFR。2016 年，首次针对晚期 NSCLC 患者的新型检查点抑制药试验发表，随着时间的推移，免疫疗法已成为一些第Ⅳ期疾病患者的一线治疗，对选择性患者产生持久的反应，暗示了治愈的可能性[7]。

一、组织学

为第四期 NSCLC 决定首次治疗的第一步是确定肿瘤的组织亚型，因为生物行为和治疗选择根据这一特征有很大差异。NSCLC 的主要亚型是腺癌、鳞状细胞癌（squamous cell carcinoma，SCC）和大细胞神经内分泌癌（large cell neuroendocrine carcinoma，LCNEC）。其他较少见的组织学亚型包括腺鳞状癌和肉瘤样癌[8]。大约 40% 的 NSCLC 是腺癌，25%～30% 是 SCC，10%～15% 是 LCNEC[9]。图 8–2 显示了一个建议的治疗方案。

（一）腺癌与鳞状细胞癌

腺癌与鳞状细胞癌的治疗方法有所不同。培美曲塞被推荐和批准用于肺腺癌的治疗，但不适用于 SCC，因为与其他化疗药物相比，其疗效更好，耐受性更好[10]。2008 年的一项关键性Ⅲ期试验比较了顺铂 / 吉西他滨与顺铂 / 培美曲塞，发现在非 SCC 癌症患者中，培美曲塞组的 OS 更优（12.6 个月 vs. 10.9 个月），但在 SCC 癌症患者中较差（9.4 个月 vs. 10.8 个月）[11]。接受培美曲塞治疗的患者耐受性更好，严重中性粒细胞减少症、贫血、血小板减少症和脱发的发病率更低。类似的试验发现培美曲塞比紫杉醇和多西他赛的耐受性更好[12]。因此，培美曲塞是治疗腺癌的首选化疗药物。

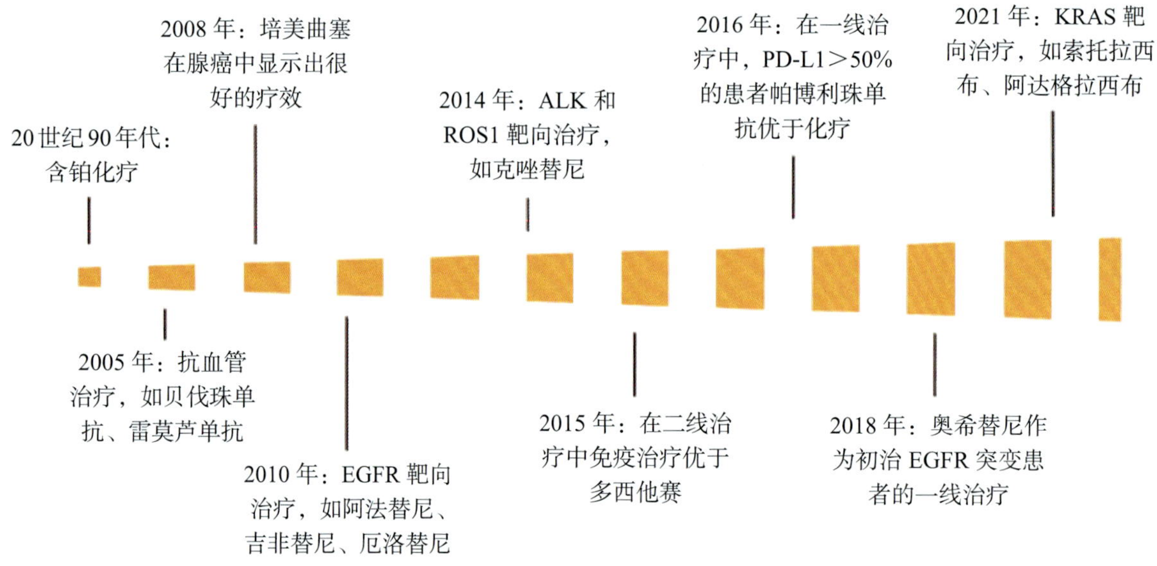

▲ 图 8-1　Ⅳ期非小细胞肺癌治疗演变时间线

另一个区别在于使用抗血管生成生物制剂。一项随机Ⅱ期试验对 99 名患者进行了有无贝伐珠单抗的化疗比较，发现 13 名 SCC 患者中有 4 名（31%）出现了过高的致命性肺出血率，而 54 名非 SCC 患者中只有 2 名（4%）[13]。由于这种增加的毒性，后续研究排除了 SCC 组织学在贝伐珠单抗试验中，并在患有鳞状组织学的患者中避免使用贝伐珠单抗。贝伐珠单抗是一种针对 VEGF-A 的单克隆抗体，而雷莫芦单抗后来被开发出来靶向 VEGF 受体。在Ⅲ期 REVEL 试验中，1253 名复发性疾病患者，包括 SCC 患者，被随机分配接受多西他赛与安慰剂或多西他赛与雷莫芦单抗[14]。非 SCC 和 SCC 患者的严重肺出血率相同（各为 1%）。因此，对于未接受治疗的患者，贝伐珠单抗只应考虑用于非 SCC 组织学，而雷莫芦单抗可在二线设置中考虑用于 SCC 和非 SCC 组织学。

最后，可行的突变，如 *EGFR*、*ALK*、*ROS1* 和 *KRAS* 基因中的突变，在腺癌中比 SCC 更为常见。例如，EGFR 突变在美国约占腺癌的 15%，在亚洲人群中发病率高达 60%[15, 16]。相比之下，*EGFR* 突变在 SCC 中仅占 0%～3%[17]。同样，*KRAS* 突变在 30% 的肺腺癌中出现，但在 SCC 中只有 5%[18]。因此，对于任何含有腺癌成分的肿瘤，建议进行快速的分子检测，而 SCC 则是可选的。

（二）大细胞神经内分泌癌

大细胞神经内分泌癌历史上被归类为 NSCLC，尽管它是类似于小细胞肺癌（small cell lung cancer，SCLC）的高级别神经内分泌肿瘤。这种分类是基于最初的基因组测序研究表明 LCNEC 的突变模式更接近 NSCLC 而不是 SCLC[19]。然而，最近更全面的全外显子组和转录组研究显示了相反的情况；尽管 LCNEC 与腺癌和 SCC 共享常见基因突变，但它们与腺癌和 SCC 在转录上没有相似性，而是与 SCLC 更为相似[20]。从临床上看，LCNEC 的生存结果也更类似于 SCLC 而不是 NSCLC[21, 22]。

出于这些原因，我们和其他人建议 LCNEC 的治疗应遵循 SCLC 的治疗[23]。然而，使用 NSCLC 方案治疗 LCNEC 也是公认的做法，因为 LCNEC 通常包括在 NSCLC 试验中[11, 24]。由于 LCNEC 相对罕见，目前没有高质量的数据比较 NSCLC 和 SCLC 方案之间的生存结果。一项对 79 例病例的回顾性分析显示，接受 NSCLC 方案治疗的 RB1 野生型病例（铂类药物与吉西他滨或紫杉醇）的 OS 更长（9.6 个月 vs. 5.8 个月），而使用 SCLC 方

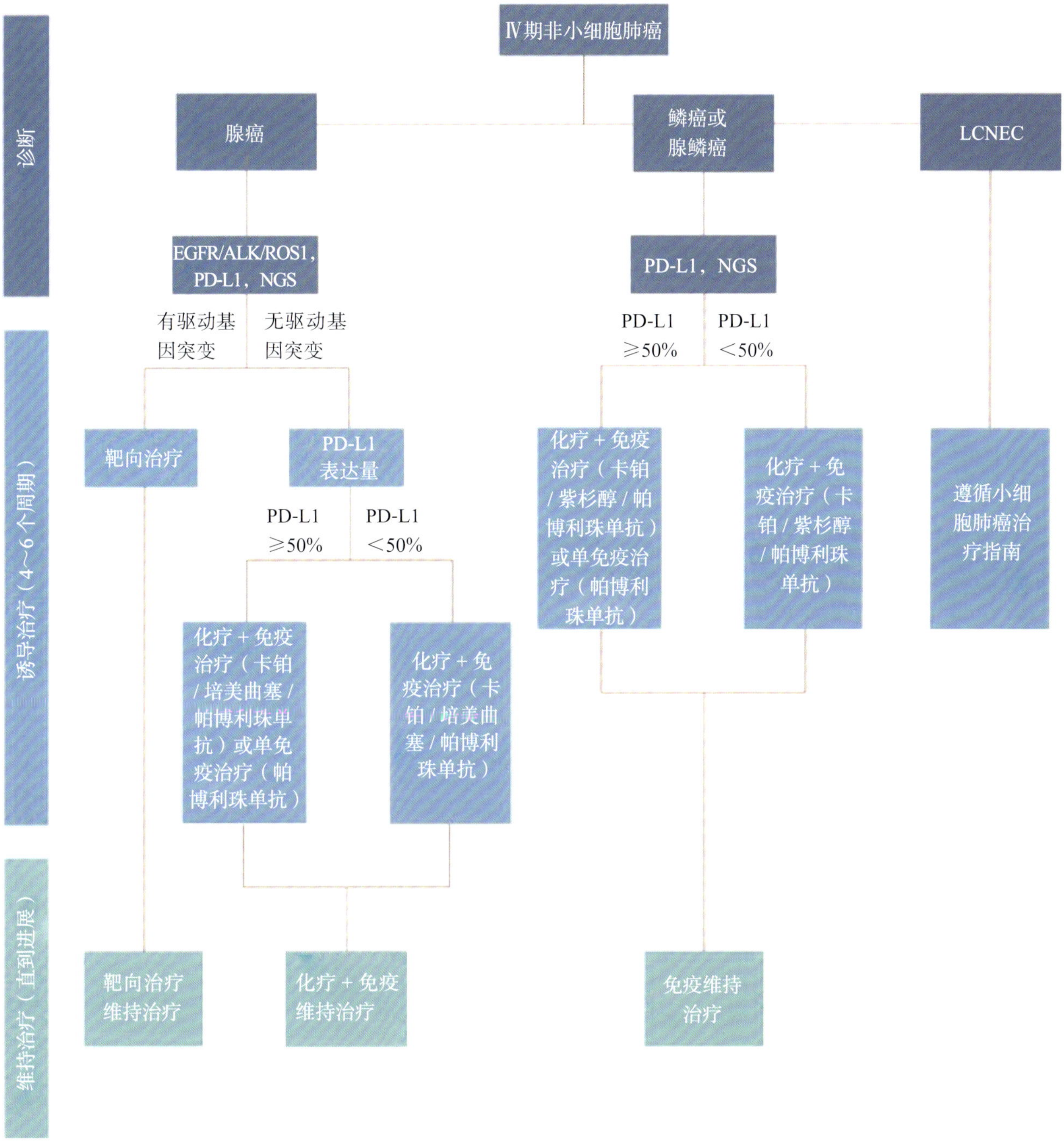

▲ 图 8–2　非小细胞肺癌治疗流程

LCNEC. 大细胞神经内分泌癌；NGS. 下一代测序

案治疗（铂类药物与依托泊苷）[25]。值得注意的是，在这项研究中，RB1 突变的 LCNEC 病例在接受不同方案治疗时的结果相似。这项研究受到其回顾性性质的限制，缺乏多变量生存分析。RB1 状态与化疗方案类型之间的相互作用检验在统计学上并不显著。因此，在临床实践中，我们目前通常不会根据 RB1 状态决定治疗方案，并通常根据最新数据表明这两种组织学之间的肿瘤生物学有较大相似性，因此通常会给这两种组织学特征的患者使用 SCLC 方案。

（三）肉瘤样癌

肺部肉瘤样癌是一种罕见的亚型，占所有肺

部肿瘤的 0.1%～0.4%[26]。大多数患者是有显著吸烟史的老年男性。肉瘤样癌以侵袭性强和预后差而著称，化疗的反应率为 8%，中位 OS 为 9.9 个月[27]。对于这种罕见疾病，没有标准治疗方案，铂类双药化疗结合免疫疗法等组合是合理的。在我们的实践中，我们通常使用紫杉醇或吉西他滨，而不是培美曲塞，与铂类药物和免疫疗法结合使用，因为这两种化疗药物在软组织肉瘤中显示出更大的活性。

二、可行突变

自 2010 年以来，靶向疗法的发展能够抑制那些由单个遗传驱动因素驱动的肿瘤生长，这也被称为癌基因成瘾，显著改变了治疗格局，并显著延长了特定患者群体的生存时间。这种定制化治疗可以转化为数月甚至数年的生存益处。例如，第一代 EGFR 抑制药吉非替尼在与化疗的Ⅲ期随机对照试验中平均额外增加了 6.9 个月的 OS[28]。在许多情况下，靶向治疗已取代化疗或化免疗法作为首选一线方案，原因是反应率更高、耐受性更好，以及口服给药的更便利。

决定治疗方案时，一旦确定了 NSCLC 的特定组织学，接下来就需要确定该亚型（通常是腺癌）是否与高概率携带可用于靶向治疗的驱动突变有关。对于至少含有腺癌成分的任何 NSCLC，建议进行分子检测。*EGFR*、*ALK*、*ROS1*、*BRAF*、*NTRK1/2/3*、*MET* 外显子 14 跳跃突变和 *RET* 基因改变的一线疗法都已存在（表 8-1）。

表 8-1 少见可操作靶点及潜在的靶向治疗选择

驱动基因	在 NSCLC 中的频率（%）	靶向治疗选择
ROS1	1	克唑替尼，恩曲替尼
HER2	1～3	吡妥珠单抗德鲁替康，阿多 - 曲妥珠单抗恩美坦辛[a]
MET 外显子 14 跳跃	1～3	卡普马替尼，特泊替尼
BRAF V600E	1～3	达拉非尼 + 曲美替尼
RET	1～2	塞尔帕替尼，普拉西替尼
NTRK	<1	拉罗替尼，恩曲替尼

a. FDA 尚未批准这一个适应证

（一）*EGFR*

EGFR 是一个细胞表面酪氨酸激酶受体，激活后会通过 Ras/MAPK、PI3K/AKT 和 STAT 途径促进细胞快速分裂和迁移[29]。这个基因的突变可以在 15%～60% 的腺癌中发现，其中在不吸烟的亚洲人群中更为常见[15, 16]。自 2009 年起，涉及 EGFR 靶向抑制药的重要试验，如 IPASS 研究，证明了 EGFR 酪氨酸激酶抑制药在一线设置中比传统的铂类双药化疗更有效[30]。对于那些对第一或第二代 TKI 产生耐药性的患者，并被发现在 *EGFR* 中有 *T790M* 替代突变（在 60% 获得性耐药病例中见到），可以选择奥希替尼，即一种第三代 TKI[31]。2018 年，来自Ⅲ期 FLAURA 的结果显示，接受奥希替尼治疗的先前未经治疗的 *EGFR* 突变阳性疾病患者的 OS 显著优于接受早期一代 TKI 治疗的患者（38.6 个月 vs. 31.8 个月），尽管有 31% 的患者转换治疗[32]。由于这一关键试验，奥希替尼现在是携带以下敏感性 *EGFR* 突变的肿瘤患者的首选一线治疗方案：外显子 19 缺失、*L858R*、*S768I*、*L861Q* 和 *G719X*。值得注意的是，EGFR 外显子 20 插入突变对口服 TKI 不敏感，通常推荐铂类基础化疗作为一线治疗。

（二）ALK

ALK 基因的染色体重排在 3%～5% 的 NSCLC 中发现，尤其是在从未吸烟的患者中[33]。由 ELM4-ALK 融合产生的致癌蛋白是最常见的[34]。与通过基因测序方法检测的 EGFR 突变不同，ALK 改变还可以通过荧光原位杂交（fluorescence in situ hybridization，FISH）或免疫组化（immunohistochemistry，IHC）检测发现，这在一些机构可以提供更快的周转时间[35]。2014 年的一项关键试验随机将 ALK 阳性肿瘤的患者分配到 ALK 抑制药克唑替尼或标准化

疗，发现接受克唑替尼治疗的患者具有显著更高的总反应率（74% vs. 45%）、更长的无进展生存期（10.9 个月 vs. 7 个月）和经交叉校正后更长的 OS[36]。这项试验显示了令人印象深刻的生存率，克唑替尼组的大多数患者（56.6%）在 4 年时仍然存活。超越第一代克唑替尼的是较新的 ALK TKI 阿来替尼、布加替尼和洛拉替尼，它们均显示出更高的总反应率（overall response rate，ORR）和与克唑替尼相比显著更长的 PFS，并且现已获得 FDA 批准作为 ALK 基因重排患者的一线治疗方案[37-39]。在Ⅲ期 ALEX 研究中，比较了阿来替尼和克唑替尼，ORR 分别为 82.9% 和 75.5%，PFS 更长 3 倍（34.8 个月 vs. 10.9 个月），支持接受阿来替尼治疗的患者[40]。因为目前尚未有比较这些新型药物的试验，所以不清楚哪种最有效。鉴于可用的长期随访数据和整体良好的耐受性，阿来替尼是最常用的一线 ALK TKI。由于洛拉替尼在治疗对之前 ALK 治疗产生获得性耐药的肿瘤时的有效性，通常被考虑为二线治疗，尽管这种药物更常与水肿和认知不良反应相关，需要考虑[41]。

（三）ROS1

约 1% 的 NSCLC 由 *ROS1* 基因的染色体重排驱动[42]。与 *EGFR* 和 *ALK* 突变肿瘤类似，ROS1 肿瘤通常发现于无吸烟史的年轻患者。与 ALK 驱动的 NSCLC 一样，ROS1 易位也可以通过 FISH 和 IHC 及基因测序检测到。FDA 批准的 ROS1 阳性 NSCLC 患者的一线治疗方案是克唑替尼和恩曲替尼。一项对 50 名接受克唑替尼治疗的患者进行的单臂、国际试验注意到了令人印象深刻的 ORR 为 72%，中位 PFS 为 19.2 个月，OS 为 51 个月[43]。另一项研究报道，接受恩曲替尼治疗的 ROS1 阳性 NSCLC 患者显示了类似的 ORR 为 67.1%，中位 PFS 为 15.7 个月[44]。值得注意的是，恩曲替尼的颅内 ORR 达到了 79.2%。由于多达 1/3 的 ROS1 患者会发展为颅内转移，鉴于克唑替尼的 CNS 穿透性有限，恩曲替尼现在是这种情况下的首选一线方案[45]。

（四）KRAS G12C

在 NSCLC 中，*KRAS* 是最常改变的驱动基因，约占所有 NSCLC 病例的 30%[18]。在各种 *KRAS* 突变中，大约一半是 *KRAS G12C*。多年来，这些突变被认为是“不可治疗”的，因为缺乏可以被药物分子结合的合适口袋。近期在药物设计方面的突破导致索拉希尼和阿达拉西尼的开发，这两种口服药物专门靶向 *KRAS G12C*。这些药物已在二线设置中进行了测试，ORR 范围为 30%～45%，PFS 为 6～8 个月[46, 47]。与针对 *EGFR/ALK/ROS1* 的靶向治疗相比，这些 KRAS G12C 抑制药的整体益处似乎不那么显著，后者通常具有超过 70% 的 ORR 和以年计的 PFS。索拉希尼于 2021 年 5 月获得 FDA 批准作为二线治疗方案，而阿达拉西尼则于 2022 年 12 月获得批准。目前正在进行临床试验，评估这些药物在一线治疗中的效果。

（五）HER2

HER2（*ERBB2*）在 1%～3% 的 NSCLC 肿瘤中发生改变[48]。*HER2* 改变可能是点突变（在 NSCLC 中最常见）、扩增或过表达，并主要影响从未吸烟或女性患者。在临床试验之外，这些患者的一线治疗通常是铂类双药化疗。对于治疗 HER2 阳性 NSCLC 的检查点抑制药的有效性仍有争议，因为在一些研究中看到了疗效不佳，但并非全部[49]。HER2 靶向抗体 - 药物偶联物已在二线设置中进行了研究，包括 Ado-Trastuzumab 和 Fam-Trastuzumab Deruxtecan，这两种药物在 *HER2* 阳性乳腺癌患者中都显示出效果[50]。Ado-Trastuzumab Emtansine 在一项涉及 18 名 *HER2* 突变 NSCLC 患者的Ⅱ期试验中显示出 44% 的 ORR 和 5 个月的中位 PFS[51]。在 DESTINY-Lung 01 试验中，对 91 名接受 Fam-Trastuzumab Deruxtecan 治疗的 *HER2* 突变肺癌患者，显示出 55% 的 ORR 和 8.2 个月的中位 PFS[52]。这些结果导致 FDA 在 2022 年 8 月批准了 Trastuzumab Deruxtecan，用于接受过系统治疗的 *HER2* 突变转移性 NSCLC 患者。目前

也正在进行HER2靶向口服TKI的临床试验，迄今为止结果很有希望。例如，Poziotinib是一种口服药物，在一项单臂Ⅱ期试验中显示出27%的ORR[53]。

（六）MET外显子14、RET、BRAF V600E和NTRK

MET（编码c-Met）基因可在多达3%的NSCLC中发生突变[54]。在涉及外显子14删除的肿瘤中（MET外显子14跳跃突变），口服靶向抑制药卡马替尼和特泊替尼在一线和二线设置中显示出有希望的结果，ORR范围为41%～68%，反应持续时间的中位数为10～11个月[55, 56]。

还识别了其他一些以较低频率出现的驱动基因（1%～3%的NSCLC），包括RET（转座期间重排）基因重排、BRAF（B-Raf）V600E（1%～2%的NSCLC）和NTRK融合（<1%的NSCLC）[57]。如果在治疗开始前注意到测序结果，这些突变患者可以在一线治疗中使用相关的靶向治疗，或者作为后期治疗的一部分。表8-1显示了与相关靶向治疗相关的较不常见的分子驱动突变的总结[58-60]。

三、化疗

化疗相对于最佳支持护理的益处在2008年的一项Meta分析中得到了确凿证实，该分析涉及16项RCT，显示化疗在1年时大约提高了10%的OS[5]。另一个Meta分析检查了比较含有一个、两个或三个化疗药物的方案的试验，发现双药方案在改善生存方面最有效，而不会带来过多的毒性风险[61]。与单药化疗相比，双药方案将反应率从13%提高到26%（13%的绝对益处），并将1年生存率从30%提高到35%（5%的绝对益处）。然而，三药方案虽然将反应率从双药的23%提高到31%（8%的绝对益处），但未显示出生存差异，并且与更大的毒性相关。

因此，双药方案是转移性NSCLC的标准，检查了包括顺铂、卡铂、紫杉醇、多西他赛、吉西他滨和长春瑞滨等不同药物组合的多项试验，发现铂类方案略微具有生存优势[62]。在比较两种铂类选择时，对17个RCT中4792名患者的Meta分析发现，以顺铂为基础的治疗与卡铂相比具有更高的反应率，但毒性更大，生存结果可能相似[63]。鉴于第四期NSCLC被认为是不可治愈的，通常在年长患者中被诊断，因此通常更倾向于使用耐受性更好的卡铂基础方案。然而，在需要快速反应的情况下，如肿瘤阻塞导致严重的器官损伤，或者对于年轻患者，顺铂可能是一个合理的选择。

各种试验已检查了与铂类药物最理想搭配的药物[64, 65]。一项对1207名患者的合作组试验将患者随机分配到四种可能的铂类双药方案之一（顺铂/紫杉醇、卡铂/紫杉醇、顺铂/吉西他滨或顺铂/多西他赛），发现这些方案之间没有生存差异[66]。多年来，铂类/培美曲塞已成为腺癌患者首选的一线方案，因为多项试验已证明铂类/培美曲塞与铂类/吉西他滨相比在OS上不劣，但耐受性更好[11, 24]。在SCC病例中，不推荐培美曲塞，因为与吉西他滨或紫杉醇相比，生存结果较差（HR=1.2～1.5）[67]。在美国，铂类/紫杉醇或铂类/白蛋白结合型紫杉醇是SCC组织学患者中两种常用的方案。在一项对1052名患者进行的随机Ⅲ期研究中比较了这两种方案，发现白蛋白结合型紫杉醇导致显著改善的ORR（41% vs. 24%）、更长的OS（12.1个月 vs. 11.2个月）和更好的耐受性，尤其是在70岁以上的患者中[68]。然而，这种药物成本更高，需要每周输注。

一般来说，建议进行4～6个周期的化疗，之后由于毒性过高，包括神经病变，将停止铂类药物[69]。对5项试验的Meta分析没有显示更多周期的化疗有生存差异，但确实检测到了小幅度的毒性增加，例如，3级或更高的贫血发病率增加了5%[70]。考虑到在一线的铂类双药治疗中添加其他药物（如免疫疗法或抗VEGF药物）可能导致的额外毒性，通常更倾向于4个周期。

四、贝伐珠单抗

贝伐珠单抗是一种抗 VEGF-A 抗体，通过抑制肿瘤血管生成起作用。由于 SCC 中特别是位于更中心位置和空洞病变的患者出现过高的肺出血风险，其使用被限制在非 SCC 肿瘤且不靠近主要血管的患者中[71]。一项包括 4 项随机Ⅱ期和Ⅲ期试验的 Meta 分析，共 2194 名患者被随机分配接受有或无贝伐珠单抗的化疗，发现在增加的毒性风险（蛋白尿、高血压、出血、中性粒细胞减少症，HR=2～5）下，1 年时的绝对 OS 益处适度，从 51% 提高到 55%[6]。对于某些例外情况，如感觉对免疫疗法收益较少的 EGFR 或 ALK 驱动 NSCLC，贝伐珠单抗在一线设置中的使用在很大程度上已被化免疗法所取代，因为跨试验比较结果显示显著更高的反应率和改善的生存结果。对于有严重预存自身免疫疾病等免疫疗法禁忌证的患者，可以将贝伐珠单抗与化疗作为一线治疗方案的一个选择。

五、免疫疗法

（一）单药免疫疗法：抗 PD-1/PD-L1

抗 PD-1/PD-L1 抑制药的发现极大地改变了第四期肺癌的治疗格局。连续的重要试验证明了这些检查点抑制药的令人印象深刻的疗效，随着时间的推移，这些药物已成为大多数肺癌的标准一线方案[72]。

导致 FDA 批准免疫疗法用于 NSCLC 的首次积极试验是 2015 年在复发设置中发表的。CheckMate017 和 CheckMate057 是两个Ⅲ期 RCT，比较了抗 PD-1 单克隆抗体纳武利尤单抗与多西他赛在预处理患者中的作用。在 CheckMate017 中，入组 SCC 患者，纳武利尤单抗组的中位 OS 优于对照组（9.2 个月 vs. 6.0 个月）[73]。在入组非 SCC 的 CheckMate057 中观察到类似的 3 个月生存优势（12.2 个月 vs. 9.4 个月）[74]。在 KEYNOTE-010 中进行的类似试验涉及另一种抗 PD-1 抗体帕博利尤单抗，针对 PD-L1 肿瘤比例评分（tumor proportion score，TPS）至少为 1% 的患者进行了复发设置，该研究还证明了接受帕博利尤单抗治疗的患者与接受多西他赛治疗的患者相比有生存益处，OS 分别为 12.7 个月 vs. 8.5 个月[75]。这些结果在 POPLAR 和 OAK 试验中使用抗 PD-L1 抗体阿替利尤单抗复制[76, 77]。跨试验的共同主题是 PD-L1 表达较高的患者看到了更大的 OS 益处。例如，在 KEYNOTE-010 中，PD-L1 肿瘤比例评分≥50% 的亚组中，OS 益处最为显著，中位 OS 为 17.3 个月 vs. 8.2 个月（帕博利尤单抗 vs. 多西他赛）。

免疫疗法在 PD-L1 阳性人群中的最初成功导致设计了多个 RCT，比较了一线设置中检查点抑制药与铂类化疗。Ⅲ期 RCT KEYNOTE-042 入组了没有 EGFR 或 ALK 突变且至少具有 PD-L1 评分 1% 的患者，并发现接受帕博利尤单抗治疗的患者比接受铂类双药化疗的患者 OS 改善了 4.6～7.8 个月，PD-L1 评分越高，益处越大[78]。对于 PD-L1 TPS≥50% 的患者，中位 OS 为 20.0 个月 vs. 12.2 个月；≥20% 为 17.7 个月 vs. 13.0 个月；≥1% 为 16.7 个月 vs. 12.1 个月，支持帕博利尤单抗。基于这些数据，FDA 扩大了帕博利尤单抗的批准范围，包括作为 PD-L1≥1% 的晚期 NSCLC 患者的一线治疗。

一系列其他试验选择性入组了 PD-L1≥50% 的患者，由于单药免疫疗法的更高效率。KEYNOTE-024 显示，与化疗相比，帕博利尤单抗的中位 OS 为 30.0 个月[79]。IMPOWER110 也在一线设置中调查了阿替利尤单抗与化疗，发现 PD-L1 评分≥50% 的患者中 OS 益处类似，为 7.1 个月（20.2 个月 vs. 13.1 个月）[80]。EMPOWER-Lung1 将 PD-L1≥50% 的患者分配接受赛普利尤单抗（抗 PD-1 抗体）或铂类双药化疗，发现接受赛普利尤单抗治疗的患者 OS 更好（中位 OS 未达到 vs. 14.2 个月）[81]。鉴于这些多个试验的结果，单药免疫疗法现在是 PD-L1≥50% 的患者的推荐首选方案之一。帕博利尤单抗、阿替利尤单抗和赛普利尤单抗已获得 FDA 批准用于此适应证。

（二）化学免疫疗法

免疫疗法试验的结果彻底改变了第四期NSCLC的治疗格局。在多个试验的免疫疗法组中，治疗的前6～12个月看到了初始较差的生存，然后出现生存益处[78, 82]。这可能是由于免疫疗法作用缓慢的原因。这一现象，以及其他临床前数据显示化疗能够诱导肿瘤细胞上的PD-L1表达，表明化疗与免疫疗法的结合可能是协同的。它们的组合成为多个重要试验的后续研究课题[83]。

KEYNOTE-189入组了616名以前未经治疗的非鳞NSCLC患者，并分配他们每3周接受铂类/培美曲塞与实验性药物（帕博利尤单抗或安慰剂）4个周期，然后以培美曲塞加帕博利尤单抗/安慰剂维持治疗，最多35个总周期[84]。帕博利尤单抗三联疗法的OS几乎是双药方案的2倍（22.0个月 vs. 10.7个月）。所有患者均明显看到生存优势，无论PD-L1评分如何。反应率的增加同样令人印象深刻（47.6% vs. 18.9%）。KEYNOTE-407是SCC NSCLC的对应试验，将培美曲塞替换为紫杉醇或白蛋白结合型紫杉醇[85]。加入帕博利尤单抗将中位OS从11.3个月提高到15.9个月，ORR从38.4%提高到57.9%。这些试验的结果导致FDA批准帕博利尤单抗与化疗联合作为无EGFR或ALK改变的转移性NSCLC患者的一线治疗，不论PD-L1表达如何。

许多涉及阿替利尤单抗的试验在类似的患者群体中进行，结果不一。IMpower130是一个Ⅲ期RCT，比较了治疗未经验的非SCC组织学患者接受卡铂/白蛋白结合型紫杉醇与或无阿替利尤单抗[86]。接受阿替利尤单抗的患者生存得更久，尽管60%的交叉率（中位OS 18.6个月 vs. 13.9个月）。PD-L1评分不论如何，OS益处都得以保留。值得注意的是，携带EGFR或ALK突变的患者没有从阿替利尤单抗的添加中获得益处。

IMpower131是入组SCC组织学患者的补充试验。然而，阿替利尤单抗的添加只导致了PFS的小幅改善（6.3个月 vs. 5.6个月），并没有导致OS的显著改善（14.2个月 vs. 13.5个月），尽管只有43.2%（与IMpower130中的60%交叉相比）的化疗单药组患者后来接受了免疫疗法[87]。

第三项试验IMpower150将贝伐珠单抗添加到治疗组中，鉴于临床前证据表明抗VEGF药物可能促进免疫细胞渗入肿瘤并导致协同作用[88]。治疗未经验的非SCC组织学患者被随机分配到三个组之一：ABCP（阿替利尤单抗、贝伐珠单抗、卡铂、紫杉醇）、BCP（贝伐珠单抗、卡铂、紫杉醇）或ACP（阿替利尤单抗、卡铂、紫杉醇）。在无*EGFR*或*ALK*突变的患者3年随访的最终分析中，ABCP在OS方面优于BCP（19.5个月 vs. 14.7个月），而ACP没有正式做到（19.0个月 vs. 14.7个月）。与IMpower130和KEYNOTE-189研究不同，这些研究即使在PD-L1阴性患者中也显示了免疫疗法添加的OS益处，IMpower150在这个亚组中的三个组间没有显示显著的OS差异。这可能部分是因为对照组添加了贝伐珠单抗至化疗。由于上述试验，阿替利尤单抗在美国被FDA批准作为非SCC NSCLC患者的一线治疗方案，两种方案为IMpower130中的阿替利尤单抗/卡铂/白蛋白结合型紫杉醇或IMpower150中的阿替利尤单抗/贝伐珠单抗/卡铂/紫杉醇。它未获批准用于SCC NSCLC。

除了与单一检查点抑制药配对的化疗外，两项大型试验还调查了由双药化疗与双重免疫阻断组成的四联疗法。CheckMate9LA是一个国际Ⅲ期RCT，将患者随机分配到两个组：依普利尤单抗/纳武利尤单抗/基于组织学的化疗双药方案2个周期，随后无限期维持依普利尤单抗/纳武利尤单抗，或单独4个周期的化疗，随后无限期维持培美曲塞，针对非SCC患者[89]。在3年随访时，四联疗法组的OS增加（27% vs. 19%，中位15.8个月 vs. 11.0个月，HR=0.74）[90]。OS益处在所有PD-L1亚组和组织学类型中得以保存。2个周期的化疗添加到免疫疗法成功克服了之前单药免疫疗法研究中看到的初始较差生存结果，表明化疗的快速肿瘤缩小产生了互补作用。基于这些数据，FDA 于 2020 年 5 月批准了这种治疗方案。

POSEIDON 是一项类似的四联疗法试验，比较了曲美单抗 / 度伐利尤单抗 / 基于组织学的化疗 4 个周期，随后度伐利尤单抗维持，度伐利尤单抗 / 化疗 4 个周期，随后度伐利尤单抗维持，以及化疗[91]。度伐利尤单抗 / 化疗组与化疗组之间的 OS 并没有显著不同（中位 OS 13.3 个月 vs. 11.7 个月，P=0.07），但四联疗法组的 OS 优于化疗组（中位 OS 14.0 个月 vs. 11.7 个月，HR=0.77，P=0.003）。这是第二个试验显示四联疗法与单纯化疗相比的 OS 益处。FDA 于 2022 年 11 月批准了这种四联疗法，尽管目前尚不清楚四联疗法的结果是否优于之前的 KEYNOTE-189 和 KEYNOTE-407 试验数据。

（三）双重免疫疗法：抗 CTLA-4 与抗 PD-1/PD-L1

抗 CTLA-4 抗体依普利尤单抗与一线纳武利尤单抗的联合使用在 CheckMate227 中得到研究。结果发现依普利尤单抗 / 纳武利尤单抗组合与化疗相比具有更大的 OS 益处：对于 PD-L1≥1% 的患者为 17.1 个月 vs. 14.9 个月，对于 PD-L1＜1% 的患者为 17.2 个月 vs. 12.2 个月[92]。基于这些数据，FDA 于 2020 年 5 月批准了依普利尤单抗 / 纳武利尤单抗组合作为 PD-L1≥1% 的转移性 NSCLC 患者的一线治疗方案。

类似的临床试验涉及曲美单抗（另一种抗 CTLA-4 抗体）和度伐利尤单抗（抗 PD-L1 抗体）的组合，未能证明其优于化疗[93-95]。在一项研究中，作者援引化疗组中的患者后来接受免疫疗法作为可能解释没有明显 OS 差异的原因[93]。

双重免疫阻断试验提出的一个重要问题是，与单药免疫疗法相比，这是否提供了切实的生存益处，特别是考虑到接受组合免疫疗法的患者出现与免疫相关不良事件的比率可能明显更高。尽管 CheckMate227 试验并未具备区分组合组和仅纳武利尤单抗组之间差异的能力，但前者在 4 年 OS 率上取得了 29% vs. 21% 的数字改善，ORR 为 36% vs. 28%，中位反应持续时间为 31.8 个月 vs. 16.8 个月。然而，组合免疫疗法组的 3/4 级不良事件发生率是纳武利尤单抗或化疗组的 2 倍（18.4% vs. 8.2%），与化疗组相比为 18.4% vs. 19.2%[92]。

还需注意的是，组合免疫疗法尚未直接与化免疗法进行比较。因此，基于现有数据，化免疗法和组合免疫疗法均为无 EGFR 或 ALK 改变、PD-L1≥1% 的转移性 NSCLC 患者的一线治疗方案[92]。

六、治疗方案：PD-L1≥50% 且无可行突变

对于 NSCLC 患者，如果 PD-L1 TPS 评分≥50%（大约见于 30% 的患者），并且没有具有批准的一线治疗方案的驱动突变如 *EGFR/ALK/ROS1*，推荐的治疗方案是：①单药检查点抑制药（帕博利尤单抗、阿替利尤单抗或赛普利尤单抗）；②基于组织学的铂类化疗双药与检查点抑制药[8]。在某些情况下，化疗与免疫疗法的额外组合可能有用，下面将进一步讨论。

在这种高 PD-L1 患者群体中，如何在化免疗法和单药免疫疗法之间决策尚无明确规则。每个病例必须单独处理，因为这两种疗法之间尚未进行过头对头比较。这个问题正在包括Ⅲ期法国 PERSEE 试验（NCT04547504）在内的进行中的临床试验中积极调查。一般来说，对于疾病相关症状负担较重和（或）肿瘤负担较大、需要更紧急治疗反应的患者，通常更倾向于化免疗法，因为反应率更高[8]。

另外，那些表现状态不佳或对自己的疾病几乎没有症状的患者可能更适合单药免疫疗法。当跨越试验比较时，需要注意，在 KEYNOTE-189 中接受帕博利尤单抗 / 化疗的患者中，3～5 级不良事件的发生率为 71.9%，而在 KEYNOTE-024 中仅接受帕博利尤单抗治疗的患者中仅为 31.2%。在这两个试验中接受单独化疗的患者中，3～5 级不良事件率相似（66.8% vs. 53.3%）。其他因素，如

肿瘤突变负荷或吸烟史，尚未被证明是对任一治疗方案的反应的可靠预测因子[96]。

七、治疗方案：PD-L1 1%～49%且无可行突变

对于肿瘤PD-L1表达为1%～49%且无可行突变的患者，一线推荐方案包括化免疗法组合和双重免疫疗法。来源于KEYNOTE-189和KEYNOTE-407的方案具有高效力和最长的随访数据，分别用于非SCC和SCC NSCLC[84, 85]。对于非SCC NSCLC，推荐4个周期的铂类/培美曲塞/帕博利尤单抗，随后以培美曲塞/帕博利尤单抗维持治疗，直到疾病进展。对于SCC NSCLC，推荐4个周期的铂类/紫杉醇或白蛋白结合型紫杉醇/帕博利尤单抗，随后以帕博利尤单抗维持治疗，直到疾病进展。

其他FDA批准的化免疗法变种可用，包括纳武利尤单抗/依普利尤单抗与基于组织学的化疗双药或卡铂/紫杉醇/阿替利尤单抗+/–贝伐珠单抗[86, 88, 89]。在所有可用方案中做出选择时需要考虑医保偏好、成本、药物可用性和不良反应概况。如在非SCC NSCLC的情况下，可能更倾向于培美曲塞含量的方案而不是等效的紫杉醇基方案，因为耐受性更好。对于有较高免疫相关不良事件风险的患者，使用单一检查点抑制药治疗而不是双重免疫疗法可能更合适。具有良好表现状态和高度侵袭性疾病的患者可能会接受四联疗法治疗。已存在的高血压、血栓或蛋白尿可能是贝伐珠单抗含量方案的禁忌证。

通常推荐化免疗法而不是单药免疫疗法，因为跨试验比较显示化免疗法与化疗相比具有优于化疗的OS益处，而单药免疫疗法与化疗的OS结果只是相当。正在进行的INSIGNA试验直接比较这两种选择（NCT03793179）。然而，对于不适合接受化疗或拒绝接受化疗的患者，建议使用PD-1/PD-L1抑制药单药或与抗CTLA-4抗体联合。对于PD-L1表达为1%～49%的肿瘤，帕博利尤单抗和依普利尤单抗/纳武利尤单抗在各自的试验中表现出与化疗相当的OS结果（KEYNOTE-042和CheckMate227）[78, 92]。

八、治疗方案：PD-L1＜1%且无可行突变

对于肿瘤PD-L1表达＜1%的患者的治疗与PD-L1为1%～49%的患者大致相似。将免疫疗法添加到化疗中即使在PD-L1阴性患者群体中也带来生存益处。在将患者随机分配接受与安慰剂或帕博利尤单抗联合的化疗的KEYNOTE试验中，对于PD-L1＜1%的肿瘤，非SCC组织学患者有PFS（HR=0.64，95%CI 0.47～0.89）和OS益处（HR=0.52，95%CI 0.36～0.74），SCC组织学患者也有PFS益处（HR= 0.67，95%CI 0.49～0.91）[97, 98]。对于不适合接受化疗或拒绝接受化疗的患者，依普利尤单抗/纳武利尤单抗是另一种选择，尽管这种组合在美国只获批准用于PD-L1表达的肿瘤患者。在CheckMate227中，双重免疫疗法与单纯化疗相比，在PD-L1＜1%亚组显示出有利的OS结果（HR=0.53，95%CI 0.34～0.84）[82]。目前，单药免疫疗法由于缺乏在这一患者群体中的有效性证据而不推荐。

结论

新确诊肺癌的大多数患者患有第四期NSCLC，历史上与单纯化疗的预后大约为1年。在过去10年中，重大进展显著改变了治疗格局，提高了这种疾病患者的生存率。

例如，易感EGFR突变的患者接受一线奥希替尼治疗的中位总生存为38.6个月[32]。对于那些缺乏靶向治疗驱动突变的患者，单药免疫疗法或与化疗联合已成为标准护理。许多这些试验中的中位OS现在接近20个月。在首个帕博利尤单抗试验（KEYNOTE-001）中，接受超过2年帕博利尤单抗治疗的60名患者中，5年OS率为75%[99]。这一惊人的统计数据表明，在一部分患者中可能已实现治愈，这一概念在几年前被认为是不可思议的。

在处理新诊断的第四期NSCLC患者时，一线

治疗取决于肿瘤组织学。腺癌有较高的携带可行突变的可能性，因此推荐快速分子筛查。如有指征，建议使用靶向治疗而不是其他形式的系统治疗，因为反应率更高，许多药物可口服，耐受性更好。在缺乏可行靶点的情况下，一线选择基于 PD-L1 表达水平。

对于 PD-L1 表达高（≥50%）的肿瘤，建议使用化免疗法或单药免疫疗法。对于有体积大或快速生长的疾病，或因癌症症状需要快速肿瘤反应的患者，我们推荐化免疗法。表现状态不佳或可能不耐受化疗的患者可以选择单药免疫疗法。

PD-L1 表达低或缺失（＜50%）的 NSCLC 通常使用化免疗法治疗。双重抗 CTLA-4 加抗 PD-1/PD-L1 免疫疗法或单药免疫疗法可能为那些被认为不适合化疗或对化疗有较高风险的患者或拒绝化疗的患者提供替代方案。

治疗方面的进展仍在各个方面取得。许多进行中的试验正在探索新的靶向疗法和化免疗法组合。如 LAG-3 是表达在 T 细胞上的表面分子，通过下调它们的增殖和活性作为免疫检查点，与 PD-1/PD-L1 轴不同[100]。抗 LAG3 抗体 Relatlimab 与纳武利尤单抗的组合在晚期黑色素瘤的治疗中显示出显著更长的中位 PFS，与纳武利尤单抗单药相比（10.1 个月 vs. 4.6 个月）[101]。瑞拉利单抗 / 纳武利尤单抗 / 化疗的组合正在与纳武利尤单抗 / 化疗作为 NSCLC 的一线方案进行比较的国际试验中正在招募（NCT04623775）。

鉴于过去 10 年取得的惊人进步，未来 NSCLC 第四期药物开发的前景令人乐观。随着肿瘤生物学进一步揭示，确定和理解导致对靶向治疗和免疫疗法产生抵抗的突变，开发可靠预测对免疫疗法反应的标志物，以及找到新方法激活免疫系统 – 转移性肺癌的治疗可以更加个性化，为患者带来更好的生活质量和更长的生存期。

参考文献

[1] Bade BC, Dela Cruz CS. Lung cancer 2020: epidemiology, etiology, and prevention. Clin Chest Med. 2020;41:1–24.

[2] Siegel RL, Miller KD, Jemal A. Cancer statistics, 2019.CA Cancer J Clin. 2019;69:7–34.

[3] Ganti AK, Klein AB, Cotarla I, Seal B, Chou E. Update of incidence, prevalence, survival, and initial treatment in patients with non–small cell lung cancer in the US. JAMA Oncol. 2021;7:1824–32.

[4] American Cancer Society. Lung cancer survival rates. 5–Year survival rates for lung cancer. n.d.. https://www.cancer.org/cancer/lung-cancer/detection- diagnosis- staging/survival- rates.html. Accessed 27 Jun 2022.

[5] NSCLC Meta-Analyses Collaborative Group. Chemotherapy in addition to supportive care improves survival in advanced non-small cell lung cancer: a systematic review and meta-analysis of individual patient data from 16 randomized controlled trials. J Clin Oncol. 2008;26:4617–25.

[6] Soria J-C, Mauguen A, Reck M, et al. Systematic review and meta-analysis of randomised, phase II/III trials adding bevacizumab to platinum-based chemotherapy as first-line treatment in patients with advanced non-small-cell lung cancer. Ann Oncol. 2013;24:20–30.

[7] Herbst R, Jassem J, Abogunrin S, James D, McCool R, Belleli R, Giaccone G, De Marinis F. A network meta-analysis of cancer immunotherapies versus chemotherapy for first-line treatment of patients with non-small cell lung cancer and high programmed death-ligand 1 expression. Front Oncol. 2021;11:676732.

[8] National Comprehensive Cancer Network. NCCN guidelines: non-small cell lung cancer version 3.2022.2022.

[9] Schabath MB, Cote ML. Cancer progress and priorities: lung cancer. Cancer Epidemiol Biomark Prev. 2019;28:1563–79.

[10] Syrigos KN, Vansteenkiste J, Parikh P, von Pawel J, Manegold C, Martins RG, Simms L, Sugarman KP, Visseren-Grul C, Scagliotti GV. Prognostic and predictive factors in a random ized phase III trial comparing cisplatin-pemetrexed versus cisplatin-gemcitabine in advanced non-small-cell lung cancer. Ann Oncol. 2010;21:556–61.

[11] Scagliotti GV, Parikh P, von Pawel J, et al. Phase III study comparing cisplatin plus gem citabine with cisplatin plus pemetrexed in chemotherapy-naive patients with advanced-stage non-small-cell lung cancer. J Clin Oncol. 2008;26:3543–51.

[12] Blais N, Hirsh V. Chemotherapy in metastatic NSCLC – new regimens (pemetrexed, nab-paclitaxel). Front Oncol. 2014;4:177.

[13] Johnson DH, Fehrenbacher L, Novotny WF, et al. Randomized phase II trial comparing bevacizumab plus carboplatin and paclitaxel with carboplatin and paclitaxel alone in pre viously untreated locally advanced or metastatic non-small cell lung cancer. J Clin Oncol. 2004;22:2184–91.

[14] Garon EB, Ciuleanu T-E, Arrieta O, et al. Ramucirumab plus docetaxel versus placebo plus docetaxel for second-line treatment of stage IV non-small-cell lung cancer after disease progression on platinum-based therapy (REVEL): a multicentre, double-blind, randomised phase 3 trial. Lancet. 2014;384:665–73.

[15] Shi Y, Au JS-K, Thongprasert S, Srinivasan S, Tsai C-M, Khoa MT, Heeroma K, Itoh Y, Cornelio G, Yang P-C. A prospective, molecular epidemiology study of EGFR mutations in Asian patients with advanced non-small-cell lung cancer of adenocarcinoma histology (PIONEER). J Thorac Oncol. 2014;9:154–62.

[16] Kawaguchi T, Koh Y, Ando M, et al. Prospective analysis of oncogenic driver mutations and environmental factors: Japan Molecular Epidemiology for Lung Cancer Study. J Clin Oncol. 2016;34:2247–57.

[17] Cheung AH-K, Tong JH-M, Chung L-Y, Chau S-L, Ng CS-H, Wan

IYP, To K-F. EGFR muta tion exists in squamous cell lung carcinoma. Pathology. 2020;52:323–8.
[18] Korpanty GJ, Graham DM, Vincent MD, Leighl NB. Biomarkers that currently affect clinical practice in lung cancer: EGFR, ALK, MET, ROS-1, and KRAS. Front Oncol. 2014;4:204.
[19] Rekhtman N, Pietanza MC, Hellmann MD, et al. Next-generation sequencing of pulmonary large cell neuroendocrine carcinoma reveals small cell carcinoma-like and non-small cell carcinoma-like subsets. Clin Cancer Res. 2016;22:3618–29.
[20] George J, Walter V, Peifer M, et al. Integrative genomic profiling of large-cell neuroendo crine carcinomas reveals distinct subtypes of high-grade neuroendocrine lung tumors. Nat Commun. 2018;9:1048.
[21] Glisson BS, Moran CA. Large-cell neuroendocrine carcinoma: controversies in diagnosis and treatment. J Natl Compr Cancer Netw. 2011;9:1122–9.
[22] Asamura H, Kameya T, Matsuno Y, et al. Neuroendocrine neoplasms of the lung: a prognostic spectrum. J Clin Oncol. 2006;24:70–6.
[23] Ferrara MG, Stefani A, Simbolo M, et al. Large cell neuro-endocrine carcinoma of the lung: current treatment options and potential future opportunities. Front Oncol. 2021;11:650293.
[24] Grønberg BH, Bremnes RM, Fløtten O, et al. Phase III study by the Norwegian lung cancer study group: pemetrexed plus carboplatin compared with gemcitabine plus carboplatin as first-line chemotherapy in advanced non-small-cell lung cancer. J Clin Oncol. 2009;27: 3217–24.
[25] Derks JL, Leblay N, Thunnissen E, et al. Molecular subtypes of pulmonary large-cell neuroendocrine carcinoma predict chemotherapy treatment outcome. Clin Cancer Res. 2018;24:33–42.
[26] Li X, Wu D, Liu H, Chen J. Pulmonary sarcomatoid carcinoma: progress, treatment and expectations. Ther Adv Med Oncol. 2020;12:1758835920950207.
[27] Maneenil K, Xue Z, Liu M, Boland J, Wu F, Stoddard SM, Molina J, Yang P. Sarcomatoid carcinoma of the lung: the Mayo Clinic experience in 127 patients. Clin Lung Cancer. 2018;19:e323–33.
[28] Maemondo M, Inoue A, Kobayashi K, et al. Gefitinib or chemotherapy for non–small-cell lung cancer with mutated EGFR. N Engl J Med. 2010;362:2380–8.
[29] Lee C-S, Milone M, Seetharamu N. Osimertinib in EGFR-mutated lung cancer: a review of the existing and emerging clinical data. Onco Targets Ther. 2021;14:4579–97.
[30] Mok TS, Wu Y-L, Thongprasert S, et al. Gefitinib or carboplatin-paclitaxel in pulmonary adenocarcinoma. N Engl J Med. 2009;361:947–57.
[31] Mok TS, Wu Y-L, Ahn M-J, et al. Osimertinib or platinum-pemetrexed in EGFR T790M-positive lung cancer. N Engl J Med. 2017;376:629–40.
[32] Ramalingam SS, Vansteenkiste J, Planchard D, et al. Overall survival with osimertinib in untreated, EGFR-mutated advanced NSCLC. N Engl J Med. 2020;382:41–50.
[33] Chevallier M, Borgeaud M, Addeo A, Friedlaender A. Oncogenic driver mutations in non-small cell lung cancer: past, present and future. World J Clin Oncol. 2021;12:217–37.
[34] Shaw AT, Solomon B. Targeting anaplastic lymphoma kinase in lung cancer. Clin Cancer Res. 2011;17:2081–6.
[35] Weickhardt AJ, Aisner DL, Franklin WA, Varella-Garcia M, Doebele RC, Camidge DR. Diagnostic assays for identification of anaplastic lymphoma kinase-positive non-small cell lung cancer. Cancer. 2013;119:1467–77.
[36] Solomon BJ, Kim D-W, Wu Y-L, et al. Final overall survival analysis from a study comparing first-line crizotinib versus chemotherapy in ALK-mutation-positive non–small-cell lung cancer. J Clin Oncol. 2018;36:2251–8.
[37] Shaw AT, Bauer TM, de Marinis F, et al. First-line lorlatinib or crizotinib in advanced ALK-positive lung cancer. N Engl J Med. 2020;383:2018–29.
[38] Camidge DR, Kim HR, Ahn M-J, et al. Brigatinib versus crizotinib in ALK-positive non–small-cell lung cancer. N Engl J Med. 2018;379:2027–39.
[39] Peters S, Camidge DR, Shaw AT, et al. Alectinib versus crizotinib in untreated ALK-positive non–small-cell lung cancer. N Engl J Med. 2017;377:829–38.
[40] Mok T, Camidge DR, Gadgeel SM, et al. Updated overall survival and final progression-free survival data for patients with treatment-naive advanced ALK-positive non-small-cell lung cancer in the ALEX study. Ann Oncol. 2020;31:1056–64.
[41] Shaw AT, Solomon BJ, Besse B, et al. ALK resistance mutations and efficacy of lorlatinib in advanced anaplastic lymphoma kinase-positive non–small-cell lung cancer. J Clin Oncol. 2019;37:1370–9.
[42] Sun TY, Stehr H, Suarez CJ, Wakelee HA. Tumor heterogeneity and testing discrepancy confound ROS1 detection in NSCLC. J Thorac Oncol. 2019;14:e111–3.
[43] Shaw AT, Ou S-HI, Bang Y-J, et al. Crizotinib in ROS1–rearranged non–small-cell lung can cer. N Engl J Med. 2014;371:1963–71.
[44] Dziadziuszko R, Krebs MG, De Braud F, et al. Updated integrated analysis of the efficacy and safety of entrectinib in locally advanced or metastatic ROS1 fusion–positive non–small-cell lung cancer. J Clin Oncol. 2021;39:1253–63.
[45] Gainor JF, Tseng D, Yoda S, et al. Patterns of metastatic spread and mechanisms of resis tance to crizotinib in ROS1–positive non–small-cell lung cancer. JCO Precis Oncol. 2017;2017:1–13.
[46] Jänne PA, Riely GJ, Gadgeel SM, et al. Adagrasib in non–small-cell lung cancer harboring a KRASG12C mutation. N Engl J Med. 2022;387:120.
[47] Skoulidis F, Li BT, Dy GK, et al. Sotorasib for lung cancers with KRAS p.G12C mutation. N Engl J Med. 2021;384:2371–81.
[48] Arcila ME, Chaft JE, Nafa K, Roy-Chowdhuri S, Lau C, Zaidinski M, Paik PK, Zakowski MF, Kris MG, Ladanyi M. Prevalence, clinicopathologic associations, and molecular spec trum of ERBB2 (HER2) tyrosine kinase mutations in lung adenocarcinomas. Clin Cancer Res. 2012;18:4910–8.
[49] Saalfeld FC, Wenzel C, Christopoulos P, et al. Efficacy of immune checkpoint inhibitors alone or in combination with chemotherapy in NSCLC harboring ERBB2 mutations. J Thorac Oncol. 2021;16: 1952–8.
[50] Zhao J, Xia Y. Targeting HER2 alterations in non–small-cell lung cancer: a comprehensive review. JCO Precis Oncol. 2020;4:411–25.
[51] Li BT, Shen R, Buonocore D, et al. Ado-trastuzumab emtansine for patients with HER2–mutant lung cancers: results from a phase II basket trial. J Clin Oncol. 2018;36:2532–7.
[52] Li BT, Smit EF, Goto Y, et al. Trastuzumab deruxtecan in HER2–mutant non-small-cell lung cancer. N Engl J Med. 2022;386:241–51.
[53] Elamin YY, Robichaux JP, Carter BW, et al. Poziotinib for patients with HER2 exon 20 mutant non-small-cell lung cancer: results from a phase II trial. J Clin Oncol. 2022;40:702–9.
[54] Champagnac A, Bringuier P-P, Barritault M, Isaac S, Watkin E, Forest F, Maury J-M, Girard N, Brevet M. Frequency of MET exon 14 skipping mutations in non-small cell lung cancer according to technical approach in routine diagnosis: results from a real-life cohort of 2,369 patients. J Thorac Dis. 2020;12:2172–8.
[55] Wolf J, Seto T, Han J-Y, et al. Capmatinib in MET exon 14–mutated or MET-amplified non-small-cell lung cancer. N Engl J Med. 2020;383:944–57.
[56] Paik PK, Felip E, Veillon R, et al. Tepotinib in non-small-cell lung cancer with MET exon 14 skipping mutations. N Engl J Med. 2020;383:931–43.
[57] Takeuchi K, Soda M, Togashi Y, et al. RET, ROS1 and ALK fusions in

lung cancer. Nat Med. 2012;18:378–81.

[58] Drilon A, Laetsch TW, Kummar S, et al. Efficacy of larotrectinib in TRK fusion-positive cancers in adults and children. N Engl J Med. 2018;378:731–9.

[59] Planchard D, Besse B, Groen HJM, et al. Phase 2 study of dabrafenib plus trametinib in patients with BRAF V600E-mutant metastatic NSCLC: updated 5–year survival rates and genomic analysis. J Thorac Oncol. 2022;17:103–15.

[60] Drilon A, Oxnard GR, Tan DSW, et al. Efficacy of selpercatinib in RET fusion-positive non-small-cell lung cancer. N Engl J Med. 2020;383:813–24.

[61] Delbaldo C, Michiels S, Syz N, Soria J-C, Le Chevalier T, Pignon J-P. Benefits of adding a drug to a single-agent or a 2–agent chemotherapy regimen in advanced non-small-cell lung cancer: a meta-analysis. JAMA. 2004;292:470–84.

[62] Rajeswaran A, Trojan A, Burnand B, Giannelli M. Efficacy and side effects of cisplatin– and carboplatin-based doublet chemotherapeutic regimens versus non-platinum-based doublet chemotherapeutic regimens as first line treatment of metastatic non-small cell lung carci noma: a systematic review of randomized controlled trials. Lung Cancer. 2008;59:1–11.

[63] Hotta K, Matsuo K, Ueoka H, Kiura K, Tabata M, Tanimoto M. Meta-analysis of randomized clinical trials comparing Cisplatin to Carboplatin in patients with advanced non-small-cell lung cancer. J Clin Oncol. 2004;22:3852–9.

[64] Kelly K, Crowley J, Bunn PA, et al. Randomized phase III trial of paclitaxel plus carboplatin versus vinorelbine plus cisplatin in the treatment of patients with advanced non-small-cell lung cancer: a Southwest Oncology Group trial. J Clin Oncol. 2001;19:3210–8.

[65] Scagliotti GV, De Marinis F, Rinaldi M, et al. Phase III randomized trial compar ing three platinum-based doublets in advanced non-small-cell lung cancer. J Clin Oncol. 2002;20:4285–91.

[66] Schiller JH, Harrington D, Belani CP, Langer C, Sandler A, Krook J, Zhu J, Johnson DH. Comparison of four chemotherapy regimens for advanced non–small-cell lung cancer. N Engl J Med. 2002;346:92–8.

[67] Scagliotti G, Hanna N, Fossella F, Sugarman K, Blatter J, Peterson P, Simms L, Shepherd FA. The differential efficacy of pemetrexed according to NSCLC histology: a review of two Phase III studies. Oncologist. 2009;14:253–63.

[68] Socinski MA, Bondarenko I, Karaseva NA, et al. Weekly nab-paclitaxel in combination with carboplatin versus solvent-based paclitaxel plus carboplatin as first-line therapy in patients with advanced non-small-cell lung cancer: final results of a phase III trial. J Clin Oncol. 2012;30:2055–62.

[69] Socinski MA, Schell MJ, Peterman A, et al. Phase III trial comparing a defined duration of therapy versus continuous therapy followed by second-line therapy in advanced-stage IIIB/IV non small-cell lung cancer. J Clin Oncol. 2002;20:1335–43.

[70] Rossi A, Chiodini P, Sun J-M, et al. Six versus fewer planned cycles of first-line platinum-based chemotherapy for non-small-cell lung cancer: a systematic review and meta-analysis of individual patient data. Lancet Oncol. 2014;15:1254–62.

[71] Lauro S, Onesti CE, Righini R, Marchetti P. The use of bevacizumab in non-small cell lung cancer: an update. Anticancer Res. 2014;34: 1537–45.

[72] Shields MD, Marin-Acevedo JA, Pellini B. Immunotherapy for advanced non–small cell lung cancer: a decade of progress. Am Soc Clin Oncol Educ Book. 2021;41:e105–27.

[73] Brahmer J, Reckamp KL, Baas P, et al. Nivolumab versus docetaxel in advanced squamous-cell non–small-cell lung cancer. N Engl J Med. 2015;373:123–35.

[74] Borghaei H, Paz-Ares L, Horn L, et al. Nivolumab versus docetaxel in advanced nonsqua mous non–small-cell lung cancer. N Engl J Med. 2015;373:1627–39.

[75] Herbst RS, Baas P, Kim D-W, et al. Pembrolizumab versus docetaxel for previously treated, PD-L1–positive, advanced non-small-cell lung cancer (KEYNOTE-010): a randomised con trolled trial. Lancet. 2016;387:1540–50.

[76] Fehrenbacher L, Spira A, Ballinger M, et al. Atezolizumab versus docetaxel for patients with previously treated non-small-cell lung cancer (POPLAR): a multicentre, open-label, phase 2 randomised controlled trial. Lancet. 2016;387:1837–46.

[77] Rittmeyer A, Barlesi F, Waterkamp D, et al. Atezolizumab versus docetaxel in patients with previously treated non-small-cell lung cancer (OAK): a phase 3, open-label, multicentre ran domised controlled trial. Lancet. 2017;389:255–65.

[78] Mok TSK, Wu Y-L, Kudaba I, et al. Pembrolizumab versus chemotherapy for previously untreated, PD-L1–expressing, locally advanced or metastatic non-small-cell lung cancer (KEYNOTE-042): a randomised, open-label, controlled, phase 3 trial. Lancet. 2019;393:1819–30.

[79] Reck M, Rodríguez-Abreu D, Robinson AG, et al. Updated analysis of KEYNOTE-024: pembrolizumab versus platinum-based chemotherapy for advanced non–small-cell lung can cer with PD-L1 tumor proportion score of 50% or greater. J Clin Oncol. 2019;37: 537–46.

[80] Herbst RS, Giaccone G, de Marinis F, et al. Atezolizumab for first-line treatment of PD-L1–selected patients with NSCLC. N Engl J Med. 2020;383:1328–39.

[81] Sezer A, Kilickap S, Gümüş M, et al. Cemiplimab monotherapy for first-line treatment of advanced non-small-cell lung cancer with PD-L1 of at least 50%: a multicentre, open-label, global, phase 3, randomised, controlled trial. Lancet. 2021;397:592–604.

[82] Paz-Ares LG, Ramalingam SS, Ciuleanu T-E, et al. First-line nivolumab plus ipilimumab in advanced NSCLC: 4–year outcomes from the randomized, open-label, phase 3 CheckMate 227 part 1 trial. J Thorac Oncol. 2022;17:289–308.

[83] Langer CJ, Gadgeel SM, Borghaei H, et al. Carboplatin and pemetrexed with or without pem brolizumab for advanced, non-squamous non-small-cell lung cancer: a randomised, phase 2 cohort of the open-label KEYNOTE-021 study. Lancet Oncol. 2016;17: 1497–508.

[84] Gandhi L, Rodríguez-Abreu D, Gadgeel S, et al. Pembrolizumab plus chemotherapy in meta static non-small-cell lung cancer. N Engl J Med. 2018;378:2078–92.

[85] Paz-Ares L, Luft A, Vicente D, et al. Pembrolizumab plus chemotherapy for squamous non-small-cell lung cancer. N Engl J Med. 2018;379:2040–51.

[86] West H, McCleod M, Hussein M, et al. Atezolizumab in combination with carboplatin plus nab-paclitaxel chemotherapy compared with chemotherapy alone as first-line treatment for metastatic non-squamous non-small-cell lung cancer (IMpower130): a multicentre, ran domised, open-label, phase 3 trial. Lancet Oncol. 2019;20:924–37.

[87] Hegde PS, Wallin JJ, Mancao C. Predictive markers of anti-VEGF and emerging role of angiogenesis inhibitors as immunotherapeutics. Semin Cancer Biol. 2018;52:117–24.

[88] Socinski MA, Jotte RM, Cappuzzo F, et al. Atezolizumab for first-line treatment of metastatic nonsquamous NSCLC. N Engl J Med. 2018;378:2288–301.

[89] Paz-Ares L, Ciuleanu T-E, Cobo M, et al. First-line nivolumab plus ipilimumab combined with two cycles of chemotherapy in patients with non-small-cell lung cancer (CheckMate 9LA): an international, randomised, open-label, phase 3 trial. Lancet Oncol. 2021;22: 198–211.

[90] Paz-Ares LG, Ciuleanu T-E, Cobo-Dols M, et al. First-line (1L) nivolumab (NIVO) + ipili mumab (IPI) + 2 cycles of chemotherapy (chemo) versus chemo alone (4 cycles) in patients (pts) with metastatic

non–small cell lung cancer (NSCLC): 3–year update from CheckMate 9LA. J Clin Oncol. 2022;40:LBA9026.

[91] IASLC. Phase III POSEIDON trial shows positive results for patients taking chemotherapy plus durvalumab and tremelimumab. n.d.. https://www.iaslc.org/iaslc-news/press- release/phase-iii- poseidon- trial- shows- positive- results- patients- taking. Accessed 8 Jul 2022.

[92] Hellmann MD, Paz-Ares L, Bernabe Caro R, et al. Nivolumab plus ipilimumab in advanced non-small-cell lung cancer. N Engl J Med. 2019;381:2020–31.

[93] Rizvi NA, Cho BC, Reinmuth N, et al. Durvalumab with or without tremelimumab vs standard chemotherapy in first-line treatment of metastatic non-small cell lung cancer: the MYSTIC phase 3 randomized clinical trial. JAMA Oncol. 2020;6:661–74.

[94] Planchard D, Reinmuth N, Orlov S, et al. ARCTIC: durvalumab with or without tremelim umab as third-line or later treatment of metastatic non-small-cell lung cancer. Ann Oncol. 2020;31:609–18.

[95] Mok T, Schmid P, Arén O, Arrieta O, Gottfried M, Jazieh AR, Ramlau R, Timcheva K, Martin C, McIntosh S. 192TiP: NEPTUNE: a global, phase 3 study of durvalumab (MEDI4736) plus tremelimumab combination therapy versus standard of care (SoC) platinum-based che motherapy in the first-line treatment of patients (pts) with advanced or metastatic NSCLC. J Thorac Oncol. 2016;11:S140–1.

[96] Gainor JF, Rizvi H, Jimenez Aguilar E, et al. Clinical activity of programmed cell death 1 (PD-1) blockade in never, light, and heavy smokers with non-small-cell lung cancer and PD-L1 expression ≥50. Ann Oncol. 2020;31:404–11.

[97] Gadgeel S, Rodríguez-Abreu D, Speranza G, et al. Updated analysis from KEYNOTE-189: pembrolizumab or placebo plus pemetrexed and platinum for previously untreated metastatic nonsquamous non-small-cell lung cancer. J Clin Oncol. 2020;38:1505–17.

[98] Paz-Ares L, Vicente D, Tafreshi A, et al. A randomized, placebo-controlled trial of pembroli zumab plus chemotherapy in patients with metastatic squamous NSCLC: protocol-specified final analysis of KEYNOTE-407.J Thorac Oncol. 2020;15:1657–69.

[99] Garon EB, Hellmann MD, Rizvi NA, et al. Five-year overall survival for patients with advanced non-small-cell lung cancer treated with pembrolizumab: results from the phase I KEYNOTE-001 study. J Clin Oncol. 2019;37:2518–27.

[100] Durham NM, Nirschl CJ, Jackson CM, Elias J, Kochel CM, Anders RA, Drake CG. Lymphocyte activation gene 3 (LAG-3) modulates the ability of CD4 T-cells to be sup pressed in vivo. PLoS One. 2014;9:e109080.

[101] Tawbi HA, Schadendorf D, Lipson EJ, et al. Relatlimab and nivolumab versus nivolumab in untreated advanced melanoma. N Engl J Med. 2022;386:24–34.

第 9 章 小细胞肺癌的诊疗

Treatment of Small Cell Lung Cancer

Russell Hales Khinh Ranh Voong 著
李博实 杨 帆 刘 懿 译 刘 懿 校

小细胞肺癌是一种高级别、表达神经内分泌的肿瘤，并具有快速生长和扩散的表现。它与烟草使用尤为相关[1]。在美国，其发病率正随着控烟而下降[2]。然而，在世界上吸烟者日益增多的地区，小细胞肺癌的发病率正逐年增加[3]。目前，它约占美国所有肺癌患者的 12%[2]。

本章主要探讨小细胞肺癌的诊疗。数十年来，小细胞肺癌的创新和系统管理变化经历了相对缓慢的进步。在过去 5 年中，小细胞肺癌在诊疗方面迎来了许多重要改变。

一、分期和诊断

小细胞肺癌通常在局部晚期或晚期时才被诊断[4]。尽管副瘤综合征可能是诊断的先兆[5]，但患者同样经常出现胸腔内疾病的症状，如咳嗽、气短、咯血或与纵隔淋巴结肿大压迫喉返神经相关的声音嘶哑。此外，体重减轻和疲劳等全身症状也很常见。

小细胞肺癌常见的副瘤综合征包括抗利尿激素分泌失调综合征（syndrome of inappropriate diuretic hormone，SIADH）、Lambert-Eaton 肌无力综合征（Lambert-Eaton myasthenic syndrome，LEMS）、皮肌炎和小脑退化[5]。尽管这些情况可以通过治疗而逆转，但具有中枢神经系统（central nervous system，CNS）表现（如小脑变性）的患者即使治疗成功也不会完全恢复原有功能。对于诊断时具有可逆性副瘤综合征的患者，治疗完成后的疾病监测可以部分通过评估与呈现综合征相关的症状的复发来监测[6]。

病理检测通常为纵隔淋巴结活检。小细胞肺癌的组织学特征包括 TTF-1 和神经内分泌标志物［如嗜铬粒蛋白 A、突触素、$CD56^+$ 和神经细胞黏附分子（neural cell adhesion molecule，NCAM）］阳性[7]。此外，高代谢指数同样也是小细胞肺癌的基本特征之一[8]。

小细胞肺癌的基本评估包括胸部、腹部和骨盆 CT 及 ^{18}F-FDG-PET。脑部影像检查也十分重要，除非存在 MRI 或钆对比剂的禁忌证，评估中应包括使用钆对比剂的强化 MRI。对于这些患者，头部 CT 增强扫描是一个合理的替代。基本实验室评估可以评估一些副肿瘤性疾病[9]，并对患者的代谢和血液学是否适合治疗进行分层[10]。最后，使用 Charleston 并发症指数（Charleston Comorbidity Index，CCI）或其他量表评估并发疾病及体力状态是患者初始评估的关键组成之一[11]。考虑到所涉及的预后和治疗，我们建议在初始诊疗咨询中对总体的照料目标进行告知。下一步，则需要对疾病现状进行全面讨论并告知患者的治疗和疾病本身的风险、益处和可能情况。

尽管小细胞肺癌可以使用 AJCC 第 8 版分期系统，该系统通过评估肿瘤、淋巴结和远处转移状态来进行[12]，但它通常简化为局限期（limited stage，LS）或广泛期（extensive stage，ES）[13]。关于小细胞肺癌的文献也会使用局限性疾病（limited disease，LD）或广泛性疾病（extensive disease，ED）的说法。小细胞肺癌治疗简化的原因可能与至少三个特征有关：①根据淋巴结受累情况不同的治疗原则变化差异不大；②唯独使用放疗而非手术进行局部治疗；③好发胸内中心旁。通常，大块的纵隔淋巴结汇聚并与原发肿瘤融合成片，使得诊断上区分 T 分期和 N 分期成为一个挑战。而在临床上以局限性疾病与广泛性疾病两者作为区分相关的治疗途径的简洁方式。

局限性疾病是指局限于胸廓和锁骨上窝区域之内的肿瘤。尽管对侧纵隔或锁骨上淋巴结受累可以包含在局限性疾病的定义中，但对临床合理范围进行根治性放疗是小细胞肺癌的治疗核心[14]。小细胞肺癌可能是内科医师可以参与局限期与广泛期区分的唯一肿瘤。对侧肺部或其他部位受累，如大脑、肾上腺或骨骼则由局限期进展为广泛期。胸腔积液不一定等同于 ED，但如果病理评估显示有恶性细胞，则该疾病本质上是广泛期[15]。对于没有远处转移但有胸腔积液的患者，胸腔穿刺术对于治疗和诊断是至关重要的。

预后取决于分期及诊断和治疗的及时性。肿瘤内科、放射肿瘤科、呼吸内科、胸外科、放射科和病理科等是多学科团队的关键组成。对于局限期患者，使用现代治疗方案的 2 年生存率估计为 50%，中位生存期为 30 个月[16]。相反，采用最佳治疗方案的广泛期小细胞肺癌患者的中位生存期仅为 12 个月[17]。

二、局限期疾病的治疗

（一）全身治疗注意事项

尽管早在 20 世纪 40 年代人们就认识到氮芥在小细胞肺癌中具有抗肿瘤特性，但早期的全身治疗方案以环磷酰胺为基础[18]。1979 年，依托泊苷联合顺铂（Etoposide with Cisplatin，EP）被证明在局限期和广泛期疾病中具有活性[19]。在一项针对 437 名患者的研究发现两种方案在小细胞肺癌中的等效性后，基于 EP 的化疗方案成为环磷酰胺、多柔比星和长春新碱（Cyclophosphamide，Adriamycin，and Vincristine，CAV）化疗方案的替代方案[20]。研究人员报道了相似的缓解率、完全缓解率及中位总生存期。

以 EP 为基础的方案成为广泛期小细胞肺癌患者治疗的首选标准，因为它可以安全地与胸部放疗一起进行。对于局限期小细胞肺癌患者，广泛使用的治疗方案包含有顺铂和依托泊苷两种成分。来自 Turissi 研究的过往治疗方案[21]为第 1 天使用顺铂 60mg/m^2，第 1、2、3 天使用依托泊苷 120mg/m^2，以 21～28 天为 1 个周期重复 4 个周期[21]。CONVERT 研究中使用了另一种方案，为第 1 天使用顺 75mg/m^2，第 1、2、3 天使用依托泊苷 100mg/m^2，以 21 天为 1 个周期重复 4 个周期。此外，CONVERT 研究还提供了一种方案，即第 1、2 和 3 天使用顺铂 25mg/m^2、依托泊苷 100mg/m^2 [16]。尽管广泛期小细胞肺癌患者的全身治疗方案主要集中于基于顺铂的化疗。但对于肾功能不全或听力损失的患者，卡铂可以作为合适的替代品。

接受胸部放疗的患者在同步全身治疗期间应避免使用造血集落刺激因子。在一项对 230 名 LD-SCLC 患者进行的随机研究中，他们在第 4～18 天接受或不接受 GM-CSF 支持治疗，中位生存期没有显著差异（接收 GM-CSF 治疗组 14 个月 vs. 不接受 GM-CSF 治疗组 17 个月，P=0.15）或完全缓解率（接收 GM-CSF 治疗组为 36%，不接受 CM-CSF 治疗组为 44%，P=0.29）。然而，接受 GM-CSF 治疗的患者出现更多的非血液学毒性、住院天数更长、静脉注射（intravenous，IV）抗生素的使用率更高，以及危及生命的血小板减少症更严重[22]。

尽管多项研究已经探索了小细胞肺癌系统治疗的新治疗方案，但基于 EP 的化疗方案仍然是标准治疗方案。尽管一些患者会经历长期有效的疾病控制，远处复发是常见的结局，并且通常需要额外的治疗。我们在后文介绍了复发患者的二线治疗方案，以及全身治疗的注意事项。

（二）手术注意事项

尽管非小细胞肺癌在未转移时对手术的评估

需要结合医学知识和手术技能两方面，而小细胞肺癌的治疗几乎完全以放疗作为主要的局部治疗手段。极早期小细胞肺癌（$T_{1\sim2}N_0$ 期）的患者可以考虑手术切除，并且在部分患者中已显示出良好结果[23, 24]。鉴于在小细胞肺癌中肿瘤扩散到纵隔淋巴结和远处部位非常常见，因此详尽的病理评估对于 $T_{1\sim2}N_0$ 期小细胞肺癌患者非常重要，从而将其他神经内分泌肿瘤区别开，其中包括类癌或非小细胞高级别神经内分泌疾病等。T_1N_0 期小细胞肺癌患者的发病率在小细胞肺癌人群中小于 5%[25]。

一些接受切除的患者可能存在淋巴结转移的情况。在这些情况下，术后必须及时进行辅助性全身治疗和远处疾病的放射学分期评估。尽管术后放疗在非小细胞肺癌中的作用正在演变，但 NCCN 指南倡导评估对切除的涉及 N_1 和 N_2 侵及的小细胞肺癌患者进行术后放疗[26]。

医学技术上无法手术切除的 I 期小细胞肺癌的替代治疗方案是 SBRT，它是安全有效的[27]。然而，全身治疗对于所有阶段的小细胞肺癌患者都至关重要。除非多药联合化疗与有效的局部治疗相结合，否则全身转移是 I 期小细胞肺癌的常态[28]。

（三）胸部放疗注意事项

全身治疗是必要的，但不足以实现局限期小细胞肺癌患者的长期疾病控制。两项不同的 Meta 分析进一步阐明了胸部放疗联合化疗的益处。Wardc 等分析了 11 项随机研究，结果显示额外的胸部放射治疗使局部控制改善了 25%，2 年绝对生存获益改善了 5.4%[29]。一篇对 13 项局限期小细胞肺癌试验进行的 Meta 分析显示，与单独化疗相比，胸部放疗联合化疗可使患者死亡率降低 14%，3 年绝对生存获益提高了 5.4%（9% vs. 14%）[30]。该 Meta 分析研究证明联合治疗方案正融入局限期小细胞肺癌标准治疗方案中。

胸部放射治疗随着技术的进步和对小细胞肺癌最佳治疗方法的深入探索而不断发展。尽管胸部放射治疗管理在不同领域取得了不同的进展，但它们共同创造了一种可以最大限度提高临床效果的情况。接下来，我们将探讨这些相互关联但又各不相同的方面。

1. 胸部辐射的分割和剂量

Warde 等和 Pignon 等的 Meta 分析将胸部放疗确定为局限期小细胞肺癌管理的关键组成部分，但需要解决分割和时机问题[29, 30]。具有高增殖指数的肿瘤倾向于更短的放疗疗程，因为这使得在加速再增殖影响限制治疗效果之前完成治疗。此外，小细胞肺癌的体外研究表明，在相对较低的治疗剂量下，小细胞肺癌具有较高的放射敏感性[31]。体外研究结果支持多次频繁小剂量辐射的使用。因此，临床实践反映了临床前结果。目前的做法包括每天进行 2 次放疗，每次 1.5Gray（Gy），间隔至少 6h，以实现正常组织的亚致死修复[26]。1Gy 等于 100cGy，是吸收辐射剂量的量度。每次分次的剂量越低，治疗迟发效应的风险就越低。总而言之，每天 2 次放疗可以通过优先影响肿瘤而不是正常组织来提高治疗指数。

Turrisi 等通过将 417 名局限期小细胞肺癌患者随机分组接受 45Gy 的放疗。分为 5 周内接受 1.8Gy/d 的标准分割组或在 3 周内每天 2 次接受 1.5Gy 的标准分割组，探讨了剂量和分割的作用[21]。放疗与基于标准治疗方案的 EP 化疗同时进行。以总生存期为主要终点，与每天 1 次放疗相比，每天 2 次放疗与中位总生存期（1.6 年 vs. 1.9 年）和 5 年总生存期（26% vs. 16%）存在统计学差异。然而，每天 2 次放射与 3 级食管炎恶化相关，其定义为无法吞咽固体，需要麻醉镇痛药或使用饲管（11% vs. 27%，$P<0.001$）。

尽管 Turrisi 等的结果发表后，每天 2 次放疗成为标准治疗方案，但该研究因对照组与实验组不均等而受到批评；该研究没有比较每天 2 次组和每天 1 次组中使用的生物学等效辐射剂量。传统每天分次辐射中＞60Gy 的辐射剂量在生物学上更相当于每天 2 次 1.5Gy 剂量中的 45Gy。因此，有人提议，将每天 2 次的治疗方案与生物学上等效的每天 1 次的治疗方案进行比较[32]。

根据 Turrisi 等的描述，两项随机研究最近评估了高剂量每天 1 次常规分割放疗与每天 2 次放疗的作用，两项研究均显示每天 2 次放疗与每天 1 次放疗之间的结果没有差异[16, 33]。然而，这些研究未能证明其等效性，因此每天 2 次放疗仍然是标准治疗方案。

CONVERT 研究是一项Ⅲ期研究，方案为每天 1 次放疗：总剂量为 66Gy，分 33 次治疗，或每天 2 次 1.5Gy 放疗：总剂量为 45Gy，分 30 次治疗[16]。对 547 名患者进行随机分组后，每天 2 次放疗组的中位总生存期为 30 个月，而每天 1 次放疗组的中位总生存期为 25 个月（P=0.14），2 年总生存率分别为 56% 和 51%。两组之间的 3 级食管炎发病率没有差异（每天 2 次组为 19%，每天 1 次组为 19%）。由于该研究原旨在展示每天 1 次高剂量放疗的优越性，最终作者得出结论，每天 2 次放疗应被视为局限期小细胞肺癌的标准治疗方案。

最近，CALGB 30610 的结果公布，该结果还比较了给予 45Gy（每天 2 次，每次 1.5Gy，共 30 次）的治疗方案与给予 70Gy（每天 1 次，每次 2Gy，共 35 次）的治疗方案[33]。对 638 名患者进行随机分组后，每天 2 次放疗患者的中位生存期为 26.5 个月，每天 1 次放疗的中位生存期为 30.1 个月。5 年总生存率没有显著差异，分别为 29% 和 32%。两组间的疗效和严重不良事件的频率相似。

CALGB 30610 和 CONVERT 研究均旨在展示每天 1 次高剂量放疗的优越性；研究者得出的结论是，每天 2 次辐射应被视为局限期小细胞肺癌的标准治疗方案。

最近，一项Ⅱ期斯堪的纳维亚地区研究报道了有希望的结果。该研究将每天 2 次、共计 60Gy 与每天 2 次、共计 45Gy 的两种放疗方案进行比较[34]。两组均接受每天 2 次 1.5Gy 的放疗。在这项对 167 名患者进行的具有挑战性的Ⅱ期研究中，2 年总生存率分别为 74.2% 和 48.1%，赞成使用每天 2 次放疗。与 60Gy 组相比，45Gy 组的局部复发更为常见（35% vs. 21%，P=0.054）。该研究报道称，两组之间的毒性没有差异。此外，一项对比高剂量每天 2 次放疗与标准剂量每天 2 次放疗的Ⅲ期研究正在进行中。

尽管 60Gy 组的总体生存率比 CONVERT 研究好得多，但斯堪的纳维亚地区研究的 45Gy 组的结果不如 CONVERT 研究的 45Gy 组。因此，有必要进行Ⅲ期临床试验，以探讨每天 2 次高剂量放疗是否会成为 LD-SCLC 的标准治疗选择。

2. 放射靶标范围

在基于 CT 的放疗规划前，放疗范围将囊括原发肿瘤、同侧肺门、双侧纵隔等区域。随着放疗规划变得愈加精准，我们可以通过 CT 跨区域设定靶标，并通过调强放疗来更好地保护周围健康组织。早期在非小细胞肺癌中的研究发现，仅包含有受累纵隔淋巴结的放疗带来了较低的特定淋巴结复发概率。

在小细胞肺癌中同样进行了忽略特定淋巴结的放疗研究。一项早期的Ⅱ期前瞻性研究对 27 例局限期小细胞肺癌患者进行放疗，在基于 CT 的规划中仅针对原发灶及受累淋巴结。其结果显示出比预期更高的特定淋巴结复发率，并因此在利用基于 CT 的输入规划中要格外谨慎[35]。

随后该组患者通过基于 PET 的影像来指导治疗区域，进而评价这种方法起到的作用。在一个涉及 60 名局限期小细胞肺癌患者的前瞻性研究中，局部淋巴结治疗失败率仅为 3%，这说明利用 PET 和 CT 等影像手段对受累淋巴结进行放疗规划是安全的[36]。基于这些发表数据支持选择性忽略特定淋巴结，一些重要的临床试验，如 CONVERT 和 CALGB 30610 调整了它们的治疗方案，允许对受累淋巴结进行放疗。因此，这些研究中既包含有覆盖了特定淋巴结放疗的患者，又包含有覆盖纵隔淋巴结放疗的患者。目前，对局限期小细胞肺癌的治疗策略是仅对那些通过活检、^{9}F-FDG 摄取、CT 中发现增大的淋巴结区域进行治疗。

（四）正常组织剂量目标

对局限期小细胞肺癌患者的放疗计划与非

小细胞肺癌患者的治疗原则近似。尽管每天 2 次的加速分割治疗会导致种种急性和延迟不良反应，每天 1 次对比每天 2 次的剂量值是近似的。然而，脊髓是个例外。尽管大多数正常组织在亚致死性损伤后修复的时间是 4～6h，而脊髓则需要 24h。因此，针对中枢神经系统靶区每天 2 次 150cGy 的剂量等同于脊髓每天 1 次 300cGy 的剂量。因此，脊髓的大分割剂量为每天 3Gy，单处的推荐剂量上限是 41Gy，这与 CALGB 30610 指南步骤一致[33]。

（五）全身治疗与局部治疗的时机

局限期的小细胞肺癌的治疗包括胸部放疗及化疗。合理优化这些治疗的时机对疗效至关重要。日本临床肿瘤学组的一项研究（9104 号研究）比较了同步与序贯胸部放疗的效果。在 231 名接受每天 2 次放疗（总剂量 45Gy，总疗程 3 周）的患者中，接受同步放疗的患者在总体生存率及 2 年、3 年和 5 年生存率上均优于接受序贯性放疗的患者。研究中提到，两组队列中严重食管炎均较少见，同步治疗组为 9%，序贯治疗组为 4%[37]。

一项 Meta 分析涵盖了多个局限期 SCLC 研究，对比了在化疗早期与晚期进行胸腺放疗的疗效[38]。其中早期放疗定义为化疗开始后 9 周内，并且在第 3 个化疗周期之前开始的放疗。分析发现，早期进行胸部放疗相较晚期进行胸部放疗能显著提升 2 年生存率和中位总体生存率。有趣的是，在包含每天 1 次放疗的研究中，早期与晚期放疗之间并无显著差异。这些研究结果提示，在局限期 SCLC 的根治性治疗中，早期进行胸部放疗可能会改善患者的预后。

最后，有研究探讨了放疗开始与治疗结束时机对预后的影响，假设快速完成放疗与更好的治疗效果相关。研究者采用 Meta 分析方法分析了小细胞肺癌Ⅲ期临床试验，并引入了一个新的概念，即从任何治疗开始到放疗结束之间的时间间隔（SER 间隔），作为预后的一个指标[39]。研究发现，较短的 SER 间隔与更高的生存率显著相关，但同时也伴随更多严重的风险。例如，当 SER 间隔小于 30 天时，患者的 5 年总体生存率可超过 20%。综合这些研究结果可以得出，化疗的同时尽早进行胸部放疗是有益的。除非治疗区域的大小不适合放疗，否则我们在治疗的第 1 个周期就尝试进行同步放化疗治疗。

基于粒子的治疗

目前用于放疗的两种主要模式分别是基于光子或质子的辐照。全球大多数接受放疗的患者接受的是基于光子（或 X 线）的治疗。质子治疗独特之处在于，放射剂量在目标区域之外没有退出剂量。相比之下，基于光子的治疗会在目标区域之外继续散射低剂量治疗。通过使用调节治疗深度的技术，质子治疗可以对正常组织施加更少的放射剂量，并且在剂量测量学研究中显示出更好的组织保留。

然而，质子治疗在治疗胸部肿瘤时是否能够改善预后尚不清楚。一项针对非小细胞肺癌的光子与质子治疗的随机研究未能显示出后者临床毒性的降低或肿瘤控制的改善，但这项研究使用的是早期形式的质子治疗，因而可能影响了结果[40]。因此，一项 NRG 研究目前正在探索在不可手术的Ⅲ期非小细胞肺癌患者中进行质子治疗。

质子治疗确实有其局限性。基于光子的治疗对于解剖结构的变化（如目标移动、缩小或组织密度的变化）具有自我调整性，而质子治疗在即使是很小的变化下也可能在目标覆盖上出现显著差异。因此，适应性规划对于确保在诸如 SCLC 这样对治疗快速响应的肿瘤中持续覆盖至关重要。

胸部的肿瘤，包括 SCLC，比其他非胸腔解剖部位的目标变动性更大。因此，质子治疗需要优化以考虑运动，并且需要尽量减少运动以确保对目标覆盖的可预测治疗剂量。最后，SCLC 这种疾病类型将会构成特别的挑战。其治疗的响应可能会很迅速，并常使用每天 2 次的放疗；治疗的过程也很快捷。此外，在治疗期间经常看到明显的肿瘤体积减小，因此实时关注和适应这些变化是至关重要的。

胸部放疗和化疗的时机安排可能影响到预后。如推迟胸部放疗直到化疗将导致目标体积减小和稳定，可能允许更安全、更可预测的质子治疗过程，但这种延迟也可能造成不良反应，从而影响预后[38, 39]。这些局限性在基于光子的治疗中也会被发现，但程度远不及质子治疗。因此，上述实际局限性可能会削弱质子治疗的物理优势。

在 SCLC 中使用质子治疗的早期临床经验在剂量学和有限的患者研究中已经提出了理论上的改进[41]。此外，这项技术是安全的，但需要进一步的研究来建立起这种技术在 SCLC 中的标准临床治疗地位。

三、广泛期疾病的治疗

（一）总体治疗考虑

1. 初始系统治疗

广泛期小细胞肺癌在系统性管理方面与局限期小细胞肺癌具有治疗上的相似之处。无论分期如何，小细胞肺癌被认为是都是一种播散性疾病，而广泛期中，主要关注的是有效的系统性管理。两个阶段都使用 EP 方案为基础的化疗。然而，广泛期小细胞肺癌的治疗模式更聚焦于含卡铂方案化疗而不是顺铂[26]。老年患者（7 项 NCCN 指南）中，卡铂 AUC 5～6 第 1 天和依托泊苷 100mg/m^2 第 1、2、3 天，每 21～28 天重复 1 次，持续 4～6 个周期是安全有效的[42]。其他一些中心也使用这个方案的变体。

对于不能接受或耐受依托泊苷为基础化疗的患者，一种替代方案是伊立替康 50mg/m^2，第 1、8、15 天，同时给予卡铂（AUC 5），在某些患者中显示出等效性及潜在更小的毒性[43]。

尽管 20 世纪 80 年代至 21 世纪 10 年代进行的多次研究未能改善 20 世纪 80 年代确立的 EP 管理框架，直到最近才有所改进。而免疫治疗正在改变广泛期小细胞肺癌治疗领域。第一个被证明可以改善广泛期小细胞肺癌预后的免疫治疗是阿替利珠单抗，即一种 PD-L1 抑制药。IMpower 133 研究小组对 403 名 ED SCLC 患者进行了随机Ⅲ期研究，随机分为卡铂联合依托泊苷的化疗，每个周期给予阿替利珠单抗，并在初步治疗完成后给予维持治疗[17]。卡铂以 AUC 5 的剂量在第 1 天给予，依托泊苷 100mg/m^2 在第 1～3 天给予，阿替利珠单抗 1200mg/m^2 在第 1 天给予。研究的主要终点是使用意向性治疗的进展和总体生存。在 13.9 个月的中位随访期内，阿替利珠单抗组的中位总生存期和无进展生存期均有所改善。

最近，CASPIAN 研究探索了使用度伐利尤单抗（一种 PD-L1 抑制药）和曲美单抗（一种 CTLA-4 抑制药）[44]。在这项三臂研究中，805 名患者被随机分配到：①度伐利尤单抗 + 曲美单抗 + 铂 – 依托泊苷；②度伐利尤单抗 + 铂 – 依托泊苷；③铂 – 依托泊苷单独治疗。依托泊苷在第 1～3 天给予 80～100mg/m^2，铂为卡铂（AUC 5～6）或顺铂 75～80mg/m^2，每个周期的第 1 天给予。度伐利尤单抗剂量为 1500mg，曲美单抗剂量为 75mg。在随机接受免疫治疗的患者中，每 4 周给予一次维持性度伐利尤单抗（1500mg）。两个主要终点是：①度伐利尤单抗 +EP 与 EP 单独治疗的总体生存率；②度伐利尤单抗 – 曲美单抗 +EP 与 EP 单独治疗的总体生存率。在 25.1 个月的中位随访期内，度伐利尤单抗 + 曲美单抗 + 铂 – 依托泊苷组相较铂 – 依托泊苷单独治疗组没有改善总体生存率（10.4 个月 vs. 10.5 个月，P=0.045）。然而，度伐利尤单抗 + 铂 – 依托泊苷组与铂 – 依托泊苷单独治疗组相比苷确实显示出了总体生存率有所改善（12.9 个月 vs. 10.5 个月，P=0.0032）。

因此，广泛期小细胞肺癌的初始系统性管理包括与 PD-L1 抑制（阿替利珠单抗或度伐利尤单抗）同时进行的 EP 为基础的化疗，然后在进展或无法耐受时继续进行维持性 PDL-L1 抑制。

2. 复发期疾病的系统治疗

尽管首次治疗方案在局限期和广泛期小细胞肺癌的患者中都能取得较高的客观响应率，但 SCLC 在复发期的响应通常较为有限。如果患者有超过 6 个月的无病间期，则被视为 EP 响应型。在这些患者中，重新引入 EP 为基础的化疗可以是一个合理的治疗选择。对于无疾病间隔期为 3～6 个月的患者，这也可以是一个合理的二线治疗选择（根据 NCCN 指南）。复发期疾病的其他治疗选择包括拓扑替康、卢比替丁、节律化疗、环磷酰胺 / 多柔比星 / 长春新碱（Cyclophosphamide/Doxorubicin/Vincristine，CAV）、替莫唑胺或包括帕博利珠单抗等其他免疫治疗药物。然而，二线系统治疗选项的疗效有限，通常预后不佳。

（二）拓扑替康

拓扑替康是一种能够抑制核酶拓扑异构酶 1 的药物。它可以通过口服或静脉途径给药，并且在疾病复发时显示出疗效。例如，在一项比较最佳支持护理（best supportive care，BSC）与 BSC+ 口服拓扑替康（BSC）的随机研究中，有 141 名不适合静脉化疗的复发广泛期 SCLC 患者被纳入 [45]。口服拓扑替康的剂量为 2.3mg/m^2，每 21 天给药 5 天。与 BSC 相比，BSC+ 拓扑替康的中位生存期更长，分别为 13.9 周和 25.9 周。接受拓扑替康治疗的患者中，有 44% 的患者疾病稳定，7% 的患者部分响应。大多数患者对该治疗耐受良好。

（三）卢比替丁

卢比替丁通过抑制 RNA 聚合酶Ⅱ来干扰有丝分裂，从而控制肿瘤细胞的增殖。在一项针对复发小细胞肺癌的Ⅱ期临床试验中，患者以 3 周为 1 个周期接受 3.2mg/m^2 的卢比替丁治疗，直到疾病进展或出现无法接受的毒性反应 [46]。平均随访时间为 17.1 个月，共有 105 名患者接受了治疗，其总体反应率为 35%。尽管血液毒性较为常见，考虑到治疗效果，卢比替丁在 2020 年获得了美国 FDA 的加速批准 [47]。

（四）节拍化疗

在复发小细胞肺癌中，研究者们探索了通过频繁给予低剂量的化疗来避免通常与多种治疗组合相关的剂量限制性毒性。在一项包含 180 名患者的随机研究中，将拓扑替康与包含顺铂、依托泊苷和伊立替康的连续化疗方案进行了比较。结果显示，连续化疗方案的整体生存期有所改善（18.2 个月 vs. 12.5 个月，P=0.0079）[48]。然而，这种方案也带来了显著的血液毒性（3～4 级：粒细胞减少症，83%；贫血，84%；白细胞减少症，80%；血小板减少症，41%），31% 的患者中出现了 3～4 级发热性粒细胞减少症。

（五）环磷酰胺、多柔比星和长春新碱

在过去，以环磷酰胺 + 多柔比星 + 长春新碱的 CAV 方案为基础的化疗是小细胞肺癌的首选一线治疗方案，直到 EP 为基础的化疗显示出同样有效的结果情况才有所改变。由于 EP 方案能够与胸部放疗同时使用，其成为治疗的首选，而与 CAV 的联合使用则不可行。而在复发的小细胞肺癌中，CAV 为基础的化疗可以是一个有吸引力的选择。在一项Ⅳ期随机对照研究中，将静脉输注的拓扑替康与 CAV（环磷酰胺 1000mg/m^2，多柔比星 45mg/m^2，长春新碱 2mg）进行比较，CAV 每 21 天给药 1 次，持续 1 天，107 名接受 CAV 的患者与拓扑替康（18.3%）组相比，反应率为 24.3% [49]。在进展时间或总体生存期方面，两组之间没有显著差异。

（六）替莫唑胺

替莫唑胺是一种口服的烷化剂，其口服给药具有额外的优势。替莫唑胺在高级别胶质瘤治疗中显示了良好的中枢神经系统透过性，因此它可能是复发小细胞肺癌伴脑转移的一个有吸引力的治疗选择。在一项包含 64 名复发小细胞肺癌患者的研究中，根据 MGMT 启动子的甲基化状态，这是与对替莫唑胺为基础治疗敏感性相关的指标 [50]。在 48 名对 MGMT 表达敏感的患者中，1 人有完全响应，10 人有部分响应。在 16 名通过对 MGMT 表达被预测为耐药的患者中，有 2 人有部分响应。对于有脑转移的患者，完全或部分响应的发病率为 38%。与未甲基化的 MGMT 患者相比，MGMT 甲基化的组有更高的响应率（38% vs. 7%，P=0.08）。

（七）帕博利珠单抗

在一项汇总分析中，研究者们探索了 PD-L1 抑制药帕博利珠单抗在接收两线以上先前治疗后的应用（KEYNOTE-028 和 KEYNOTE-158 两项研究）。在 83 名患者中，客观率为 19.3%，有 2 例完全响应和 14 例部分响应[51]。在响应的患者中，有 61% 响应持续时间超过 18 个月，而响应的中位持续时间尚未达到。

（八）其他系统治疗方案

应鼓励适合接受额外治疗的复发性小细胞肺癌患者参加临床试验。只有持续不断的临床研究才能带来进步。其他方案也已显示在复发性小细胞肺癌环境中具有活性，包括多西他赛、口服依托泊苷、纳武利尤单抗、紫杉醇、吉西他滨、长春瑞滨和伊立替康[26]。

1. 胸部放疗的考虑因素

虽然小细胞肺癌的所有阶段都是全身性的，但广泛期小细胞肺癌是局部治疗作用有限的临床情况。然而，即使在转移性疾病中，原发性肿瘤控制的重要性也带来好处。Jeremic 等在一项涉及 210 名患者的随机研究中探讨了胸部放疗的作用[52]。接受了 3 个周期的基于 EP 的化疗，并且在疾病的转移性部位和至少胸部基础疾病有部分反应的患者被随机分配到：①使用加速超分割进行确定性胸部放疗的另外 2 个化疗周期，总剂量为 54Gy，每天给予 1.5Gy，每天 2 次分割，共 36 次治疗；②仅另外 4 个化疗周期。对于接受放疗联合化疗而不是单独化疗的患者，中位生存期为 17 个月 vs. 11 个月，5 年总生存率为 13% vs. 4%，接受胸部放疗治疗的患者 5 年总生存率有所提高（P=0.041）。值得注意的是，所有患者都接受了预防性颅脑放疗。

2. 寡转移小细胞肺癌的局部治疗

尽管 Jeremic 等的研究结果良好，但 ED SCLC 中确定性放疗的优势仍有待研究确认。例如，RTOG 0937 将寡转移小细胞肺癌患者（定义为三个或更少的远处疾病部位）随机分配到单独的预防性颅脑放疗（prophylactic cranial irradiation，PCI）或 PCI 和巩固胸部放疗，也可以选择对远处疾病区域进行巩固放疗[53]。患者在接受 4 个周期的卡铂和依托泊苷后进行随机分组，对治疗达到部分或完全反应。对胸部进行巩固放疗，每次 3Gy 给予 45Gy。对远处疾病部位进行巩固，3～4Gy/fx 给予 30～40Gy。所有患者均接受 10 次总计 25Gy 的 PCI。在中期分析时，由于无效，该研究提前关闭。中位总生存期为 9.1 个月，1 年总生存率为 60.1%（PCI）vs. 50.8%（PCI+RT）（P=0.208）。然而，进展时间有利于接受胸部巩固放疗的患者（P=0.0102）。总的来说，RTOG 0937 的结果和 Jeremic 等的研究结果并不支持在 ED SCLC 患者中常规使用根治性放疗。

3. 广泛期小细胞肺癌的姑息性、减剂量放疗

在一项对广泛期小细胞肺癌患者进行预防性颅脑放疗的随机研究中，胸部复发率超过 90%[54]。因此，Slotman 等假设非根治性剂量的放疗可能会延迟胸内进展的时间，从而改善无进展生存期和总生存期。

共有 498 名广泛期小细胞肺癌患者在一项胸部放疗与标准治疗的 3 期研究中进行了随机分组[55]。标准治疗定义为以依托泊苷为基础的铂类化疗，然后进行 PCI。胸部放疗的总剂量为 30Gy，分 10 次照射。目标体积包括原发和纵隔的残余大体疾病，以及最初受累的淋巴结站。治疗计划和优化采用了 3D 适形技术。中位随访 24 个月，1 年总生存期的主要结局在组间没有差异。在接受胸部放疗的患者中，1 年生存率为 33%，而对照组为 28%（P=0.066）。然而，作者指出，在探索性的 2 年总生存率中，胸部放疗的结果有所改善（13% vs. 3%，P=0.004）。此外，在 6 个月时，无进展生存期有利于胸部放疗（24% vs. 7%，P=0.001）。

鉴于 10 次 30Gy 胸部放疗在毒性特征上更优，在对初始治疗有反应的患者中，使用巩固性胸部治疗是广泛期小细胞肺癌的合适选择。

4. 预防性颅脑放疗

小细胞肺癌患者颅内转移的风险很高。研究

估计，局限期和广泛期小细胞肺癌的终生风险超过 50%[56, 57]。此外，尸检系列报告称，中枢神经系统受累的风险多达 60%～70%[58]。鉴于中枢神经系统转移将使局限期患者无法治愈，并且经常导致小细胞肺癌患者发病和死亡，因此不少研究已经探索了预防性措施在降低脑转移风险中的作用。这些干预措施中研究最多的包括预防性颅脑放疗。

PCI 包括给予减剂量的全脑放疗。需要假设在可察觉到的大体病变出现之前对大脑进行干预，进而对种子（肿瘤细胞）或土壤（脑实质）产生影响。因此，PCI 通过治疗已经在大脑中的微转移疾病或创造一个原发肿瘤不太可能扩散的环境来减少中枢神经系统扩散。

5. 局限期疾病中的 PCI

虽然没有单一的随机研究表明在局限期小细胞肺癌中使用 PCI 有生存益处，但 Auperin 等的 Meta 分析汇集了 7 项临床试验中完全缓解 LD SCLC 的患者[59]。在这项 Meta 分析中，接受 PCI 的患者的死亡相对风险在统计学上低于未接受 PCI 的患者，相当于 3 年生存率提高了 5.4%（PCI 组为 20.7%，对照组为 15.3%）。值得注意的是，接受 PCI 治疗的患者在 3 年时脑转移的发病率仍然约为 33%。

Auperin 等的 Meta 分析包括了从 1 次 8Gy 到 20 次 40Gy 的 PCI 剂量范围。为了确定 PCI 剂量的最佳剂量，对 720 名对前期治疗有完全反应的 LD 病患者进行了研究[60]。患者被随机分配到 10 次 25Gy 与两种不同的比较组，使用每次 2Gy 或每天 2 次每次 1.5Gy 的 36Gy。以 2 年脑转移为主要终点，研究显示标准剂量（29%）和高剂量（23%）PCI 组之间 2 年脑转移发病率没有改善。然而，接受标准剂量放疗的患者 2 年总生存率（42%）较接受高剂量放疗的患者（37%）有改善的趋势（P=0.05）。

尽管研究再次探索了 PCI 在局限期小细胞肺癌中的作用，但对于对前期治疗反应良好的患者，标准治疗包括对整个大脑进行 10 次 25Gy 的 PCI。然而，需要排除全脑放射有禁忌证的患者，包括年龄和神经认知缺陷。

6. 广泛期疾病中的 PCI

研究人员假设，如果 PCI 对 LDSCLC 有益，那么 PCI 在 ED SCLC 中可能有一定作用，因为后者中枢神经系统扩散的风险更高。在一项对 286 名广泛期小细胞肺癌患者进行 PCI 与不再进行进一步治疗相比较的随机研究中，接受 PCI 的患者症状性脑转移的发病率较低[54]。1 年时，PCI 组有 14.6% 的患者发生脑转移，而对照组为 40.4%。PCI 组的 1 年生存率从没有进一步治疗的患者的 13.3% 提高到 27.1%。

该研究因几个限制而受到批评。首先，在入组研究之前，患者没有进行脑部影像学的预筛查。多达 15% 的患者在诊断时可能有无症状的脑转移[61, 62]。因此，有利的结果可能是由那些在入组时被随机观察患有显著转移疾病的患者驱动的。其次，除非症状需要评估，否则不会常规进行中枢神经系统影像学筛查。虽然症状性脑转移的共同主要终点是实用的，但这意味着无症状脑转移的患者在出现症状之前不会接受治疗，这会延迟观察组的脑定向治疗，而脑定向治疗与改善结果相关。

鉴于该研究的局限性，日本进行了一项对照研究来探索 PCI 在广泛期小细胞肺癌中的应用。该研究在入组影像学预筛查显示无中枢神经系统转移后对患者进行随机分组[63]。那些被随机观察的患者及接受 PCI 的患者每 3 个月进行一次脑部影像学检查。由于中期分析无效，该研究在随机分组到 224 名患者后终止。接受 PCI 的患者的中位总生存期为 11.6 个月，而接受观察的患者为 13.7 个月。6 个月、12 个月和 24 个月时脑转移的累积风险支持使用 PCI（6 个月，15% vs. 46%；12 个月，33% vs. 59%；18 个月，40% vs. 64%）。值得注意的是，83% 最终发生脑转移的观察组患者接受了放疗。综上所述，这些数据表明，对于每 3 个月进行脑部影像学检查的 ED SCLC 患者，可以安全地省略 PCI。此外，这些数据表明，脑放射的作用可能与治疗的时间有关。换句话说，如果在生存期间包括密切的影像学监测和临床评估，广泛期小细胞肺癌患者可以安全地接受全脑放射而不是辅助 PCI。

7. 回避海马区 PCI

与 PCI 相比，ED SCLC 的胸部放疗在临床实践中的应用越来越多，部分原因是脑放疗和胸部放疗的毒性特征不同。此外，对所有类型脑转移性癌症患者的早期研究表明，在进行全脑放疗时，避免照射大脑的海马区可能是有益的[64]。因此，研究人员研究了在给予海马回避的同时给予 PCI 是否安全，同时降低全脑放疗的长期发病率。

Redmond 等在 20 名局限期消息报道小细胞肺癌患者中探索了海马回避 PCI[65]。2 年总生存率为 88%，以 6 个月时修订后的霍普金斯语言学习测试延迟回忆作为主要终点，其表现没有显著下降。这些结果在 12 个月时亦是如此。MRI 监测显示 20% 的患者有无症状脑转移。在发生脑转移的患者中，这些转移发生在海马区附近剂量不足的区域。

有三项随机研究进一步探索了海马回避在 LD 和 ED SCLC 中的作用。PREMER 研究纳入了 150 名患者，并将 3 个月时自由和提示选择性提醒测试中的延迟自由回忆（delayed free recall，DFR）作为主要结果[66]。中位随访 40.4 个月，海马回避治疗患者的 3 个月 DFR 下降（5.8%）低于标准 PCI 治疗患者（23.5%）。作者报道脑转移的发病率、生活质量或总生存率没有差异。

NK/ 荷兰对 SCLC 中海马回避 PCI 的研究使用了另一种在 4 个月时霍普金斯语言学习测试变化的结果[67]。共纳入 168 名患者，其中 70% 为 LD SCLC。患者被随机分配到海马回避组和标准 PCI 组，4 个月时 HVLT 下降率在组间没有差异。此外，脑转移的发病率（PCI 为 20%，HA-PCI 为 16%）或总生存率没有差异。

NRG（CC 003）的第三项研究于 2022 年 7 月完成了 304 名患者的入组[68]。使用可靠变化指数（reliable change index，RCI）在 6 个月时对霍普金斯语言学习测试进行回想的主要结果，我们正在等待这些结果的报告。这些数据，连同 NK/ 荷兰和 PREMIER 的数据，可能有助于进一步明确海马回避 PCI 是否可以改善 SCLC 患者的治疗结果和精确选择的患者。目前，可以进行海马回避 PCI，但应在临床试验中提供。

四、建议总结

在局限期小细胞肺癌患者中，4 个 21 天周期同时给予的 EP 治疗是标准治疗（表 9–1）。使用 150cGy/fx 进行明确的每天 2 次放疗，计划总剂量为 45～60Gy，与系统治疗同时进行。在治疗过程中更早地使用胸部放疗与改善结果相关。对治疗反应良好的患者可以提供 PCI 以完成治疗。对大脑和颅外部位的影像学进行仔细评估，并对体质、肺部或副肿瘤症状的复发进行临床评估，完成全面的生存评估。

表 9–1　目前小细胞肺癌的指南

分　期	治疗指南
局限期疾病	• 同时进行顺铂 + 依托泊苷为基础的化疗 ×4 个周期[a] • 对最初涉及的区域进行胸部放疗[a] – 每天 2 次 1.5Gy、总剂量 45Gy – 在化疗中合理的时间内尽快进行同步放疗 • 对头部及躯体进行再次分期 • 每次 2.5Gy[b]、总剂量 25Gy 的头部预防性照射
广泛期疾病	• 同时进行顺铂 + 依托泊苷为基础的化疗 ×4 个周期[c] • 头部及躯体进行再次分期 • 对大体残存病灶及最初累及淋巴结区域进行胸部放疗 – 每天 1 次、每次 3Gy、总剂量 30Gy • 用阿替利珠单抗进行免疫维持治疗 • 每 3 个月对脑部进行连续影像追踪[d]

a. 化疗及放疗同时进行
b. 当再次分期时未发现有进展区域时进行
c. 化疗及放疗顺次进行
d. 当连续性头部影像追踪不可行时，考虑进行预防性颅部照射在广泛期小细胞肺癌患者中，21 天周期内使用卡铂、依托泊苷和阿替利珠单抗治疗 4～6 个周期，然后每 28 天维持阿替利珠单抗治疗是标准治疗。对最初受累淋巴结部位和残留大体疾病进行胸部放疗，30Gy/10fx，可以减少胸内复发。广泛期小细胞肺癌中 PCI 的替代方法是每 3 个月进行一次脑影像学监测。在最初治疗的每 2 个周期和维持治疗的每 8～12 周进行疾病评估，可以确保正在进行的治疗适合当前的疾病状态。最终肿瘤复发预计在大多数患者初始治疗后的 6 个月内，并且有第二线和第三线选择，尽管它们的效果和持久性有限。

最后，免疫治疗中巩固性胸部放疗在广泛期小细胞肺癌患者中的作用尚未明确。然而，正在进行的研究将合并这两种治疗策略，以优化该患者群体的结果。

参考文献

[1] Ettinger DS, Aisner J. Changing face of small-cell lung cancer: real and artifact. J Clin Oncol. 2006;24(28):4526–7.https://doi.org/10.1200/JCO.2006.07.3841.PMID: 17008688.

[2] Govindan R, Page N, Morgensztern D, Read W, Tierney R, Vlahiotis A, Spitznagel EL, Piccirillo J. Changing epidemiology of small-cell lung cancer in the United States over the last 30 years: analysis of the surveillance, epidemiologic, and end results database. J Clin Oncol. 2006;24(28):4539–44.https://doi.org/10.1200/JCO.2005.04.4859.PMID: 17008692.

[3] van Meerbeeck JP, Fennell DA, De Ruysscher DK. Small-cell lung cancer. Lancet. 2011;378(9804):1741–55.https://doi.org/10.1016/S0140–6736(11)60165–7.Epub 2011 May 10.PMID: 21565397.

[4] Gazdar AF, Bunn PA, Minna JD. Small-cell lung cancer: what we know, what we need to know and the path forward. Nat Rev Cancer. 2017;17(12):725–37.https://doi.org/10.1038/nrc.2017.87.Epub 2017 Oct 27.Erratum in: Nat Rev Cancer. 2017; PMID: 29077690.

[5] Marchioli CC, Graziano SL. Paraneoplastic syndromes associated with small cell lung cancer. Chest Surg Clin N Am. 1997;7(1):65–80.PMID: 9001756.

[6] Gandhi L, Johnson BE. Paraneoplastic syndromes associated with small cell lung cancer. J Natl Compr Cancer Netw. 2006;4(6):631–8.https://doi.org/10.6004/jnccn.2006.0052.PMID: 16813730.

[7] Rudin CM, Brambilla E, Faivre-Finn C, Sage J. Small-cell lung cancer. Nat Rev Dis Prim. 2021;7(1):3.https://doi.org/10.1038/s41572–020–00235–0.PMID: 33446664; PMCID: PMC8177722.

[8] Travis WD, Brambilla E, Burke AP, Marx A, Nicholson AG. Introduction to the 2015 World Health Organization Classification of tumors of the lung, pleura, thymus, and heart. J Thorac Oncol 2015;10(9):1240–2.https://doi.org/10.1097/JTO.0000000000000663. PMID: 26291007.

[9] Pelosof LC, Gerber DE. Paraneoplastic syndromes: an approach to diagnosis and treatment. Mayo Clin Proc. 2010;85(9):838–54. https://doi.org/10.4065/mcp.2010.0099.Erratum in: Mayo Clin Proc. 2011;86(4):364.Dosage error in article text. PMID: 20810794; PMCID: PMC2931619.

[10] Hazell SZ, Mai N, Fu W, Hu C, Friedes C, Negron A, Voong KR, Feliciano JL, Han P, Myers S, McNutt TR, Hales RK. Hospitalization and definitive radiotherapy in lung cancer: inci dence, risk factors and survival impact. BMC Cancer. 2020;20(1):334.https://doi.org/10.1186/s12885–020– 06843– z. PMID: 32306924; PMCID: PMC7169027.

[11] Okamoto H, Watanabe K, Kunikane H, Yokoyama A, Kudoh S, Asakawa T, Shibata T, Kunitoh H, Tamura T, Saijo N. Randomised phase III trial of carboplatin plus etoposide vs split doses of cisplatin plus etoposide in elderly or poor-risk patients with extensive disease small-cell lung cancer: JCOG 9702.Br J Cancer. 2007;97(2):162–9. https://doi.org/10.1038/sj.bjc.6603810.Epub 2007 Jun 19.PMID: 17579629; PMCID: PMC2360311.

[12] Shepherd FA, Crowley J, Van Houtte P, Postmus PE, Carney D, Chansky K, Shaikh Z, Goldstraw P. International Association for the Study of Lung Cancer International Staging Committee and Participating Institutions. The International Association for the Study of Lung Cancer lung cancer staging project: proposals regarding the clinical staging of small cell lung cancer in the forthcoming (seventh) edition of the tumor, node, metastasis classification for lung cancer. J Thorac Oncol. 2007;2(12):1067–77.https://doi.org/10.1097/JTO.0b013e31815bdc0d. PMID: 18090577.

[13] Micke P, Faldum A, Metz T, Beeh KM, Bittinger F, Hengstler JG, Buhl R. Staging small cell lung cancer: Veterans Administration Lung Study Group versus International Association for the Study of Lung Cancer––what limits limited disease? Lung Cancer. 2002;37(3):271–6.https://doi.org/10.1016/s0169–5002(02)00072–7.PMID: 12234695.

[14] Zelen M. Keynote address on biostatistics and data retrieval. Cancer Chemother Rep 3.1973;4(2):31–42.PMID: 4580860.

[15] Goldstraw P, Chansky K, Crowley J, Rami-Porta R, Asamura H, Eberhardt WE, Nicholson AG, Groome P, Mitchell A, Bolejack V. International Association for the Study of Lung Cancer Staging and Prognostic Factors Committee, Advisory Boards, and Participating Institutions; International Association for the Study of Lung Cancer Staging and Prognostic Factors Committee Advisory Boards and Participating Institutions. The IASLC lung cancer staging project: proposals for revision of the TNM stage groupings in the forthcoming (eighth) edi tion of the TNM classification for lung cancer. J Thorac Oncol. 2016;11(1):39–51.https://doi.org/10.1016/j.jtho.2015.09.009. PMID: 26762738.

[16] Faivre-Finn C, Snee M, Ashcroft L, Appel W, Barlesi F, Bhatnagar A, Bezjak A, Cardenal F, Fournel P, Harden S, Le Pechoux C, McMenemin R, Mohammed N, O'Brien M, Pantarotto J, Surmont V, Van Meerbeeck JP, Woll PJ, Lorigan P, Blackhall F, CONVERT Study Team. Concurrent once-daily versus twice-daily chemoradiotherapy in patients with limited-stage small-cell lung cancer (CONVERT): an open-label, phase 3, randomised, superiority trial. Lancet Oncol. 2017;18(8):1116–25.https://doi.org/10.1016/S1470–2045(17)30318–2. Epub 2017 Jun 20.PMID: 28642008; PMCID: PMC5555437.

[17] Horn L, Mansfield AS, Szczęsna A, Havel L, Krzakowski M, Hochmair MJ, Huemer F, Losonczy G, Johnson ML, Nishio M, Reck M, Mok T, Lam S, Shames DS, Liu J, Ding B, Lopez-Chavez A, Kabbinavar F, Lin W, Sandler A, Liu SV, IMpower133 Study Group. First-line atezolizumab plus chemotherapy in extensive-stage small-cell lung

cancer. N Engl J Med. 2018;379(23):2220–9.https://doi.org/10.1056/NEJMoa1809064.Epub 2018 Sep 25.PMID: 30280641.

[18] Haddadin S, Perry MC. History of small-cell lung cancer. Clin Lung Cancer. 2011;12(2):87–93.https://doi.org/10.1016/j.cllc.2011.03.002. Epub 2011 Apr 8.PMID: 21550554.

[19] Sierocki JS, Hilaris BS, Hopfan S, Martini N, Barton D, Golbey RB, Wittes RE. cis-Dichlorodiammineplatinum(II) and VP-16–213: an active induction regimen for small cell car cinoma of the lung. Cancer Treat Rep. 1979;63(9–10):1593–7.PMID: 227598.

[20] Roth BJ, Johnson DH, Einhorn LH, Schacter LP, Cherng NC, Cohen HJ, Crawford J, Randolph JA, Goodlow JL, Broun GO, et al. Randomized study of cyclophosphamide, doxorubicin, and vincristine versus etoposide and cisplatin versus alternation of these two regimens in extensive small-cell lung cancer: a phase III trial of the Southeastern Cancer Study Group. J Clin Oncol. 1992;10(2):282–91.https://doi.org/10.1200/JCO.1992.10.2.282.PMID: 1310103.

[21] Turrisi AT III, Kim K, Blum R, Sause WT, Livingston RB, Komaki R, Wagner H, Aisner S, Johnson DH. Twice-daily compared with once-daily thoracic radiotherapy in limited small-cell lung cancer treated concurrently with cisplatin and etoposide. N Engl J Med. 1999;340(4):265–71.https://doi.org/10.1056/NEJM199901283400403. PMID: 9920950.

[22] Bunn PA Jr, Crowley J, Kelly K, Hazuka MB, Beasley K, Upchurch C, Livingston R, Weiss GR, Hicks WJ, Gandara DR, et al. Chemoradiotherapy with or without granulocyte-macrophage colony-stimulating factor in the treatment of limited-stage small-cell lung cancer: a prospective phase III randomized study of the Southwest Oncology Group. J Clin Oncol. 1995;13(7):1632–41. https://doi.org/10.1200/JCO.1995.13.7.1632.Erratum in: J Clin Oncol 1995;13(11):2860.PMID: 7602352.

[23] Lad T, Piantadosi S, Thomas P, Payne D, Ruckdeschel J, Giaccone G. A prospective ran domized trial to determine the benefit of surgical resection of residual disease follow ing response of small cell lung cancer to combination chemotherapy. Chest. 1994;106(6 Suppl):320S–3S. https://doi.org/10.1378/chest.106.6_supplement.320s. PMID: 7988254.

[24] Lim E, Belcher E, Yap YK, Nicholson AG, Goldstraw P. The role of surgery in the treatment of limited disease small cell lung cancer: time to reevaluate. J Thorac Oncol. 2008;3(11):1267–71.https://doi.org/10.1097/JTO.0b013e318189a860.PMID: 18978561.

[25] Ignatius Ou SH, Zell JA. The applicability of the proposed IASLC staging revisions to small cell lung cancer (SCLC) with comparison to the current UICC 6th TNM Edition. J Thorac Oncol. 2009;4(3):300–10.https://doi.org/10.1097/JTO.0b013e318194a355.PMID: 19156001.

[26] NCCN. Guidelines for small cell lung cancer. n.d.. https://www.nccn.org/professionals/physi cian_gls/pdf/sclc.pdf.

[27] Mercier SL, Moore SM, Akurang D, Tiberi D, Wheatley-Price P. Stereotactic body radio therapy (SBRT) in very limited-stage small cell lung cancer (VLS-SCLC). Curr Oncol. 2022;30(1):100–9.https://doi.org/10.3390/curroncol30010008.PMID: 36661657; PMCID: PMC9858162.

[28] Verma V, Simone CB II, Allen PK, Gajjar SR, Shah C, Zhen W, Harkenrider MM, Hallemeier CL, Jabbour SK, Matthiesen CL, Braunstein SE, Lee P, Dilling TJ, Allen BG, Nichols EM, Attia A, Zeng J, Biswas T, Paximadis P, Wang F, Walker JM, Stahl JM, Daly ME, Decker RH, Hales RK, Willers H, Videtic GM, Mehta MP, Lin SH. Multi-institutional experience of stereotactic ablative radiation therapy for stage I small cell lung cancer. Int J Radiat Oncol Biol Phys. 2017;97(2):362–71.https://doi.org/10.1016/j.ijrobp.2016.10.041.Epub 2016 Nov 2.PMID: 28011047.

[29] Warde P, Payne D. Does thoracic irradiation improve survival and local control in limited-stage small-cell carcinoma of the lung? A meta-analysis. J Clin Oncol. 1992;10(6):890–5.https://doi.org/10.1200/JCO.1992.10.6.890.PMID: 1316951.

[30] Pignon JP, Arriagada R, Ihde DC, Johnson DH, Perry MC, Souhami RL, Brodin O, Joss RA, Kies MS, Lebeau B, et al. A meta-analysis of thoracic radiotherapy for small-cell lung can cer. N Engl J Med. 1992;327(23):1618–24.https://doi.org/10.1056/NEJM199212033272302.PMID: 1331787.

[31] Carney DN, Mitchell JB, Kinsella TJ. In vitro radiation and chemotherapy sensitivity of estab lished cell lines of human small cell lung cancer and its large cell morphological variants. Cancer Res. 1983;43(6):2806–11.PMID: 6303568.

[32] Abadir R, Orton C. Radiotherapy for small-cell lung cancer. N Engl J Med. 1999;340(25): 2002–3; author reply 2003–4.PMID: 10383278.

[33] Bogart J, Wang X, Masters G, Gao J, Komaki R, Gaspar LE, Heymach J, Bonner J, Kuzma C, Waqar S, Petty W, Stinchcombe TE, Bradley JD, Vokes E. High-dose once-daily thoracic radiotherapy in limited-stage small-cell lung cancer: CALGB 30610 (Alliance)/RTOG 0538. J Clin Oncol. 2023;41:2394.https://doi.org/10.1200/JCO.22.01359. PMID: 36623230.

[34] Grønberg BH, Killingberg KT, Fløtten Ø, Brustugun OT, Hornslien K, Madebo T, Langer SW, Schytte T, Nyman J, Risum S, Tsakonas G, Engleson J, Halvorsen TO. High-dose versus standard-dose twice-daily thoracic radiotherapy for patients with limited stage small-cell lung cancer: an open-label, randomised, phase 2 trial. Lancet Oncol. 2021;22(3):321–31.https://doi.org/10.1016/S1470–2045(20)30742–7. PMID: 33662285.

[35] De Ruysscher D, Bremer RH, Koppe F, Wanders S, van Haren E, Hochstenbag M, Geeraedts W, Pitz C, Simons J, ten Velde G, Dohmen J, Snoep G, Boersma L, Verschueren T, van Baardwijk A, Dehing C, Pijls M, Minken A, Lambin P. Omission of elective node irradiation on basis of CT-scans in patients with limited disease small cell lung cancer: a phase II trial. Radiother Oncol. 2006;80(3):307–12.https://doi.org/10.1016/j.radonc.2006.07.029.Epub 2006 Sep 1.PMID: 16949169.

[36] van Loon J, De Ruysscher D, Wanders R, Boersma L, Simons J, Oellers M, Dingemans AM, Hochstenbag M, Bootsma G, Geraedts W, Pitz C, Teule J, Rhami A, Thimister W, Snoep G, Dehing-Oberije C, Lambin P. Selective nodal irradiation on basis of (18)FDG-PET scans in limited-disease small-cell lung cancer: a prospective study. Int J Radiat Oncol Biol Phys. 2010;77(2):329–36.https://doi.org/10.1016/j.ijrobp.2009.04.075.Epub 2009 Sep 24.PMID: 19782478.

[37] Takada M, Fukuoka M, Kawahara M, Sugiura T, Yokoyama A, Yokota S, Nishiwaki Y, Watanabe K, Noda K, Tamura T, Fukuda H, Saijo N. Phase III study of concurrent versus sequential thoracic radiotherapy in combination with cisplatin and etoposide for limited-stage small-cell lung cancer: results of the Japan Clinical Oncology Group Study 9104.J Clin Oncol. 2002;20(14):3054–60.https://doi.org/10.1200/JCO.2002.12.071.PMID: 12118018.

[38] Fried DB, Morris DE, Poole C, Rosenman JG, Halle JS, Detterbeck FC, Hensing TA, Socinski MA. Systematic review evaluating the timing of thoracic radiation therapy in combined modality therapy for limited-stage small-cell lung cancer. J Clin Oncol. 2004;22(23):4837–45.https://doi.org/10.1200/JCO.2004.01.178.Erratum in: J Clin Oncol. 2005;23(1):248.PMID: 15570087.

[39] De Ruysscher D, Pijls-Johannesma M, Bentzen SM, Minken A, Wanders R, Lutgens L, Hochstenbag M, Boersma L, Wouters B, Lammering G, Vansteenkiste J, Lambin P. Time between the first day of chemotherapy and the last day of chest radiation is the most important predictor of survival in limited-disease small-cell lung cancer. J Clin Oncol. 2006;24(7):1057–63.https://doi.org/10.1200/JCO.2005.02.9793.PMID: 16505424.

[40] Liao Z, Lee JJ, Komaki R, Gomez DR, O'Reilly MS, Fossella FV, Blumenschein GR Jr, Heymach JV, Vaporciyan AA, Swisher SG, Allen PK, Choi NC, DeLaney TF, Hahn SM, Cox JD, Lu CS, Mohan R.

Bayesian adaptive randomization trial of passive scattering proton ther apy and intensity-modulated photon radiotherapy for locally advanced non-small-cell lung cancer. J Clin Oncol. 2018;36(18):1813–22.https://doi.org/10.1200/JCO.2017.74.0720.Epub 2018.Erratum in: J Clin Oncol. 2018;36(24):2570.PMID: 29293386; PMCID: PMC6008104.

[41] Rwigema JM, Verma V, Lin L, Berman AT, Levin WP, Evans TL, Aggarwal C, Rengan R, Langer C, Cohen RB, Simone CB II. Prospective study of proton-beam radiation therapy for limited-stage small cell lung cancer. Cancer. 2017;123(21):4244–51.https://doi.org/10.1002/cncr.30870.Epub 2017 Jul 5.PMID: 28678434.

[42] Okamoto H, Watanabe K, Nishiwaki Y, Mori K, Kurita Y, Hayashi I, Masutani M, Nakata K, Tsuchiya S, Isobe H, Saijo N. Phase II study of area under the plasma-concentration-versus-time curve-based carboplatin plus standard-dose intravenous etoposide in elderly patients with small-cell lung cancer. J Clin Oncol. 1999;17(11):3540–5.https://doi.org/10.1200/JCO.1999.17.11.3540.PMID: 10550152.

[43] Schmittel A, von Weikersthal LF, Sebastian M, Martus P, Schulze K, Hortig P, Reeb M, Thiel E, Keilholz U. A randomized phase II trial of irinotecan plus carboplatin versus etoposide plus carboplatin treatment in patients with extended disease small-cell lung cancer. Ann Oncol. 2006;17(4):663–7.https://doi.org/10.1093/annonc/mdj137.Epub 2006 Jan 19.PMID: 16423848.

[44] Goldman JW, Dvorkin M, Chen Y, Reinmuth N, Hotta K, Trukhin D, Statsenko G, Hochmair MJ, Özgüroğlu M, Ji JH, Garassino MC, Voitko O, Poltoratskiy A, Ponce S, Verderame F, Havel L, Bondarenko I, Każarnowicz A, Losonczy G, Conev NV, Armstrong J, Byrne N, Thiyagarajah P, Jiang H, Paz-Ares L, CASPIAN Investigators. Durvalumab, with or without tremelimumab, plus platinum-etoposide versus platinum-etoposide alone in first-line treatment of extensive-stage small-cell lung cancer (CASPIAN): updated results from a randomised, controlled, open-label, phase 3 trial. Lancet Oncol. 2021;22(1):51–65.https://doi.org/10.1016/S1470–2045(20)30539–8. Epub 2020 Dec 4.PMID: 33285097.

[45] O'Brien ME, Ciuleanu TE, Tsekov H, Shparyk Y, Cuceviá B, Juhasz G, Thatcher N, Ross GA, Dane GC, Crofts T. Phase III trial comparing supportive care alone with support ive care with oral topotecan in patients with relapsed small-cell lung cancer. J Clin Oncol. 2006;24(34):5441–7.https://doi.org/10.1200/JCO.2006.06.5821.PMID: 17135646.

[46] Trigo J, Subbiah V, Besse B, Moreno V, López R, Sala MA, Peters S, Ponce S, Fernández C, Alfaro V, Gómez J, Kahatt C, Zeaiter A, Zaman K, Boni V, Arrondeau J, Martínez M, Delord JP, Awada A, Kristeleit R, Olmedo ME, Wannesson L, Valdivia J, Rubio MJ, Anton A, Sarantopoulos J, Chawla SP, Mosquera-Martinez J, D'Arcangelo M, Santoro A, Villalobos VM, Sands J, Paz-Ares L. Lurbinectedin as second line treatment for patients with small-cell lung cancer: a single-arm, open-label, phase 2 basket trial. Lancet Oncol. 2020;21(5):645–54.https://doi.org/10.1016/S1470–2045(20)30068–1.Epub 2020 Mar 27.Erratum in: Lancet Oncol. 2020;21(12): e553.PMID: 32224306.

[47] FDA. n.d.. https://www.fda.gov/drugs/drug-approvals- and- databases/fda-grants- accelerated- approval- lurbinectedin- metastatic- small- cell- lung- cancer.

[48] Goto K, Ohe Y, Shibata T, Seto T, Takahashi T, Nakagawa K, Tanaka H, Takeda K, Nishio M, Mori K, Satouchi M, Hida T, Yoshimura N, Kozuki T, Imamura F, Kiura K, Okamoto H, Sawa T, Tamura T, JCOG0605 Investigators. Combined chemotherapy with cisplatin, etopo side, and irinotecan versus topotecan alone as second-line treatment for patients with sensitive relapsed small-cell lung cancer (JCOG0605): a multicentre, open-label, randomised phase 3 trial. Lancet Oncol. 2016;17(8):1147–57.https://doi.org/10.1016/S1470–2045(16)30104–8.Epub 2016 Jun 14.PMID: 27312053.

[49] von Pawel J, Schiller JH, Shepherd FA, Fields SZ, Kleisbauer JP, Chrysson NG, Stewart DJ, Clark PI, Palmer MC, Depierre A, Carmichael J, Krebs JB, Ross G, Lane SR, Gralla R. Topotecan versus cyclophosphamide, doxorubicin, and vincristine for the treatment of recurrent small-cell lung cancer. J Clin Oncol. 1999;17(2):658–67. https://doi.org/10.1200/JCO.1999.17.2.658.PMID: 10080612.

[50] Pietanza MC, Kadota K, Huberman K, Sima CS, Fiore JJ, Sumner DK, Travis WD, Heguy A, Ginsberg MS, Holodny AI, Chan TA, Rizvi NA, Azzoli CG, Riely GJ, Kris MG, Krug LM. Phase II trial of temozolomide in patients with relapsed sensitive or refractory small cell lung cancer, with assessment of methylguanine-DNA methyltransferase as a poten tial biomarker. Clin Cancer Res. 2012;18(4):1138–45.https://doi.org/10.1158/1078–0432.CCR-11–2059.Epub 2012 Jan 6.PMID: 22228633.

[51] Chung HC, Piha-Paul SA, Lopez-Martin J, Schellens JHM, Kao S, Miller WH Jr, Delord JP, Gao B, Planchard D, Gottfried M, Zer A, Jalal SI, Penel N, Mehnert JM, Matos I, Bennouna J, Kim DW, Xu L, Krishnan S, Norwood K, Ott PA. Pembrolizumab after two or more lines of pre vious therapy in patients with recurrent or metastatic SCLC: results from the KEYNOTE-028 and KEYNOTE-158 studies. J Thorac Oncol. 2020;15(4):618–27.https://doi.org/10.1016/j.jtho.2019.12.109.Epub 2019 Dec 20.PMID: 31870883.

[52] Jeremic B, Shibamoto Y, Nikolic N, Milicic B, Milisavljevic S, Dagovic A, Aleksandrovic J, Radosavljevic-Asic G. Role of radiation therapy in the combined-modality treatment of patients with extensive disease small-cell lung cancer: a randomized study. J Clin Oncol. 1999;17(7):2092–9.https://doi.org/10.1200/JCO.1999.17.7.2092. PMID: 10561263.

[53] Gore EM, Hu C, Sun AY, Grimm DF, Ramalingam SS, Dunlap NE, Higgins KA, Werner-Wasik M, Allen AM, Iyengar P, Videtic GMM, Hales RK, McGarry RC, Urbanic JJ, Pu AT, Johnstone CA, Stieber VW, Paulus R, Bradley JD. Randomized phase II study comparing prophylactic cranial irradiation alone to prophylactic cranial irradiation and consolidative extracranial irra diation for extensive-disease small cell lung cancer (ED SCLC): NRG oncology RTOG 0937.J Thorac Oncol. 2017;12(10):1561–70.https://doi.org/10.1016/j.jtho.2017.06.015.Epub 2017 Jun 23.PMID: 28648948; PMCID: PMC5610652.

[54] Slotman B, Faivre-Finn C, Kramer G, Rankin E, Snee M, Hatton M, Postmus P, Collette L, Musat E, Senan S, EORTC Radiation Oncology Group and Lung Cancer Group. Prophylactic cranial irradiation in extensive small-cell lung cancer. N Engl J Med. 2007;357(7):664–72. https://doi.org/10.1056/NEJMoa071780.PMID: 17699816.

[55] Slotman BJ, van Tinteren H, Praag JO, Knegjens JL, El Sharouni SY, Hatton M, Keijser A, Faivre-Finn C, Senan S. Use of thoracic radiotherapy for extensive stage small-cell lung cancer: a phase 3 randomised controlled trial. Lancet. 2015;385(9962):36–42.https://doi.org/10.1016/S0140–6736(14)61085–0.Epub 2014 Sep 14.Erratum in: Lancet. 2015;385(9962):28.PMID: 25230595.

[56] Komaki R. Prophylactic cranial irradiation for small cell carcinoma of the lung. Cancer Treat Symp. 1985;2:1.

[57] Arriagada R, Le Chevalier T, Borie F, Rivière A, Chomy P, Monnet I, Tardivon A, Viader F, Tarayre M, Benhamou S. Prophylactic cranial irradiation for patients with small-cell lung cancer in complete remission. J Natl Cancer Inst. 1995;87(3):183–90.https://doi.org/10.1093/jnci/87.3.183.PMID: 7707405.

[58] Hirsch FR, Paulson OB, Hansen HH, Vraa-Jensen J. Intracranial metastases in small cell car cinoma of the lung: correlation of clinical and autopsy findings. Cancer. 1982;50(11):2433–7. https://doi.org/10.1002/1097–0142(19821201)50:11<2433::aid–cncr2820501131>3.0.co;2– e. PMID: 6182974.

[59] Aupérin A, Arriagada R, Pignon JP, Le Péchoux C, Gregor A, Stephens RJ, Kristjansen PE, Johnson BE, Ueoka H, Wagner H, Aisner J. Prophylactic cranial irradiation for patients with small-cell lung cancer in complete remission. Prophylactic Cranial Irradiation Overview

Collaborative Group. N Engl J Med. 1999;341(7):476–84.https://doi.org/10.1056/NEJM199908123410703.PMID: 10441603.

[60] Le Péchoux C, Dunant A, Senan S, Wolfson A, Quoix E, Faivre-Finn C, Ciuleanu T, Arriagada R, Jones R, Wanders R, Lerouge D, Laplanche A, Prophylactic Cranial Irradiation (PCI) Collaborative Group. Standard-dose versus higher-dose prophylactic cranial irradiation (PCI) in patients with limited-stage small-cell lung cancer in complete remission after chemother apy and thoracic radiotherapy (PCI 99–01, EORTC 22003–08004, RTOG 0212, and IFCT 99–01): a randomised clinical trial. Lancet Oncol. 2009;10(5):467–74.https://doi.org/10.1016/S1470–2045(09)70101–9.Epub 2009 Apr 20.PMID: 19386548.

[61] Hochstenbag MM, Twijnstra A, Wilmink JT, Wouters EF, ten Velde GP. Asymptomatic brain metastases (BM) in small cell lung cancer (SCLC): MR-imaging is useful at initial diagnosis. J Neuro-Oncol. 2000;48(3):243–8.https://doi.org/10.1023/a:1006427407281.PMID: 11100822.

[62] Seute T, Leffers P, Wilmink JT, ten Velde GP, Twijnstra A. Response of asymptomatic brain metastases from small-cell lung cancer to systemic first-line chemotherapy. J Clin Oncol. 2006;24(13):2079–83.https://doi.org/10.1200/JCO.2005.03.2946.PMID: 16648509.

[63] Takahashi T, Yamanaka T, Seto T, Harada H, Nokihara H, Saka H, Nishio M, Kaneda H, Takayama K, Ishimoto O, Takeda K, Yoshioka H, Tachihara M, Sakai H, Goto K, Yamamoto N. Prophylactic cranial irradiation versus observation in patients with extensive-disease small-cell lung cancer: a multicentre, randomized, open-label, phase 3 trial. Lancet Oncol. 2017;18(5):663–71.https://doi.org/10.1016/S1470–2045(17)30230–9.Epub 2017 Mar 23.PMID: 28343976.

[64] Gondi V, Pugh SL, Tome WA, Caine C, Corn B, Kanner A, Rowley H, Kundapur V, DeNittis A, Greenspoon JN, Konski AA, Bauman GS, Shah S, Shi W, Wendland M, Kachnic L, Mehta MP. Preservation of memory with conformal avoidance of the hippocampal neural stem-cell compartment during whole-brain radiotherapy for brain metastases (RTOG 0933): a phase II multi-institutional trial. J Clin Oncol. 2014;32(34):3810–6.https://doi.org/10.1200/JCO.2014.57.2909.Epub 2014 Oct 27.PMID: 25349290; PMCID: PMC4239303.

[65] Redmond KJ, Hales RK, Anderson-Keightly H, Zhou XC, Kummerlowe M, Sair HI, Duhon M, Kleinberg L, Rosner GL, Vannorsdall T. Prospective study of hippocampal-sparing pro phylactic cranial irradiation in limited-stage small cell lung cancer. Int J Radiat Oncol Biol Phys. 2017;98(3):603–11.https://doi.org/10.1016/j.ijrobp.2017.03.009.Epub 2017 Mar 14.PMID: 28581401.

[66] Rodríguez de Dios N, Couñago F, Murcia-Mejía M, Rico-Oses M, Calvo-Crespo P, Samper P, Vallejo C, Luna J, Trueba I, Sotoca A, Cigarral C, Farré N, Manero RM, Durán X, Gispert JD, Sánchez-Benavides G, Rognoni T, Torrente M, Capellades J, Jiménez M, Cabada T, Blanco M, Alonso A, Martínez-San Millán J, Escribano J, González B, López-Guerra JL. Randomized phase III trial of prophylactic cranial irradiation with or without hippocampal avoid ance for small-cell lung cancer (PREMER): a GICOR-GOECP-SEOR study. J Clin Oncol. 2021;39(28):3118–27.https://doi.org/10.1200/JCO.21.00639.Epub 2021 Aug 11.PMID: 34379442.

[67] Belderbos JSA, De Ruysscher DKM, De Jaeger K, Koppe F, Lambrecht MLF, Lievens YN, Dieleman EMT, Jaspers JPM, Van Meerbeeck JP, Ubbels F, Kwint MH, Kuenen MA, Deprez S, De Ruiter MB, Boogerd W, Sikorska K, Van Tinteren H, Schagen SB. Phase 3 randomized trial of prophylactic cranial irradiation with or without hippocampus avoidance in SCLC (NCT01780675). J Thorac Oncol. 2021;16(5):840–9.https://doi.org/10.1016/j.jtho.2020.12.024.Epub 2021 Feb 2.PMID: 33545387.

[68] NRG Oncology. n.d.. https://www.nrgoncology.org/Home/News/Post/nrg-oncology- ncorp- trial-of- hippocampal- avoidance- for-small- cell- lung- cancer- patients- receiving- prophylactic- cranial-irradiation- reaches- accrual- goal.

第 10 章　恶性胸膜积液管理
Management of Malignant Pleural Effusion

Benjamin DeMarco　Christina R.MacRosty　著
赵文浩　高钰明　侯森森　译　　张洪兵　校

恶性胸腔积液（malignant pleural effusion，MPE）是渗出性胸腔积液的重要病因之一，其发病率仅次于肺炎相关胸腔积液，位居第二位[1]。MPE 的出现往往提示肿瘤进展，不仅预示着不良预后，同时也给患者带来沉重的护理负担。据统计，仅在美国，MPE 每年导致的住院病例数就超过 12.5 万例，相关医疗费用高达 50 亿美元以上[2]。目前关于 MPE 的流行病学研究数据相对有限，但据估计，美国每年新增 MPE 病例约 15 万例，英国约为 5 万例。值得注意的是，随着全球癌症发病率持续上升以及肿瘤治疗技术的进步显著提高了患者生存率，MPE 的发病率及其相关医疗费用预计将呈现进一步增长趋势[5]。

一、流行病学

大多数 MPE 由肺癌引起。研究表明，约 15% 的肺癌患者在确诊时即伴有 MPE[1, 6, 7]。不同肿瘤类型所致 MPE 的发病率详见表 10–1。在 MPE 的病因构成中，转移性乳腺癌和淋巴瘤分别位居第二位和第三位[3]。

MPE 与显著的肿瘤相关死亡率密切相关。根据现行指南报道，MPE 患者的中位生存期一般为 3～12 个月[9, 11–13]。多项独立预后因素影响 MPE 患者的生存，包括肿瘤类型、分期及美国东部肿瘤协作组体能状态评分（ECOG-PS）等[13–15]。由于不同类型肿瘤对治疗的反应性存在差异，MPE 患者的生存时间因原发肿瘤类型而异。其中，肺癌相关 MPE 预后最差，而妇科肿瘤和乳腺癌相关 MPE 的生存时间相对较长[9, 13, 15–17]。

多项非随机研究表明，胸腔积液量（尤其是占据单侧胸腔的大规模积液）与较差的生存预后显著相关[13]。尽管研究者已探讨了包括 pH、葡萄糖和 LDH 在内的胸腔积液标志物作为预后评估工具的潜力，但这些指标均未显示出稳定的临床应用价值[13, 18]。目前，LENT 评分系统（包含 LDH、ECOG 评分、血液中中性粒细胞 – 淋巴细胞比值和肿瘤类型）是首个经过外部验证的 MPE 预后评分系统，可将患者分为低危、中危和高危组，其中位生存期分别为 319 天、130 天和 44 天[19, 20]。近期开发的 PROMISE 评分系统通过结合生物学标志物和临床参数，可根据 3 个月死亡风险对患者进行分层，但其复杂性限制了常规临床应用[21]。对于恶性胸膜间皮瘤，Brims 决策树是目前验证最为充分的预后模型[22]。

尽管这些评分系统已在研究人群中得到验证，但其临床实用性尚未确立，仍需进一步研究以确定其普适性及与患者为中心的结局之间的关联。在制订治疗决策时，应充分考虑现有的预后信息：对于预期生存期较长的患者，应及时进行明确的胸膜干预；而对于预期生存期较短的患者，则应着重考虑最大化其院外生存时间[9, 13]。

二、临床表现

呼吸困难是 MPE 患者最常见的临床症状，发病率超过 50%[7]。其发生机制涉及多种因素，包括膈肌尾侧移位导致呼吸做功时长度 – 张力关系失

表 10-1 各类癌症引起恶性胸膜积液的原因

肿瘤类型中的 MPE	
原发肿瘤类型	合 计
肺癌	15～38
乳腺癌	7～17
淋巴瘤	6～11
卵巢癌	3～7
其他	6～15
原发灶不明	4～12

调、纵隔向对侧移位以及患侧肺容积减少等[23, 24]。此外，患者常伴有原发肿瘤相关症状，如体重减轻、乏力及食欲减退等。胸痛是间皮瘤患者的常见症状，通常位于积液同侧，表现为钝痛而非胸膜性疼痛[25]。在胸部 X 线上，MPE 多表现为单侧胸腔积液，但约 11% 的病例可呈现双侧积液[12]。值得注意的是，MPE 是导致大量（占据胸腔 2/3 以上）和全量（完全遮蔽一侧胸腔）胸腔积液的最常见病因[26, 27]。

三、病理生理学

恶性胸腔积液的形成涉及多种尚未完全阐明的直接和间接机制。在肺癌中，肿瘤细胞可通过肺循环转移至同侧脏胸膜，或经血行播散[4, 28]。对于不累及肺部的非支气管源性肿瘤，肿瘤细胞则主要通过血行转移至壁层胸膜[28]。肿瘤细胞可通过多种途径到达壁层胸膜，包括沿粘连处播散、淋巴道转移或沿邻近结构（胸壁、纵隔、膈肌）直接浸润[4]。目前，胸膜腔内肿瘤与宿主之间复杂的相互作用机制尚未完全明确。体内观察研究表明，CD8$^+$ 淋巴细胞和巨噬细胞对自体肿瘤细胞的募集、活化及细胞毒作用存在缺陷[4]。

目前认为，MPE 形成的主要机制是壁层和（或）脏胸膜通透性增加导致的液体外渗增加，而淋巴回流障碍和清除能力下降则起次要作用[4, 29, 30]。胸膜通透性增加的分子机制源于宿主 – 肿瘤相互作用，其中旁分泌和自分泌信号通路可刺激胸膜炎症、肿瘤血管生成和血管通透性增加[4, 30]。具体而言，肿瘤源性血管内皮生长因子（VEGF）和肿瘤坏死因子（TNF）可直接刺激炎症细胞浸润和血管改变，这些改变又通过宿主炎症信号进一步放大，形成导致液体积聚和肿瘤生长的正反馈环路[4, 30]。

此外，MPE 的形成还可能涉及多种继发性机制。肿瘤细胞可能阻塞胸导管导致乳糜胸，这在淋巴瘤患者中最为常见。恶性气道阻塞伴远端肺不张也可促进胸腔积液的形成[8]。此外，转移性恶性肿瘤累及心包可能导致体循环和肺循环静水压升高，从而引起漏出性积液[8]。

四、诊断

（一）影像学检查

多种影像学检查方法在疑似 MPE 患者的诊断评估中具有重要价值。目前，胸部超声（thoracic ultrasound，TUS）已成为临床常规检查手段，并得到指南推荐用于指导胸膜介入操作[31]。TUS 检查中发现的胸膜或膈肌增厚及结节样改变对恶性肿瘤具有高度特异性，可为 MPE 的诊断提供重要线索[32, 33]。然而，增强超声鉴别良恶性胸腔积液的价值仍需进一步研究。

胸部增强 CT 检查可显示结节状胸膜增厚、壁层胸膜增厚超过 1cm 或环周性胸膜增厚，这些表现对胸膜恶性病变具有高度特异性[33]。但目前尚无可靠数据证实 CT 特征与组织病理学之间存在相关性[34, 35]。^{18}F- 氟脱氧葡萄糖正电子发射断层扫描（^{18}F-FDG-PET）在肿瘤学领域广泛应用于恶性肿瘤特征描述和疑似转移性疾病评估。然而，由于结核性胸膜炎等非恶性胸膜疾病可能导致假阳性结果，PET 在 MPE 评估中的特异性受到限制[36]。一项 Meta 分析表明，PET-CT 联合成像在疑似 MPE 的诊断评估中可能发挥有限作用[37]。

磁共振成像（MRI）在鉴别良恶性胸膜疾病方面与胸部 CT 效果相当。但由于可及性和成本等因素限制，MRI 在疑似 MPE 的初始诊断评估中尚未确立明确地位[33]。总体而言，虽然先进的影像学检查可提高对 MPE 的怀疑程度，并在分诊和诊断评估中发挥作用，但其敏感性和特异性尚不足以提供 MPE 的确诊依据。因此，仍需通过胸膜腔直接取样来明确诊断。

（二）胸腔积液分析

超声引导下胸腔穿刺术联合胸腔积液分析是诊断疑似恶性胸腔积液（MPE）的首选方法。MPE 的常规胸腔积液分析通常显示为以单核细胞为主的渗出液。虽然以下特征均与恶性胸膜疾病相关，但均不具有诊断特异性，肉眼血性胸腔积液（红细胞计数＞100 000/mm³）、低葡萄糖水平（＜60mg/dl）及低 pH（＜7.30）[8, 33, 34]。值得注意的是，低胸腔积液 pH 与较高的细胞学检出率、较低的胸膜固定术成功率及较短的生存期相关[35, 38, 39]。然而，在解读胸腔积液低 pH 的临床意义时需谨慎，因为临床上常用的药物（如利多卡因和肝素）及其他原因引起的炎性胸腔积液（如感染和自身免疫性胸膜炎）都可能导致 pH 降低[40]。

恶性胸腔积液（MPE）的确诊依赖于胸膜腔细胞学检查中发现恶性细胞。文献报道显示，胸腔积液细胞学检查的诊断率差异较大，准确率在 40%～90%，其中两次独立样本检查可获得最大诊断率[8, 13, 33, 41, 42]。在迄今为止最大规模的现代病例系列研究（n=831）中，Porcel 及其同事发现首次细胞学检查的诊断率为 51%，而进行第二次和第三次细胞学检查后，诊断率可提升至 59%[41]。亚组分析显示，在首次细胞学检查阴性的 214 例患者中，有 55 例（26%）通过第二次胸腔积液穿刺获得 MPE 诊断。此外，52 例两次细胞学检查阴性的患者接受了第三次胸腔穿刺，其中 12 例（23%）最终确诊为 MPE，这表明在临床高度怀疑恶性肿瘤时，连续进行胸腔积液细胞学检查具有重要价值[33, 41]。然而，诊断率在第三次样本检查后趋于稳定[33, 43]。原发肿瘤类型显著影响胸腔积液细胞学检查的诊断率。卵巢癌或转移性腺癌等脱落细胞型肿瘤的诊断率明显高于鳞状细胞癌、间皮瘤和肉瘤[8, 33, 41, 42, 44]。送检胸腔积液的体积和制备方法（直接涂片 / 细胞离心与细胞块制备）也会影响诊断率。为消除样本量对诊断充分性的影响，至少需要 75ml 的液体样本，而要最大化细胞块和直接涂片的诊断率，则需要 150 ml 以上的样本量[45, 46]。如果预期需要进行广泛的免疫组化检测或液体基因分析，更大体积的样本可能提供额外的诊断价值，尽管这一观点在肺癌相关 MPE 之外的研究尚不充分[33, 47]。流式细胞术可用于胸膜淋巴瘤的诊断，在考虑淋巴瘤诊断的淋巴细胞性胸腔积液评估中应予以考虑。多种肿瘤标志物已被研究用于指导细胞学阴性积液的 MPE 诊断，但单独使用时均缺乏确诊 MPE 的特异性[33, 48]。由于存在类似的敏感性限制，循环肿瘤 DNA（ctDNA）等血清生物标志物在 MPE 诊断中的作用仍处于研究阶段[33, 49]。

（三）胸膜活检

在 MPE 的诊断评估中，不再推荐使用非影像引导下的闭式针吸胸膜活检（通常称为 Abrams 针活检），因为与胸腔积液细胞学检查相比，其诊断率较低。唯一的例外是高度怀疑为间皮瘤且无法进行胸腔镜检查的情况[8, 33]。超声引导下针对胸膜增厚超过 1cm 或胸膜结节区域的活检在既往未确诊的渗出性胸腔积液患者中显示出更高的诊断率[50, 51]。与 Abrams 针活检和超声辅助活检相比，CT 引导下胸膜活检可提供更高的诊断敏感性[52, 53]。

内科胸腔镜检查（也称为局部麻醉胸腔镜检查和胸膜腔镜检查）是一种在局部麻醉和中度镇静下进行的微创门诊手术，可直接观察胸膜腔并对壁层胸膜的任何异常部位进行钳夹活检。多项研究表明，内科胸腔镜检查对胸膜恶性肿瘤和间皮瘤的诊断敏感性超过 90%[54–56]。一项随机对照试验（n=124）比较了内科胸腔镜检查和 CT 引导下闭式胸膜针吸活检，结果显示前者的诊断敏感性略高（分别为 95% 和 87%），但差异无统计学意义[57]。通过适当的患者选择，内科胸腔镜检查具有良好的耐受性和安全性，总体并发症发病率较低（主要并发症如脓胸或出血的发病率为 1.6%，轻微并发症如皮肤感染的发病率为 7.3%）[54, 58]。

在现代医学中，外科胸腔镜检查［越来越多地通过电视辅助胸腔镜手术（VATS）进行］是诊断胸膜恶性肿瘤的金标准，但也是最具侵入性的方法。与内科胸腔镜检查不同，VATS 需要全身麻醉和单肺正压通气。VATS 在 MPE 诊断中的准确率在 89%～95%，现有文献报道的主要并发症发病率为 15%～26%[33]。2018 年的一项回顾性研究比较了 VATS 和内科胸腔镜检查，发现两种方法的诊断准确率和安全性相当，但 VATS 的手术成本和住院时间（LOS）显著更高[59]。

五、管理策略

MPE 的理想治疗方案应能够缓解呼吸困难、改善生活质量、微创、经济负担小、并发症发病率低，并尽量减少或避免住院时间。近年来，多个主要呼吸学会发布了临床实践指南[11, 13]，但由于 MPE 临床表现的异质性，治疗方案应根据患者的偏好、症状和生活质量进行个体化制订。我们的 MPE 管理方法见图 10–1。MPE 管理的基础是姑息治疗，因此，治疗的第一步是评估积液对患者生活质量的影响。Porcel 等进行的一项关于肺癌相关 MPE 的前瞻性研究[12]显示，40% 的患者在病程中出现了胸腔积液，其中一半积液量过小，无法取样或干预。在那些积液量小且无症状的患者中，没有人出现症状或需要引流。最近一

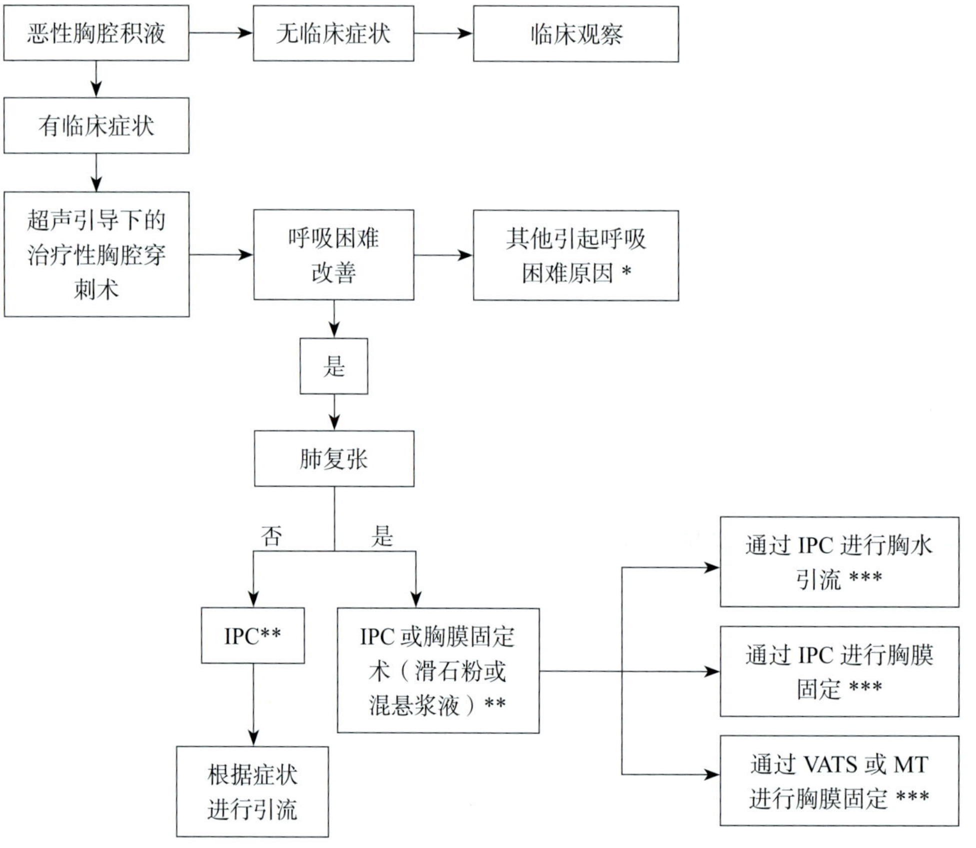

▲ **图 10–1 恶性胸腔积液（MPE）的管理（改编自 Feller-Kopman 等[11] 和 Jacobs 等[18]）**

IPC. 留置胸膜导管；VATS. 电视胸腔镜手术；MT. 内科胸腔镜。

*. 癌症的淋巴管扩散、肺栓塞、失调、充血性心力衰竭（CHF）等；**. 如果预后为数周或更短，考虑使用阿片类药物、氧气和连续胸腔穿刺术进行姑息治疗；***. 应根据患者偏好和各个手术的风险 / 益处讨论进行个体化决策

项关于非小细胞肺癌（NSCLC）的多中心回顾性研究显示，41%的初始无症状MPE患者在1年内出现症状，症状出现的中位时间为4个月[60]。鉴于支持治疗获益的数据有限，当前指南建议，对于已知或疑似MPE的无症状患者，除非存在明确的诊断性临床指征，否则不应进行治疗性胸腔干预[9, 11]。

六、治疗性胸腔穿刺

对于有症状的MPE患者，大量胸腔穿刺术是治疗的第一步[11, 31]。在明确胸膜干预前进行引流治疗具有双重目的：确认引流后症状的改善情况，以及识别是否存在肺不张（下文讨论），从而明确进一步的治疗选择。建议所有胸腔穿刺术均常规使用超声引导，因为多项研究已证实超声在提高安全性和降低成本方面的作用[11, 31, 61]。如果患者在胸腔穿刺术后未表现出症状改善，则应考虑其他导致呼吸困难的原因（如肺栓塞、淋巴管炎性肺实质扩散、充血性心力衰竭等），并暂缓进一步的姑息性胸膜干预。大量胸腔穿刺术（定义为完全引流胸腔积液或直至患者出现胸压或不适症状，提示肺不张）可用于评估引流后液体重新积聚的速度。一项针对1000例MPE患者的多中心回顾性研究发现，30%的患者在15天内复发，48%在90天内复发，而其他数据显示多达60%的患者在10天内需要再次引流[62, 63]。虽然较大的积液量和较高的胸腔积液LDH水平与复发率增加相关，但目前尚未明确与MPE复发相关的风险因素，因此这些因素在临床上的实用性有限[63]。

七、确定性胸膜干预

大多数MPE患者在初次治疗性胸腔穿刺术后会出现液体重新积聚。因此，建议采用旨在实现长期症状缓解的管理策略，也称为“确定性胸膜干预”[9]。与接受多次胸腔穿刺术的患者相比，接受确定性胸膜干预的患者需要更少的额外胸膜操作、更少的急诊手术，并且并发症发病率更低[62]。以下将回顾最常见的确定性胸膜干预措施。

（一）化学胸膜固定术

胸膜固定术是通过诱导炎症反应导致脏层和壁层胸膜粘连、瘢痕形成和融合，从而人工消除胸膜腔，防止液体重新积聚。这可以通过机械方法（通过手术摩擦）或化学方法（通过向胸膜腔注射药物或材料）实现。最常用的化学制剂包括分级滑石粉、四环素、多西环素和博来霉素。然而，多项Meta分析和头对头试验表明，分级滑石粉是最有效的胸膜固定剂[64–67]。此外，建议使用分级（大颗粒）滑石粉而非未分级（混合颗粒）滑石粉，以降低胸膜固定术诱发急性呼吸窘迫综合征的风险[64, 66, 68]。滑石粉可通过两种方式注入胸膜腔，一种是通过胸腔镜将干粉制剂吹入（称为滑石粉喷撒术），另一种是将滑石粉悬浮于无菌液体中形成浆液，通过胸管注入[9, 11]。

多项质量不一的研究比较了滑石粉喷撒术与滑石粉浆液的效果，结果显示滑石粉喷撒术在提高胸膜固定率方面有统计学不显著的趋势，但不良反应更多[66, 69]。鉴于现有比较研究证据不足，2018年美国胸科学会、胸外科医师协会和胸部放射学会的临床实践指南建议，对于有症状且肺可复张的MPE患者，可根据当地条件（如胸腔镜技术的可及性或是否需要额外诊断组织）选择使用滑石粉喷撒术或滑石粉浆液[11]。在这些指南发布后，TAPPS（评估胸腔镜滑石粉喷撒术与滑石粉浆液胸膜固定术的疗效）多中心随机临床试验结果公布。该试验（n=330）发现，90天胸膜固定失败率（胸腔镜滑石粉喷撒术组为22%，滑石粉浆液组为24%）、24项预设次要结局（包括住院时间、呼吸困难、生活质量、30天和180天胸膜固定失败率及死亡率）均无统计学显著差异[70]。值得注意的是，该试验的滑石粉浆液组使用了小口径（12～14Fr）胸管，而此前认为小口径胸管在实现胸膜固定方面效果不如大口径（≥24Fr）胸管[13, 70]。在实际操作中，胸管尺寸的选择取决于治疗医师的习惯。最近英国的一项随机对照试验专门研究了超声在胸膜固定护理路径中的应用，发现超声引导护理可缩短住院时间，且不影响90天手术成功率（住院时间中位数差异为1天）[71]。

（二）胸腔置管引流

留置的胸腔导管（IPC）是一种15.5Fr的硅胶管，在插入胸膜腔前先经皮下隧道植入，旨在通过定期引流实现MPE的长期门诊管理。IPC于1997年首次获得美国食品药品监督管理局（FDA）批准，自2000年代末以来使用率显著提高[72]。多项研究证实，IPC可有效改善呼吸困难和生活质量，且并发症相关移除率较低[73-76]。

感染是IPC最常见的并发症，总体发病率为6%，感染相关死亡率为0.3%[77, 78]。IPC相关感染包括一系列疾病，从出口部位局部感染到隧道感染，再到更深的胸膜腔感染。大多数蜂窝织炎病例可通过门诊口服抗生素治疗，而胸膜腔感染则需要静脉注射抗生素、持续引流，并在局部感染性胸膜腔的情况下考虑使用纤维蛋白溶解剂[77-79]。仅在抗生素治疗失败时才考虑移除导管[11, 78, 79]。由于缺乏支持最佳治疗方法的数据，且可用方法多样（口服与静脉注射抗生素、通过导管治疗与移除导管等），治疗决策应个体化。当前指南建议，应考虑患者的临床状况、感染类型、患者可获得的资源（如医疗服务的可及性和当地支持网络）以及移除导管后症状性液体重新积聚的风险[11]。

较少见的并发症包括导管胸膜腔内部分（内部导管阻塞）因纤维蛋白、血凝块或碎屑阻塞，以及胸膜腔外部分（外部导管阻塞）因转移或血凝块阻塞和导管断裂。内部导管阻塞的发病率约为5%，可通过注入生理盐水处理，若无效则使用纤维蛋白溶解剂[78, 79]。导管隧道转移引起的外部阻塞在非间皮瘤相关IPC植入中较为罕见。处理方式为姑息性镇痛，并考虑放疗，无须移除IPC[77, 80]。导管断裂主要发生在IPC移除时。这是一种报告不足的并发症，但有限的数据表明其发病率约为10%[81, 82]。残留的IPC片段可留在原位，无须积极取出[77, 81, 82]。

引流频率是IPC管理中的常见问题，两项随机对照试验提供了相关数据。2017年的恶性胸腔积液患者引流频率随机试验（ASAP试验）比较了每日引流与隔日引流，以自体胸膜固定（根据症状和影像学变化分为完全或部分）为主要结局。12周时，积极引流组的自体胸膜固定率高于标准组（47% vs. 24%），两组的不良事件发病率相似[83]。值得注意的是，该试验排除了肺不张患者，这部分患者可能在更频繁的引流中经历更多疼痛。2018年的澳大利亚恶性胸腔积液试验（AMPLE-2）比较了积极（每日）引流与症状引导引流，以平均每日呼吸困难评分为主要结局。两组间的呼吸困难评分无差异，但每日引流组在60天和6个月时的自发胸膜固定率（定义为连续三次引流<50ml或至少两次间隔2周的引流尝试且影像学无残留液体）高于症状引导组（37%和44% vs. 11%和16%）[84]。尽管每日引流策略可能使可复张肺患者更快实现胸膜固定和导管移除，但该策略更耗费人力，并可能增加医疗成本[85, 86]。因此，IPC引流频率的决策应根据患者偏好、可用资源和成本负担个体化制订。

（三）对照试验和联合治疗方法

Putnam等于1999年发表了首个比较IPC与胸膜固定术（使用多西环素）的随机对照试验，结果显示IPC组的住院时间显著缩短，两组的症状改善程度和生活质量指标相似[87]。多中心恶性积液治疗干预试验（TIME-2）比较了IPC与胸管滑石粉浆液胸膜固定术，以呼吸困难（通过视觉模拟量表测量）为主要结局，发现6周时两组的呼吸困难无差异。IPC组在6个月时的呼吸困难评分较低，住院时间较短。两组在胸痛、生活质量、严重不良事件或死亡率方面无显著差异[88]。最近的AMPLE试验比较了IPC与滑石粉浆液胸膜固定术，以住院天数为主要结局。IPC组的住院时间较短（10天 vs. 12天），且需要更少的后续胸膜干预，但IPC组的并发症发病率较高，最常见的是呼吸困难加重和手术相关疼痛[89]。鉴于现有随机对照试验中IPC置入与住院时间缩短的相关性，最近的欧洲呼吸学会（ERS）声明和ATS临床实践指南支持将IPC或胸膜固定术作为有症状且肺可复张的 MPE 患者的一线确定性胸膜干预措施[11, 13]。IPC 减少住院时间的益处必须与感染（蜂窝织炎）风险增加相权衡。临床医师应根据患者的具体价值观和优先级个体化制订管理决策[11]。

随着支持 IPC 在 MPE 中应用的证据不断增加，联合手术（即通过 IPC 进行滑石粉胸膜固定术）引起了广泛关注，旨在保留 MPE 的门诊管理，同时仍将胸膜固定术作为一种选择。IPC-plus 试验是一项随机对照试验，结果显示 IPC 联合滑石粉浆液胸膜固定术比 IPC 联合生理盐水具有更高的胸膜固定率和更好的生活质量，且未增加不良事件[90]。目前正在招募的 ASAP-Ⅱ研究将 MPE 患者随机分配至 IPC 联合滑石粉和每日引流组与单独每日引流组[91]。早期通过 IPC 滑石粉胸膜固定术治疗恶性积液的观察性试验（EPIToME）评估了将 IPC 作为所有患者一线确定性治疗，然后在可行的情况下进行滑石粉浆液胸膜固定术和每日家庭引流的疗效。采用该方案，74% 的患者在 20 天时实现了胸膜固定；然而，相当比例的患者不适合通过 IPC 进行胸膜固定[92]。

（四）手术管理

MPE 的手术方法（胸膜切除术和摩擦胸膜固定术）仅限于间皮瘤患者。目前缺乏高质量数据，现有随机试验表明，与滑石粉胸膜固定术相比，VATS 胸膜切除术并发症更多，住院时间更长，且在胸膜固定成功率方面无额外益处[13, 93]。

八、特殊情况

（一）肺不张

肺不张是指肺无法完全扩张以填充胸腔，导致脏层和壁层胸膜无法贴合。在其他文献中，这种情况可能被称为“陷闭肺”、“受限肺”或“无法扩张肺”[9, 11, 13]。肺不张在多达 30% 的 MPE 患者中出现，但关于这种情况下 MPE 管理的高质量证据较少[68]。通过胸膜测压、随时间变化的运动（M 模式）胸部超声和治疗性胸腔穿刺术期间的患者症状预测肺不张的能力是一个持续研究的领域，但尚无足够证据支持改变当前的临床实践[94-98]。考虑到化学胸膜固定术在肺不张的情况下很少有效，胸膜切除术或胸膜腹腔分流术等手术方法的高发病率，以及 IPC 相关并发症的低发病率，各大呼吸医学学会均推荐 IPC 作为肺不张 MPE 的首选治疗方法[9, 11, 13]。

（二）分隔性 MPE

MPE 被分隔成多个独立的液体腔（即分隔性或分房性）可能会阻碍胸膜腔的完全引流，并限制肺扩张，使胸膜固定术复杂化或限制 IPC 提供的症状缓解。关于胸膜内纤维蛋白溶解剂在分隔性 MPE 中作用的研究较少，且多项研究优先考虑非患者中心的结局，如减少影像学积液量[13]。最近的相关试验（TIME-3）将因纤维蛋白粘连导致无法引流的 MPE 患者随机分配至尿激酶组或安慰剂组，随后进行滑石粉浆液胸膜固定术。两组在 12 个月内的平均呼吸困难或胸膜固定失败率无差异。然而，该研究的总体生存率极低（尿激酶组中位生存期为 69 天，安慰剂组为 48 天）[99]。需要进一步研究以明确纤维蛋白溶解剂在有症状分隔性积液中的作用，现有数据不足以支持或反驳其在常规临床实践中的使用。当前指南建议在这种复杂情况下使用 IPC 而非化学胸膜固定术[11]。

结论

MPE 是晚期恶性肿瘤的常见并发症，具有显著的发病率、死亡率和经济负担。近年来，随着高质量随机对照试验和以患者为中心的临床实践指南的发布，MPE 的管理取得了显著进展。证据表明，IPC 和滑石粉浆液或喷撒术化学胸膜固定术均能有效改善症状；因此，应与患者及其护理者详细讨论每种方法的具体风险和益处，以个体化决策。MPE 在原发肿瘤类型内部和之间仍具有异质性，基于对发病机制的深入理解开发新疗法或基于患者结局的联合胸膜固定方法是未来有前景的研究方向[100-102]。目前，以患者偏好和姑息治疗为中心的多学科讨论仍是 MPE 最佳管理的关键[103]。

参考文献

[1] Ingelfinger JR, Feller-Kopman D, Light R. Pleural disease. N Engl J Med. 2018;378: 740–51.
[2] Taghizadeh N, Fortin M, Tremblay A. US Hospitalizations for Malignant Pleural Effusions Data From the 2012 National Inpatient Sample. Chest. 2017;151:845–54.
[3] Antony V, Loddenkemper R, Astoui P, Boutin C, Goldstraw P. American thoracic society management of malignant pleural effusions. Am J Respir Crit Care Med. 2000;162:1987–2001.
[4] Psallidas I, Kalomenidis I, Porcel JM, Robinson BW, Stathopoulos GT. Malignant pleural effusion: from bench to bedside Number 1 in the Series "Pleural Diseases" Edited by Najib Rahman and Ioannis Psallidas. Eur Respir Rev. 2016;25:189–98.
[5] Asciak R, Hallifax RJ, Mercer RM, Hassan M, Wigston C, Wrightson JM, Psallidas I, Rahman NM. The hospital and patient burden of indwelling pleural catheters: a retrospective case series of 210 indwelling pleural catheter insertions. Respiration. 2019;97:70–7.
[6] Johnston WW. The malignant pleural effusion. A review of cytopathologic diagnoses of 584 specimens from 472 consecutive patients. Cancer. 1985;56:905–9.
[7] Chernow B, Sahn SA. Carcinomatous involvement of the pleura. An analysis of 96 patients. Am J Med. 1977;63:695–702.
[8] Light R. Pleural diseases. 6th ed. Philadelphia, PA: Lippincott Williams & Wilkins; 2013.
[9] Roberts ME, Neville E, Berrisford RG, Antunes G, Ali NJ. Management of a malignant pleural effusion: British Thoracic Society pleural disease guideline 2010.Thorax. 2010;65:ii32.
[10] Merlo A, Strassle P, Gaber C, Mody GN. Time to malignant pleural effusion by cancer type and stage at presentation – an analysis of the surveillance, epidemiology and end results (SEER) Medicare database. J Am Coll Surg. 2020;231:S295.
[11] Feller-Kopman DJ, Reddy CB, Decamp MM, et al. Management of malignant pleural effusions. An official ATS/STS/STR clinical practice guideline. Am J Respir Crit Care Med. 2018;198:839–49.
[12] Porcel JM, Gasol A, Bielsa S, Civit C, Light RW, Salud A. Clinical features and survival of lung cancer patients with pleural effusions. Respirology. 2015;20:654–9.
[13] Bibby AC, Dorn P, Psallidas I, et al. ERS/EACTS statement on the management of malignant pleural effusions. Eur Respir J. 2018;52:1800349.
[14] Anevlavis S, Kouliatsis G, Sotiriou I, Koukourakis MI, Archontogeorgis K, Karpathiou G, Giatromanolaki A, Froudarakis ME. Prognostic factors in patients presenting with pleural effusion revealing malignancy. Respiration. 2014;87:311–6.
[15] Zamboni MM, da Silva CT, Baretta R, Cunha ET, Cardoso GP. Important prognostic factors for survival in patients with malignant pleural effusion. BMC Pulm Med. 2015;15:29.https://doi.org/10.1186/s12890–015– 0025– z.
[16] Rusch VW, Chansky K, Kindler HL, et al. The IASLC mesothelioma staging project: pro posals for the M descriptors and for revision of the TNM stage groupings in the forthcom ing (eighth) edition of the TNM classification for mesothelioma. J Thorac Oncol. 2016;11: 2112–9.
[17] Amin MB, Edge SB, Greene FL, et al. AJCC cancer staging manual. Cham: Springer; 2017.
[18] Jacobs B, Sheikh G, Youness HA, Keddissi JI, Abdo T. Diagnosis and management of malignant pleural effusion: a decade in review. Diagnostics (Basel). 2022;12:1016.https://doi.org/10.3390/diagnostics12041016.
[19] Clive AO, Kahan BC, Hooper CE, et al. Predicting survival in malignant pleural effusion: development and validation of the LENT prognostic score. Thorax. 2014;69:1098–104.
[20] Psallidas I, Kannelakis N, Yousuf A, Corcoran J, Hallifax R, Wrightson J, Mercer R, Talwar A, Rahman N. Lent score validation on patients with malignant pleural effusion. Eur Respir J. 2016;48:PA3385.
[21] Psallidas I, Kanellakis NI, Gerry S, et al. Development and validation of response mark ers to predict survival and pleurodesis success in patients with malignant pleural effusion (PROMISE): a multicohort analysis. Lancet Oncol. 2018;19:930–9.
[22] Brims FJH, Meniawy TM, Duffus I, de Fonseka D, Segal A, Creaney J, Maskell N, Lake RA, de Klerk N, Nowak AK. A novel clinical prediction model for prognosis in malignant pleural mesothelioma using decision tree analysis. J Thorac Oncol. 2016;11:573–82.
[23] Estenne M, Yernault JC, de Troyer A. Mechanism of relief of dyspnea after thoracocentesis in patients with large pleural effusions. Am J Med. 1983;74:813–9.
[24] Thomas R, Jenkins S, Eastwood PR, Gary Lee YC, Singh B. Physiology of breathlessness associated with pleural effusions. Curr Opin Pulm Med. 2015;21:338.
[25] Marel M, Stastny B, Melinova L, Svandova E, Light RW. Diagnosis of pleural effusions: experience with clinical studies, 1986 to 1990.Chest. 1995;107:1598–603.
[26] Porcel JM, Vives M. Etiology and pleural fluid characteristics of large and massive effusions. Chest. 2003;124:978–83.
[27] Maher GG, Berger HW. Massive pleural effusion: malignant and nonmalignant causes in 46 patients. Am Rev Respir Dis. 1972;105:458–60.
[28] Meyer PC. Metastatic carcinoma of the pleura. Thorax. 1966;21: 437–43.
[29] Light RW, Hamm H. Malignant pleural effusion: would the real cause please stand up? Eur Respir J. 1997;10:1701–2.
[30] Stathopoulos GT, Kalomenidis I. Malignant pleural effusion: tumor-host interactions unleashed. Am J Respir Crit Care Med. 2012;186:487–92.
[31] Havelock T, Teoh R, Laws D, Gleeson F. Pleural procedures and thoracic ultrasound: British Thoracic Society Pleural Disease Guideline 2010.Thorax. 2010;65:i61–76.
[32] Bugalho A, Ferreira D, Dias SS, Schuhmann M, Branco JC, Marques Gomes MJ, Eberhardt R. The diagnostic value of transthoracic ultrasonographic features in predicting malig nancy in undiagnosed pleural effusions: a prospective observational study. Respiration. 2014;87:270–8.
[33] Kaul V, Mccracken DJ, Rahman NM, Epelbaum O. FOCUSED REVIEW contemporary approach to the diagnosis of malignant pleural effusion. atsjournals.org. Ann Am Thorac Soc. 2019;16:1099–106.
[34] Rodriguez-Panadero F, Lopez Mejias J. Low glucose and pH levels in malignant pleural effusions. Diagnostic significance and prognostic value in respect to pleurodesis. Am Rev Respir Dis. 1989;139:663–7.
[35] Heffner JE, Nietert PJ, Barbieri C. Pleural fluid pH as a predictor of pleurodesis failure: analysis of primary data. Chest. 2000;117:87–95.
[36] Porcel JM, Hernández P, Martínez-Alonso M, Bielsa S, Salud A. Accuracy of fluorodeoxyglucose-PET imaging for differentiating benign from malignant pleural effu sions: a meta-analysis. Chest. 2015;147:502–12.
[37] Fjaellegaard K, Koefod Petersen J, Reuter S, Malene Fischer B, Gerke O, Porcel JM, Frost Clementsen P, Laursen CB, Bhatnagar R, Bodtger U. Positron emission tomography-computed tomography (PET-CT) in suspected malignant pleural effusion. An updated sys tematic review and meta-analysis. Lung Cancer. 2021;162:106–18.
[38] Heffner JE, Nietert PJ, Barbieri C. Pleural fluid pH as a predictor of survival for patients with malignant pleural effusions. Chest. 2000;117:79–86.

[39] Sahn SA, Good JT. Pleural fluid pH in malignant effusions. Diagnostic, prognostic, and ther apeutic implications. Ann Intern Med. 1988;108:345–9.

[40] Rahman NM, Mishra EK, Davies HE, Davies RJO, Lee YCG. Clinically important factors influencing the diagnostic measurement of pleural fluid pH and glucose. Am J Respir Crit Care Med. 2008;178:483–90.

[41] Porcel JM, Esquerda A, Vives M, Bielsa S. Etiology of pleural effusions: analysis of more than 3,000 consecutive thoracenteses. Arch Bronconeumol. 2014;50:161–5.

[42] Arnold DT, De Fonseka D, Perry S, Morley A, Harvey JE, Medford A, Brett M, Maskell NA. Investigating unilateral pleural effusions: the role of cytology. Eur Respir J. 2018;52:1801254.

[43] Garcia LW, Ducatman BS, Wang HH. The value of multiple fluid specimens in the cytological diagnosis of malignancy. Mod Pathol. 1994;7:665–8.

[44] Naylor B, Schmidt RW. The case for exfoliative cytology of serous effusions. Lancet. 1964;1:711–2.

[45] Swiderek J, Morcos S, Donthireddy V, Surapaneni R, Jackson-Thompson V, Schultz L, Kini S, Kvale P. Prospective study to determine the volume of pleural fluid required to diagnose malignancy. Chest. 2010;137:68–73.

[46] Rooper LM, Ali SZ, Olson MT. A minimum fluid volume of 75 mL is needed to ensure adequacy in a pleural effusion: a retrospective analysis of 2540 cases. Cancer Cytopathol. 2014;122:657–65.

[47] Liu X, Lu Y, Zhu G, Lei Y, Zheng L, Qin H, Tang C, Ellison G, McCormack R, Ji Q. The diagnostic accuracy of pleural effusion and plasma samples versus tumour tissue for detec tion of EGFR mutation in patients with advanced non-small cell lung cancer: comparison of methodologies. J Clin Pathol. 2013;66:1065–9.

[48] Light RW. Tumor markers in undiagnosed pleural effusions. Chest. 2004;126:1721–2.

[49] Tang Y, Wang Z, Li Z, Kim J, Deng Y, Li Y, Heath JR, Wei W, Lu S, Shi Q. High-throughput screening of rare metabolically active tumor cells in pleural effusion and peripheral blood of lung cancer patients. Proc Natl Acad Sci U S A. 2017;114:2544–9.

[50] Koegelenberg CFN, Irusen EM, von Groote-Bidlingmaier F, Bruwer JW, Batubara EMA, Diacon AH. The utility of ultrasound-guided thoracentesis and pleural biopsy in undiagnosed pleural exudates. Thorax. 2015;70:995–7.

[51] Qureshi NR, Rahman NM, Gleeson F. Thoracic ultrasound in the diagnosis of malignant pleural effusion. Thorax. 2009;64:139–43.

[52] Maskell NA, Gleeson F, Davies RJO. Standard pleural biopsy versus CT-guided cutting-needle biopsy for diagnosis of malignant disease in pleural effusions: a randomised controlled trial. Lancet. 2003;361:1326–30.

[53] Metintas M, Yildirim H, Kaya T, Ak G, Dundar E, Ozkan R, Metintas S. CT scan-guided Abrams' needle pleural biopsy versus ultrasound-assisted cutting needle pleural biopsy for diagnosis in patients with pleural effusion: a randomized, controlled trial. Respiration. 2016;91:156–63.

[54] Rahman NM, Ali NJ, Brown G, et al. Local anaesthetic thoracoscopy: British Thoracic Society Pleural Disease Guideline 2010.Thorax. 2010;65:54–60.

[55] Rozman A, Camlek L, Marc Malovrh M, Kern I, Schönfeld N. Feasibility and safety of parietal pleural cryobiopsy during semi-rigid thoracoscopy. Clin Respir J. 2016;10:574–8.

[56] Boutin C, Rey F. Thoracoscopy in pleural malignant mesothelioma: a prospective study of 188 consecutive patients part 1: diagnosis. Cancer. 1993;72:389–93.

[57] Metintas M, Ak G, Dundar E, Yildirim H, Ozkan R, Kurt E, Erginel S, Alatas F, Metintas S. Medical thoracoscopy vs CT scan-guided Abrams pleural needle biopsy for diagnosis of patients with pleural effusions: a randomized, controlled trial. Chest. 2010;137:1362–8.

[58] Murthy V, Bessich JL. Medical thoracoscopy and its evolving role in the diagnosis and treatment of pleural disease. J Thorac Dis. 2017;9:S1011–21.

[59] McDonald CM, Pierre C, de Perrot M, Darling G, Cypel M, Pierre A, Waddell T, Keshavjee S, Yasufuku K, Czarnecka-Kujawa K. Efficacy and cost of awake thoracoscopy and video-assisted thoracoscopic surgery in the undiagnosed pleural effusion. Ann Thorac Surg. 2018;106:361–7.

[60] Roh J, Ahn HY, Kim I, Son JH, Seol HY, Kim MH, Lee MK, Eom JS, Lei G. Clinical course of asymptomatic malignant pleural effusion in non-small cell lung cancer patients: a multi center retrospective study. Medicine. 2021;100:E25748.

[61] Mercaldi CJ, Lanes SF. Ultrasound guidance decreases complications and improves the cost of care among patients undergoing thoracentesis and paracentesis. Chest. 2013;143:532–8.

[62] Ost DE, Niu J, Zhao H, Grosu HB, Giordano SH. Quality gaps and comparative effectiveness of management strategies for recurrent malignant pleural effusions. Chest. 2018;153:438.

[63] Grosu HB, Molina S, Casal R, et al. Risk factors for pleural effusion recurrence in patients with malignancy. Respirology. 2019;24:76.

[64] Clive AO, Jones HE, Bhatnagar R, Preston NJ, Maskell N. Interventions for the management of malignant pleural effusions: a network meta-analysis. Cochrane Database Syst Rev. 2016;2016:CD 010529.https://doi.org/10.1002/14651858.CD010529.pub2.

[65] Diacon AH, Wyser C, Bolliger CT, Tamm M, Pless M, Perruchoud AP, Solèr M. Prospective randomized comparison of thoracoscopic talc poudrage under local anesthesia versus bleo mycin instillation for pleurodesis in malignant pleural effusions. Am J Respir Crit Care Med. 2000;162:1445–9.

[66] Dipper A, Jones HE, Bhatnagar R, Preston NJ, Maskell N, Clive AO. Interventions for the management of malignant pleural effusions: a network meta-analysis. Cochrane Database Syst Rev. 2020;2016:CD 010529.https://doi.org/10.1002/14651858.CD010529.pub3.

[67] Tan C, Sedrakyan A, Browne J, Swift S, Treasure T. The evidence on the effectiveness of management for malignant pleural effusion: a systematic review. Eur J Cardiothorac Surg. 2006;29:829–38.

[68] Dresler CM, Olak J, Herndon JE, et al. Phase III intergroup study of talc poudrage vs talc slurry sclerosis for malignant pleural effusion. Chest. 2005;127:909.

[69] Mummadi S, Kumbam A, Hahn PY. Malignant pleural effusions and the role of talc poudrage and talc slurry: a systematic review and meta-analysis. F1000Research. 2014;3:254.https://doi.org/10.12688/f1000research.5538.2.

[70] Bhatnagar R, Piotrowska HEG, Laskawiec-Szkonter M, et al. Effect of thoracoscopic talc poudrage vs talc slurry via chest tube on pleurodesis failure rate among patients with malig nant pleural effusions: a randomized clinical trial. JAMA. 2020;323:60–9.

[71] Psallidas I, Hassan M, Yousuf A, et al. Role of thoracic ultrasonography in pleurodesis path ways for malignant pleural effusions (SIMPLE): an open-label, randomised controlled trial. Lancet Respir Med. 2022;10:139–48.

[72] Wilshire CL, Chang SC, Gilbert CR, et al. Temporal trends in tunneled pleural catheter utilization in patients with malignancy: a multicenter review. Chest. 2021;159:2483–7.

[73] Ost DE, Jimenez CA, Lei X, et al. Quality-adjusted survival following treatment of malignant pleural effusions with indwelling pleural catheters. Chest. 2014;145:1347–56.

[74] Sabur NF, Chee A, Stather DR, MacEachern P, Amjadi K, Hergott CA, Dumoulin E, Gonzalez A, Tremblay A. The impact of tunneled pleural catheters on the quality of life of patients with malignant pleural effusions. Respiration. 2013;85:36–42.

[75] Gilbert CR, Lee HJ, Skalski JH, et al. The use of indwelling tunneled pleural catheters for recurrent pleural effusions in patients with hematologic malignancies: a multicenter study. Chest. 2015;148:752–8.

[76] van Meter MEM, McKee KY, Kohlwes RJ. Efficacy and safety of tunneled pleural cath eters in adults with malignant pleural effusions: a

systematic review. J Gen Intern Med. 2011;26:70–6.

[77] Sundaralingam A, Bedawi EO, Harriss EK, Munavvar M, Rahman NM. The frequency, risk factors, and management of complications from pleural procedures. Chest. 2022;161:1407–25.

[78] Miller RJ, Chrissian AA, Lee YCG, et al. AABIP evidence-informed guidelines and expert panel report for the management of indwelling pleural catheters. J Bronchol Interv Pulmonol. 2020;27:229–45.

[79] Gilbert CR, Wahidi MM, Light RW, et al. Management of indwelling tunneled pleural cath eters: a modified Delphi consensus statement. Chest. 2020;158:2221–8.

[80] Frost N, Brünger M, Ruwwe-Glösenkamp C, Raspe M, Tessmer A, Temmesfeld-Wollbrück B, Schürmann D, Suttorp N, Witzenrath M. Indwelling pleural catheters for malignancy-associated pleural effusion: report on a single centre's ten years of experience. BMC Pulm Med. 2019;19:1–10.

[81] Fysh ETH, Wrightson JM, Lee YCG, Rahman NM. Fractured indwelling pleural catheters. Chest. 2012;141:1090–4.

[82] Matus I, Colt H. Pleural catheter fracture during IPC removal: an under-reported Complication. J Bronchol Interv Pulmonol. 2021;28:E1–3.

[83] Wahidi MM, Reddy C, Yarmus L, et al. Randomized trial of pleural fluid drainage frequency in patients with malignant pleural effusions. The ASAP trial. Am J Respir Crit Care Med. 2017;195:1050–7.

[84] Muruganandan S, Azzopardi M, Fitzgerald DB, et al. Aggressive versus symptom-guided drainage of malignant pleural effusion via indwelling pleural catheters (AMPLE-2): an open-label randomised trial. Lancet Respir Med. 2018;6:671–80.

[85] Shafiq M, Frick KD, Lee H, Yarmus L, Feller-Kopman DJ. Management of malignant pleural effusion: a cost-utility analysis. J Bronchol Interv Pulmonol. 2015;22:215–25.

[86] Gilbert CR, Akulian JA, Gorden JA. The impact of the ASAP trial: maybe we shouldn't act so quickly. Am J Respir Crit Care Med. 2018;197:142–3.

[87] Putnam JB, Light RW, Michael Rodriguez R, Ponn R, Olak J, Pollak JS, Lee RB, Keith D, Graeber G, Kovitz KL. A randomized comparison of indwelling pleural catheter and doxycy cline pleurodesis in the management of malignant pleural effusions. Cancer. 1999;86:1992–9.

[88] Davies HE, Mishra EK, Kahan BC, et al. Effect of an indwelling pleural catheter vs chest tube and talc pleurodesis for relieving dyspnea in patients with malignant pleural effusion: the TIME2 randomized controlled trial. JAMA. 2012;307:2383–9.

[89] Thomas R, Fysh ETH, Smith NA, et al. Effect of an indwelling pleural catheter vs talc pleurodesis on hospitalization days in patients with malignant pleural effusion: the AMPLE randomized clinical trial. JAMA. 2017;318:1903–12.

[90] Bhatnagar R, Keenan EK, Morley AJ, et al. Outpatient talc administration by indwelling pleural catheter for malignant effusion. N Engl J Med. 2018;378:1313–22.

[91] ClinicalTrials.gov. Duke University randomized controlled trial of talc instillation in addi tion to daily drainage through a tunneled pleural catheter to improve rates of outpatient pleurodesis in patients with malignant pleural effusion. n.d.. https://clinicaltrials.gov/ct2/show/NCT04792970.Accessed 13 Aug 2022.

[92] Fitzgerald DB, Muruganandan S, Stanley C, Badiei A, Murray K, Read CA, Lee YCG. EPIToME (early pleurodesis via IPC with talc for malignant effusion): evaluation of a new management algorithm. Eur Respir J. 2019;54:OA493.

[93] Rintoul RC, Ritchie AJ, Edwards JG, Waller DA, Coonar AS, Bennett M, Lovato E, Hughes V, Fox-Rushby JA, Sharples LD. Efficacy and cost of video-assisted thoracoscopic partial pleurectomy versus talc pleurodesis in patients with malignant pleural mesothelioma (MesoVATS): an open-label, randomised, controlled trial. Lancet. 2014;384:1118–27.

[94] Martin GA, Tsim S, Kidd AC, Foster JE, McLoone P, Chalmers A, Blyth KG. Pre-EDIT: a randomized feasibility trial of elastance-directed intrapleural catheter or talc pleurodesis in malignant pleural effusion. Chest. 2019;156:1204–13.

[95] Chopra A, Judson MA, Doelken P, Maldonado F, Rahman NM, Huggins JT. The relationship of pleural manometry with postthoracentesis chest radiographic findings in malignant pleural effusion. Chest. 2020;157:421–6.

[96] Salamonsen MR, Lo AKC, Ng ACT, Bashirzadeh F, Wang WYS, Fielding DIK. Novel use of pleural ultrasound can identify malignant entrapped lung prior to effusion drainage. Chest. 2014;146:1286–93.

[97] Feller-Kopman D, Walkey A, Berkowitz D, Ernst A. The relationship of pleural pressure to symptom development during therapeutic thoracentesis. Chest. 2006;129:1556–60.

[98] Psallidas I, Yousuf A, Talwar A, Hallifax RJ, Mishra EK, Corcoran JP, Ali N, Rahman NM. Assessment of patient-reported outcome measures in pleural interventions. BMJ Open Respir Res. 2017;4:e000171. https://doi.org/10.1136/BMJRESP-2016–000171.

[99] Mishra EK, Clive AO, Wills GH, et al. Randomized controlled trial of urokinase versus pla cebo for nondraining malignant pleural effusion. Am J Respir Crit Care Med. 2018;197:502–8.

[100] Murthy P, Ekeke CN, Russell KL, Butler SC, Wang Y, Luketich JD, Soloff AC, Dhupar R, Lotze MT. Making cold malignant pleural effusions hot: driving novel immunotherapies. Oncoimmunology. 2019;8:e1554969.https://doi.org/10.1080/2162402X.2018.1554969.

[101] Aggarwal C, Haas AR, Metzger S, et al. Phase I study of intrapleural gene-mediated cyto toxic immunotherapy in patients with malignant pleural effusion. Mol Ther. 2018;26:1198.

[102] Fitzgerald DB, Sidhu C, Budgeon C, et al. Australasian Malignant PLeural Effusion (AMPLE)–3 trial: study protocol for a multi-centre randomised study comparing indwelling pleural catheter (±talc pleurodesis) versus video-assisted thoracoscopic surgery for manage ment of malignant pleural effusion. Trials. 2022;23:530.

[103] Rivera MP. Management of malignant pleural effusions: round and round we go. Ann Am Thorac Soc. 2019;16:59–61.

第 11 章　肺癌治疗的肺部并发症
Pulmonary Complications of Lung Cancer Treatment

Kathleen A.McAvoy　Jennifer D.Possick　著
王樱杰　译　　任　典　校

随着肺癌治疗手段的增加，患者的生存率逐渐提高，治疗过程变得更加复杂。治疗已转变为疾病早期阶段的全身性治疗和各种新型联合治疗。新疗法对于高龄、并发症较多的患者有更好的耐受性，因此对很多患者来说，癌症正在成为一种慢性疾病。因此，随着治疗时间的增加，患者会接受更多的治疗手段，从而增加了发生序贯并发症、协同毒性和迟发性并发症的可能性。肺癌患者生存率的不断提高也增加了肺科医师在识别并发症、制订治疗方案和提供长期治疗方面的重要性。

肺癌患者因其所患恶性肿瘤、所接受的治疗或相关并发症而有发生多种肺部并发症的风险。必须迅速将治疗相关的并发症与其他病因相鉴别，以避免增加不必要的并发症的发病率和死亡率[1]。相反，不恰当地将抗肿瘤治疗判定为患者出现并发症的原因，可能会终止有效治疗。由于并发症临床特征的非特异性，以及用来诊断并发症金标准的缺乏，给治疗医师带来了很大的困难。医源性并发症的确诊从根本上说是基于排除法。在本章中，我们提出了在于细微差别之间鉴别并进行个体化治疗相关毒性之前，对新出现肺部症状的肺癌患者进行评估的一般方法。在这里，我们列出了评估肺癌患者出现新的肺部并发症的一般方法，以及个别治疗相关毒性之间的细微差别。

一、肺癌患者新发肺部症状的治疗

呼吸困难和咳嗽是最常见的相关肺部疾病治疗的相关并发症，也是肺癌和慢性肺部疾病的常见症状。无论这些症状是新发还是持续性加重，都应该在详细检查后再下结论。具有基线肺功能受损或心肺并发症的患者因储备能力降低、多种危险因素叠加导致耐受性差，因此诱发因素可能不明确。若有并发的非肺部症状，则提示病因可能在于其他的肺外系统性疾病，并需要相应的治疗。虽然发病时的影像学异常对诊断至关重要，但影像学的基线评估和动态观察也是必不可少的。

一般评估方法

系统性评估的目的是为了进行排除性诊断[2]。常规 CT 成像有助于评估肿瘤进展和诊断大多数治疗的相关并发症，若怀疑肺栓塞，则还需要进行增强 CT 检查。肺功能检查可以确定阻塞性或限制性通气障碍和扩散障碍的存在，但需要与之前的数据进行比较才具有指导意义。支气管镜检查配合支气管肺泡灌洗（bronchoalveolar lavage，BAL）有助于排除感染性病变，特别是在免疫功能异常的患者中，经支气管活检可评估其疾病进展。如果不仔细区分新发症状的所有鉴别诊断，可能会导致误诊、延误治疗及不适当地治疗中断。包括呼吸内科医师、肿瘤内科医师、放射科医师、胸外科医师、影像科医师和姑息治疗专家在内的肺癌多学科会诊，可显著改善患者预后[3]。多学科会诊对肺癌治疗期间并发症的评估也很有价值，对病案的多学科讨论可提高诊断的准确度。

二、放疗相关的肺部并发症

虽然现代放射技术已经发展到最大限度地减少了对周围组织的影响，但相当数量的患者还是会出现辐射引起的并发症，包括放射性肺炎、肺纤维化和记忆反应[4]。

（一）流行病学、危险因素与预防

据报道，与全肺放疗相关的典型放射性肺炎发病率高达 20%，并且随着总剂量的逐渐增加呈现出显而易见的增长趋势[5]。尽管文献报道的发病率各不相同，整体上看新技术 SBRT 降低了放射性肺炎的发病率[6]。在临床上 SBRT 患者中有 9.4% 面临典型放射性肺炎的风险，不到 5% 的患者发展为重症肺炎[4, 7]。然而，如果接受姑息性 SBRT 治疗的患者之前有胸部放射史，重症肺炎的风险高达 20%[8]。

其他的一些治疗相关因素也与放射性肺炎的发病率和严重程度相关。在传统放疗中，一旦超过阈值剂量，放射性肺炎的发病率和死亡率会在一个较窄的剂量范围内急剧增加[6]。给定的辐射剂量在周围正常肺组织中的分布很重要。在治疗期间接受 20Gy 及以上照射剂量的正常肺体积（V_{20}）是临床显著性放射性肺炎的一个强有力的预测指标，V_{20} 小于 22% 的风险为 0%，而 V_{20} 大于 40% 的风险为 36%[9]。在 SBRT 中，剂量与毒性的关系尚不明确，但 V_{10}、V_{20} 和平均肺剂量都可以帮助预测毒性；将总辐射分割成更小的剂量可以让正常组织有一段恢复期。

高龄、女性、体能状态较差、合并肺部疾病和基线肺功能异常等因素与放射性肺炎风险增加相关[5, 6, 10]。经常吸烟的患者发生放射性肺炎的风险可能较低[9]。合并的影像学间质性肺病（interstitial lung disease，ILD），包括亚临床疾病，增加了放射性肺炎的发病率、严重程度和死亡率。既往存在 ILD 的患者更有可能出现不典型的肺炎表现，通常伴有治疗野以外的广泛影像学改变[11]。

随着肺癌治疗指南将新辅助和系统性辅助治疗纳入到疾病的初始治疗阶段，以及新型全身性治疗手段的增加，协同毒性增加了放射性肺炎的风险。

放射记忆性肺炎是一种公认的现象，是由抗肿瘤药物引发的先前照射组织中的一种延迟性炎症反应[12]。被证明可增加放射性肺炎风险或具有导致记忆性放射性肺炎作用的药物包括贝伐珠单抗、BRAF 抑制药、EGFR-TKI、吉西他滨、免疫检查点抑制药（immune checkpoint inhibitor，ICI）、培美曲塞、紫杉醇、拓扑异构酶 I 抑制药和长春碱[9, 12–16]。这些药物在没有放疗的情况下也可以引起药物性肺炎，使得放射记忆性肺炎和药物性肺炎之间的区分变得困难，而相关发病率的研究也尚不明确[13]。

（二）放射性肺损伤的病程

当辐射穿过组织时，自由基损伤会在治疗数小时内引起肺实质的微观变化[9]。虽然微观损伤在辐射治疗中是普遍存在的，但并非每个患者都会发展出临床上显著的放射性肺炎[9, 17]。在治疗后的 3～12 周内，在放射野内常能观察到可能不符合解剖边界的淡薄的磨玻璃影（“放射野内”）。在治疗结束后的 3～6 个月内，这可能会进展为更密集的实变影，伴有通气支气管征、牵拉性支气管扩张和肺容积减少。尽管随后的纤维化和瘢痕形成应该与“照射野”的形状相对应，但解剖结构畸变和纵隔移位可能会使识别治疗区域边界变得更加困难[17]。纤维化过程是隐匿的，需要长达 2 年的时间才能达到稳定（图 11–1）。

（三）疑似放射性肺损伤的评估

由于发生严重放射性中毒的患者存活率较低，所以识别临床上有意义的放射性肺炎至关重要[6]。放射性肺炎诊断是基于症状、治疗特征、影像学表现和排除其他原因的间接诊断[9]。患者可能首先出现由于纤毛功能障碍引起的咳嗽和分泌物增多[17]。放射性肺炎的急性症状通常在治疗完成后的 3～12 周内出现，包括发热、干咳、呼吸困难和乏力[9]。尽管体检结果显示正常，但也可能会观察到干湿啰音、叩诊实音或胸膜摩擦声[17, 18]。实

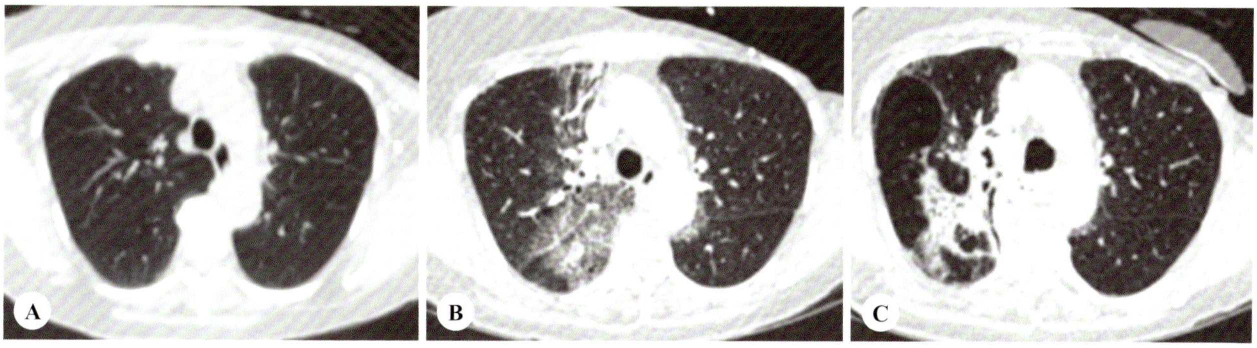

▲ **图 11-1　胸部放疗后胸 CT 改变的演变。一位 74 岁的ⅢA 期右上叶腺癌患者接受了同步放化疗，对右上肺和纵隔进行了 60Gy30 次放疗，化疗方案为含铂的双药联合化疗**

A. 治疗前的无间质性肺炎的肺部影像，此影像不显示原发肿瘤；B. 放疗后 8 周，治疗野内出现符合放射性肺炎表现的磨玻璃改变；C. 8 个月后，同一区域出现实变影、牵引性支气管扩张症和放射性纤维化所致的肺容量减少

验室检查可能显示白细胞轻度升高，以及 ESR 或 CRP 增高[9]。

在同时接受全身治疗的患者中确诊放射性肺炎是具有挑战的，因为这些全身治疗也可能导致肺损伤。在 CT 成像上识别“放射野内”变化有助于区分直接的细胞毒性效应和全身性损伤，肿瘤放射科对治疗中影像学变化的会诊可提供建设性指导[9, 18]。在放射野外，可能观察到一种更符合机化性肺炎的表现，这可能是对最初局部损伤的系统性免疫反应[9]。

没有任何测试能够确认或排除放射性肺炎的诊断[18]。支气管镜检查加上支气管肺泡灌洗 +/– 经支气管肺活检有助于排除其他原因（如感染或肿瘤进展）并可能显示出白细胞、$CD4^+$ 淋巴细胞增加或非特异性炎症表现[9, 18]。在放疗期间及其后的 4～8 周，肺功能通常保持不变；在发生放射性肺炎或纤维化的情况下，可能观察到弥散功能、用力肺活量和总肺活量的下降[6]。

（四）放射性肺损伤患者的治疗

放射性肺炎的治疗是按临床严重程度分层的[18]。不良事件通用术语标准（Common Terminology Criteria for Adverse Events，CTCAE）等级表（表 11-1），提供了针对放射性肺炎和药物性肺炎严重度的分级方案[19]。

有轻微症状（≤2 级）的患者可以观察，也可以考虑尝试吸入皮质类固醇治疗[9]。对于严重肺炎（≥3 级）的患者，口服皮质类固醇（泼尼松每天 1mg/kg，持续 2～4 周，随后进行 6～12 周的递减）是治疗的主要手段，尽管缺乏随机对照试验验证其疗效[6]。停止治疗或逐渐减少治疗时可能会导致复发，而吸入皮质类固醇可以减轻复发[20]。如果需要，可考虑使用硫唑嘌呤减少类固醇药物的使用[6]。这类患者预后良好，症状通常在 6～8 周内缓解，并且无远期后遗症[9, 17]。

一旦发生肺纤维化，系统的类固醇激素治疗则无效，应提供减轻慢性症状的对症治疗[18]。对于发展为放射性纤维化的患者，如果其肺的损伤范围不超过 50%，那么通常慢性症状很轻。由放射性纤维化引起的慢性呼吸衰竭很少见[17]。

三、疑似药物相关性肺疾病评估的一般方法

药物相关性肺疾病的诊断评估并没有一个公认的标准，并且随着治疗模式的复杂化，找出特定的致病药物变得愈加困难。诊断依赖于药物应用史、特异的临床表现及排除其他可能的原因。

（一）患者评估

药物相关肺病的常见症状包括新出现或进行性加重的呼吸困难、干咳、发热，以及消瘦。药物相关性肺炎可能在开始治疗后数日、数周或数月内出现[21]。体格检查可能未见异常，或者出现呼吸系统及静息或活动时的低氧血症、听诊发现

表 11-1 国家癌症研究所 CTCAE 用于肺炎的分级量表及免疫检查点抑制药肺炎管理的建议方案

CTCAE 等级	定 义	影像学表现	ICI 肺炎管理策略
1 级	无症状；仅临床或诊断性观察；无须干预	一个肺叶或小于 25% 的肺实质	• 暂停 ICI 治疗或继续紧密临床监测（包括血氧饱和度监测） • 推荐短期内进行放射学随访（约 4 周） • 对于有基线检测的患者，考虑重复进行肺功能测试；如果没有改善或症状加重，按 2 级处理
2 级	有症状；需要医疗干预；影响工具性日常生活活动（ADL[a]）	超过一个肺叶或 25%～50% 的肺实质	• 暂停 ICI，直到改善至 1 级以下 • 考虑在进行较少侵入性检查[b]后，进行支气管镜检查加 BAL+/– 经支气管肺活检 • 泼尼松每天 1～2mg/kg，根据临床和影像学缓解情况在 4～6 周内逐渐减量 • 考虑经验性使用广谱抗生素；如果 48～72h 后症状没有改善，按 3 级处理
3 级	严重症状；生活自理能力受限[c]；需要吸氧	所有肺叶或超过 50% 的肺实质	• 永久停止 ICI • 住院治疗 • 考虑在进行较少侵入性检查后，如果患者能够耐受，则进行支气管镜检查加 BAL+/– 经支气管肺活检
4 级	危及生命的呼吸困难；需要紧急干预（如气管切开或插管）	所有肺叶或超过 50% 的肺实质	• 使用甲泼尼龙每天 IV 1～2mg/kg，根据临床和影像学改善情况在 4～6 周以上逐渐减量 • 考虑使用经验性广谱抗生素；如果 48h 后没有改善，考虑使用高级免疫抑制药[d]

改编自 Common Terminology Criteria for Adverse Events (CTCAE), Version 5.0, November 2017; Management of Immunotherapy-Related Toxicities, V 1.2022, NCCN Clinical Practice Guidelines; Schneider et al. 2021

ICI. 免疫检查点抑制药；ADL. 日常生活活动；BAL. 支气管肺泡灌洗；IV. 静脉注射

a. 准备饭菜、购买杂货或衣物、使用电话、理财等

b. 呼吸道病毒鼻拭子检测（包括 SARS-CoV-2）、痰培养（细菌、真菌、抗酸菌）、血培养、针对军团菌和肺炎链球菌的尿抗原测试、血清真菌标志物检测

c. 洗澡、穿衣和脱衣、用餐、如厕、服药

d. 英夫利昔单抗（5mg/kg IV；14 天后可重复第二剂量）、霉酚酸酯（每 12 小时 0.5～1g 口服）、静脉注射免疫球蛋白（2g/kg，分 2～5 天给药）或环磷酰胺（每天 1～2mg/kg）

的细湿啰音，以及较少见的叩诊实音，提示可能有胸腔积液[1]。详尽的药物应用史对于诊断药物相关肺病至关重要。由于症状的出现可能有明显的延迟，所以致病药物可能在出现症状之前就已经停用了。各种合并或序贯的治疗使得准确归因变得更加复杂，并且需要考虑药物间可能的协同毒性[22]。

（二）诊断性检测

诊断性检测应当被用来系统性地排除其他可能原因，并确定疾病的严重程度[23]。患者的症状可能会在有影像学改变之前数天至数周出现。相较于胸部 X 线，CT 成像在发现细微的改变上更有优势，而高分辨率 CT 成像能够提供更详细的肺实质变化模式及其分布[2]。药物相关肺病的影像学表现呈现多样且非特异性，针对特定药物的“典型”影像学特征将在后续讨论。药物应用和临床表现之间的时间关系是关键；对症状发作时的影像与治疗前的影像进行比较，并纵向评估变化情况，是至关重要的[23]。在基线影像评估中发现的无症

状间质性肺病，往往被低估，其在药物毒性的作用下，可能会加剧恶化。

在药物相关肺病中，肺功能测试与治疗前的测试相比通常有异常改变。通常首先观察到的是弥散功能下降，这可能预示着症状或影像学改变的进展，随后可能出现肺容量的降低[1]。

支气管镜检查评估药物所致肺损伤的最大效用是排除其他原因，如感染和疾病进展[1]。如果支气管肺泡灌洗发现异型多核的Ⅱ型肺泡细胞，连续取材的小样本中显示出肺出血，或者看到淋巴细胞性肺泡炎，可能提示药物相关的肺病[21]。经支气管活检可能有助于区分肺炎和恶性肿瘤的进展，但很少能确诊[2, 21]。通常观察到的组织病理学表现［如常见的间质性肺炎（usual interstitial pneumonia，UIP）、非特异性间质性肺炎（nonspecific inter stitial pneumonia，NSIP）、机化性肺炎（organizing pneumonia，OP）、弥散性肺泡损伤（diffuse alveolar damage，DAD）］并非药物反应的特异性病理表现，有些药物可以有不止一种表现[24]。

（三）评估严重度和管理原则

与放射性肺损伤一样，CTCAE 术语有助于标准化药物相关性肺病的严重度分级[19]（表 11–1）。管理措施依据 CTCAE 等级，包括暂时性或永久性的药物停用、使用皮质类固醇治疗，以及适当的对症治疗。对于接受≥20mg 泼尼松等日剂量，并且治疗时间≥4 周的患者，应考虑预防性治疗，以防止卡氏肺孢子虫病。对于长期使用皮质类固醇的患者，应考虑使用质子泵抑制药预防胃炎，以及使用钙和维生素 D 预防骨质疏松[25]。

四、系统治疗的肺部并发症管理

（一）传统化疗

下面详细讨论了在肺癌治疗中使用的传统化疗药物相关的毒性，并在表 11–2 中进行了总结。

1. 铂类药物

铂类药物通常用于非小细胞肺癌和小细胞肺癌的治疗，通常与另一种化疗药物组合形成“含铂双药方案”[26–28]。虽然与铂类药物组合使用的药物存在肺炎的风险，但尚无报道指出药物相关肺炎与其中一些特定的药物有关。

顺铂增加了动脉和静脉血栓栓塞事件。一项回顾性研究显示，小细胞肺癌患者的血栓栓塞事件发病率为 10.2%，而另一项混合队列研究显示发病率为 18.1%[29, 30]。因此，对于顺铂治疗小细胞肺癌的患者，在呼吸困难的鉴别诊断中应考虑血栓栓塞症。

2. 紫杉醇类药物

紫杉醇和多西他赛与肺炎有关，常用于治疗晚期非小细胞肺癌和复发的小细胞肺癌[26–28]。接受同步放化疗治疗的 NSCLC 患者，肺炎的发病

表 11–2　与肺部毒性反应相关的化疗药物和靶向治疗药物

药物类别	毒性反应[a]	注　释
铂类药物（卡铂、顺铂）	血栓栓塞	特指顺铂；动脉和静脉
紫杉醇类（紫杉醇、白蛋白结合型紫杉醇、多西他赛）	肺炎	与放疗同时使用时风险更高 有难治性、突发性病例报道
	毛细血管渗漏	特指多西他赛
培美曲塞	肺炎 / 间质性肺病	极其罕见，亚洲人群中风险更高
吉西他滨	呼吸困难	通常轻微，自限性
	肺炎 / 间质性肺病	与放疗同时使用时风险最高 有难治性、突发性病例报道

（续表）

药物类别	毒性反应	注　释
依托泊苷	肺炎	罕见，但有暴发性进展的报道
拓扑异构酶 I 抑制药（伊立替康、托泊替康）	呼吸困难、咳嗽	非常常见
	间质性肺病	罕见，但有暴发性进展的报道
长春碱类（长春新碱）	肺炎	与放疗同时使用时老年患者风险增加
烷化剂（卢比克替定、替莫唑胺）	肺炎 / 间质性肺病	特有于替莫唑胺
	肺炎	特有于卢比克替定 可能与相关的中性粒细胞减少有关
	机会性感染	特有于替莫唑胺 可能与相关的淋巴细胞减少有关
抗 VEGF（贝伐珠单抗、雷莫芦单抗）	出血、咯血	鳞状细胞癌、胸部放疗、中心型肿瘤风险最高
	血栓栓塞	主要为动脉性
	食管气管瘘	特指贝伐珠单抗 与放疗同时使用时风险最高
EGFR-TKI（阿法替尼、达可替尼、厄洛替尼、吉非替尼、莫博替尼、奥希替尼）	肺炎 / 间质性肺病	奥希替尼、莫博替尼风险最高 日本患者风险较高
	短暂、无症状的肺部磨玻璃影	特指奥希替尼
EGFR-mAb（埃万妥单抗、西妥昔单抗、耐昔妥珠单抗）	肺炎 / 间质性肺病	迄今未有耐昔妥珠单抗的报道
	血栓栓塞	特指内西替尼
ALK-TKI（阿来替尼、布加替尼、色瑞替尼、克唑替尼、洛拉替尼）	肺炎 / 间质性肺病	色瑞替尼风险最低，布加替尼风险最高
BRAF 激酶抑制药（达拉非尼、曲美替尼、维罗非尼）	肺炎 / 间质性肺病	维莫拉非尼与药物诱导和放疗回顾性肺炎有关
	血栓栓塞	特指达拉非尼 + 曲美替尼组合
	类肉芽肿反应	特指维维罗非尼
KRAS 抑制药（索拉西尼）	肺炎	在使用免疫检查点抑制药后可能风险更高
RET（普拉替尼、赛普替尼）	肺炎 / 间质性肺病	特指普拉替尼
	出血、咯血	特指赛普替尼
MET（卡马替尼、特泊替尼）	肺炎 / 间质性肺病	有报道一种药物因毒性而停药后，另一种药物成功应用的案例
	外周水肿、胸腔积液	卡马替尼更常见外周水肿，特泊替尼更常见胸腔积液

a. 毒性症候群指的是某一类药物中所有药物共有的毒性反应，除非在注释中另有说明

率为 3%～12%[31]。一项针对广泛期小细胞肺癌（ES-SCLC）的二期临床试验显示，使用单药紫杉醇治疗的肺炎发病率为 5.6%[32]。对多西他赛的回顾性分析显示，在先前存在肺间质改变的患者中，肺炎发病率可高达 25%，但在其他紫杉醇类药物中未观察到这种情况[33]。由紫杉醇类药物引起的肺部毒性相关的其他危险因素，还包括频繁给药、联合使用吉西他滨及同步进行放疗[34-36]。紫杉醇类药物引起的肺炎通常表现为，治疗开始几周内胸 CT 上出现的弥漫性双侧磨玻璃影，同时也可能会伴随其他的影像学表现[31]。由紫杉醇类药物导致的肺炎患者应停用致病药物，并立即开始系统性皮质类固醇治疗。尽管积极进行了上述治疗，但仍有突发性呼吸衰竭的报道。

多西他赛特有的不良反应之一是毛细血管渗漏，它会导致液体积聚在包括胸膜腔和腹膜腔的组织间隙中。这种不良反应通常在经过几个疗程的多西他赛治疗后发生，预先使用类固醇有可能会降低风险或推迟发作[37]。有胸腔积液的患者可以用利尿药治疗，若症状严重，可以考虑进行胸腔穿刺。

3. 培美曲塞

培美曲塞是一种常用于非小细胞肺癌治疗的化疗药物。尽管在美国进行的培美曲塞相关的临床试验中未观察到显著的肺炎不良反应，但日本的一项二期临床试验报道了 8 例间质性肺病 / 肺炎案例（发病率为 3.5%），包括一例死亡事件[38]。日本的上市后监测数据显示，肺炎的总体发病率为 1.8%，并且大部分为高级别不良反应[39]。对于任何出现急性肺部症状的患者，应暂停使用培美曲塞治疗，若强烈怀疑肺炎与培美曲塞治疗相关时，应永久停用[40]。通常会给予皮质类固醇治疗，但不推荐再次使用培美曲塞治疗，因为已有死亡案例报道[41]。

4. 吉西他滨

吉西他滨与铂类药物联合使用，通常用于治疗 NSCLC 中的鳞状细胞癌[27]。一项关于吉西他滨治疗多种恶性肿瘤的系统回顾性研究中显示，严重（等级≥3）肺部毒性的发病率为 0%～5%，但在 NSCLC 患者中的发病率明显更高（13.8%）[42]。因为临床中常常和紫杉醇类药物联用，肺部毒性的归因会变得更加复杂[35]。死亡率可能高达 20%～37%，风险因素包括接受过胸部放疗和既往的肺病。一项研究探索了吉西他滨联合同步放化疗，但由于高级别肺炎不良反应的高发病率（31.6%），不得不提前终止[43]。肺炎症状通常在治疗的第 2 个周期后出现。尽管存在很大的变异性，但最常见的影像学表现是网状结节样间质浸润。病理改变多变，从毛细血管渗漏到弥漫性肺泡损伤都可见[44, 45]。一经确诊，应立即启动皮质类固醇治疗，并使用利尿剂作为额外的支持治疗[42, 44]。已存在对类固醇治疗无效的病例报道[45]。

5. 依托泊苷

依托泊苷通常与其他化疗药物联用来治疗非小细胞肺癌和小细胞肺癌[26-28]。与依托泊苷相关的肺炎报道相当罕见，但包括了一些对类固醇治疗无效的致命事件。其风险因素尚不明确，鉴于通常会发生复发性肺炎，因此不建议重新使用[46, 47]。

6. 拓扑异构酶 I 抑制药

拓扑异构酶 I 抑制药用于治疗小细胞肺癌患者[28]。虽然托泊替康相关的间质性肺病发病率尚不明确，但存在致命性呼吸衰竭的病例报道[48]。伊立替康相关的 ILD 相对罕见（1.3%），但在一项研究中该不良反应占所有治疗相关死亡的 11%[49]。风险因素包括既往的肺病、联合使用其他肺毒性药物、接受胸部放疗或使用集落刺激因子[50, 51]。影像学通常表现为网状结节样浸润，80% 的案例在治疗开始后的 16 周内出现[52, 53]。大多数患者对系统性皮质类固醇治疗有反应，但已有一些致命的类固醇治疗无效的病例报道。

7. 长春瑞滨

长春瑞滨与顺铂联用，治疗晚期 NSCLC 和复发的 ES-SCLC[26-28]。长春瑞滨相关的肺炎表现为亚急性，在输液几天后出现，表现为进展性呼吸困难，很少演变为呼吸衰竭[54]。一项二期研究报道了 2.5% 的肺炎发病率，影像学上表现为网状结节样改变或弥漫性磨玻璃影。接受同步胸部放疗的老年患者中，肺炎的风险更高[15]。通常采用系统性皮质类固醇治疗，对于类固醇治疗无效的病例，环磷酰胺可能有改善作用[55]。

8. 烷化剂

烷化剂最近被引入用于治疗复发的广泛期小细胞肺癌[28]。尽管在接受卢比替尼治疗的患者中报道了肺炎（7%）、呼吸困难（6%）和呼吸道感染（5%）的高等级事件，但目前尚未确认与该药物相关的肺毒性[56]。

对于替莫唑胺相关的肺毒性，主要来自于在其他癌症治疗中使用的相关文献。一项针对不同原发恶性肿瘤的复发或进展性脑转移患者的二期临床试验报道了高达 5% 的肺炎发病率[57]。还有其他关于替莫唑胺在治疗胶质母细胞瘤时出现的肺毒性病例报道[58, 59]。停止使用替莫唑胺并使用皮质类固醇治疗在大多数情况下是有效的。

使用替莫唑胺与增加机会性感染的风险有关，特别是卡氏肺囊虫肺炎，这可能归因于药物相关的淋巴细胞减少症或同时使用皮质类固醇[60]。随着替莫唑胺在肺癌治疗中的使用增加，机会性感染的发病率将需要密切监测。

（二）免疫治疗 / 免疫检查点抑制药

免疫检查点抑制药包括针对 PD-1 受体（如纳武利尤单抗、帕姆利珠单抗、西米普利单抗）、PD-L1 配体（如度伐利尤单抗、阿替利珠单抗）或 CTLA-4 受体（如伊匹单抗）的抗体，旨在针对肿瘤诱导的 T 细胞免疫抑制，恢复其固有的抗肿瘤反应[61, 62]。ICI 治疗带来的独特毒性风险统称为免疫相关不良事件（immune-related adverse event，IRAE），这些事件可能影响任何器官。肺炎和肉芽肿样反应是主要的肺部毒性表现，尽管影响其他器官系统（如心肌炎和内分泌病）的 IRAE 也可表现为呼吸症状及相关的影像学改变[63]。

1. 肺炎的流行病学和风险因素

肺炎是 ICI 相关不良反应中相对罕见的一种。通常情况下，真实世界中的发病率高于临床试验所示，其原因为临床试验排除的患者接受了 ICI 治疗以及对免疫相关不良事件的认识增强。抗 PD-1/PD-L1 治疗相关的肺炎发病率为 3%～5%，而部分研究报道的比率高达 19%[62, 64, 65]。约 40% 发展为 ICI 肺炎的患者表现为≥3 级不良反应；肺炎是最常见的致命性 IRAE，并且是终止 ICI 治疗的常见原因[65]。

与其他癌症类型相比，非小细胞肺癌患者发生 ICI 肺炎更为常见[66]。其他危险因素包括女性、一般状态差、胸部放疗史、联合免疫治疗、肿瘤浸润伴肺淋巴管炎及鳞状细胞癌[63, 65, 67]。伴间质性肺病既往史的患者与无 ILD 既往史的患者相比，全级别肺炎（27% vs. 10%）及高级别肺炎（≥3 级，15% vs. 4%）的风险均有所增加[68]。ILD 并非 ICI 治疗的绝对禁忌证，此类患者的肺炎通常是可控的。

ICI 越来越多地与其他治疗方法的联合使用。PD-1 抑制药合并 CTLA-4 抑制药的 ICI 联合治疗增加了肺炎的风险（7% vs. 单药治疗的 3%～5%）[69]。与单药化疗相比，纳武利尤单抗联合卡铂 / 紫杉醇 / 贝伐珠单抗治疗可致全级别肺炎的发病率增加（7.3% vs. 1.1%）；一项纳武利尤单抗联合吉西他滨 / 顺铂治疗的临床试验中，12 名患者中有 10 名因肺炎而中断治疗[70, 71]。一项评价度伐利尤单抗联合 EGFR-TKI 奥希替尼治疗效果的试验由于间质性肺病发病率增加（22%）而被中断[72]。

随着治疗方案的调整，先前的治疗对患者目前的临床表现有一定影响[62]。如在纳武利尤单抗治疗后接受 EGFR-TKI 治疗，肺炎发病率高达 25.7%[73]。ICI 与 KRAS 抑制药索拉非尼之间可能存在协同效应，因为在索拉非尼的二期试验中死于肺炎的 3 名患者都曾接受过 ICI 治疗[74]。PACIFIC 试验评估了在含铂双药同步放化疗后进行度伐利尤单抗治疗的效果。研究结果未区分放疗和药物引起的肺炎，但联合度伐利尤单抗治疗的患者与仅接受放化疗的患者相比，全级别肺炎的发病率增加（30% vs. 26%），高等级肺炎发病率相似（3%）[75]。这与使用帕博利珠单抗联合放化疗治疗后肺炎的发病率（全级别肺炎约 19%，≥3 级为 7%～8%）形成对比[76]。

2. ICI 肺炎的临床表现和评估

ICI 肺炎的发病时间有所不同，但中位发病时间为 2～3 个月[77]。较高级别肺炎（≥3 级）倾向于较早发生，而在开始治疗 6 个月后发展的肺炎通常为低等级[67]。如果同时使用皮质类固醇来治疗肺外 ICI 毒性反应，肺炎的临床表现可能被掩盖或延迟出现[70]。

ICI 肺炎的症状包括干咳、呼吸困难、低氧血症、发热和胸痛[65]。高达 33% 的患者在诊断时无临床症状[77]。体格检查可见呼吸急促、低氧血症或吸气时啰音，但通常不明显[78]。

推荐使用 CT 扫描进行评估。ICI 肺炎无特异性影像学特征，而多见磨玻璃影或周围实变融合区[77, 79]。其他放射学特征可能包括间质纹理增加伴小叶间隔增厚和胸膜下网状影、小叶中心和树芽结节，以及各影像学特征混合出现[77]。86% 的影像学变化发生在远离肿瘤周围的区域，因此在已知恶性病变附近出现新的影像学发现应被视为疾病进展的可疑信号[67]。

与所有疑似的药物相关肺部疾病的诊断过程相似，应排除感染导致临床症状和影像学改变的可能[25]。对于开始免疫抑制治疗后出现≥2 级肺炎的患者，应在可行的情况下考虑进行支气管镜检查及 BAL 以排除肺部感染，并且可能会发现淋巴细胞增多[64, 65]。虽然无须通过支气管镜活检来诊断 ICI 肺炎，但如果考虑到疾病进展的可能，应进行此项检查[64]。

3. ICI 肺炎的管理

由于评价最佳治疗策略的前瞻性试验尚未完成，目前 ICI 相关肺炎及其他免疫相关不良事件的管理完全基于临床经验[79]。由于 ICI 肺炎是导致肺癌患者 ICI 相关死亡的主要原因，因此强烈推荐进行多学科协作，特别是对于严重或不明确的临床表现[65, 69]。表 11–1 总结了基于 ASCO 和 NCCN 指南的 ICI 肺炎管理建议。治疗包括药物暂停 / 停药，并根据需要开始使用皮质类固醇[25, 80]。理想情况下应在开始免疫抑制治疗之前明确排除感染。虽然经验性使用抗生素存在争议，但对于高级别肺炎通常会给予。

启动系统性皮质类固醇治疗通常会迅速改善患者的症状和氧合。皮质类固醇治疗开始后 48h 内病情未见改善的患者可能需要考虑额外的免疫抑制治疗。类固醇无效性肺炎占 ICI 相关肺炎的 10%～40%，与 50% 的 90 天全因死亡率相关[77, 81, 82]。可选择的治疗方案包括英夫利昔单抗、吗替麦考酚酯（mycophenolate mofetil，MMF）、静脉注射免疫球蛋白（intravenous immunoglobulin，IVIG）和环磷酰胺[80]（表 11–1）。

对于 2 级肺炎，症状改善至 1 级及以下时，可以考虑重新启动 ICI；50%～70% 的患者能够在无复发的情况下耐受治疗，而 25% 的患者出现复发性肺炎[77, 83]。如果出现 3 级或 4 级毒性事件，则建议永久停用 ICI。

4. ICI 相关肉芽肿病

在已发表的关于 ICI 相关肺部肉芽肿的报道中，抗 CTLA-4 治疗相关肉芽肿较为多见[69, 84]。最常见的表现为孤立性纵隔、肺门淋巴结肿大，常伴有显著的 PET 高代谢率；同时也可偶见胸膜下的实质微结节影[69, 80]。半数患者无特异性表现。

对于正在进行 ICI 治疗的患者，如果出现新发淋巴结病变，应考虑这种肉芽肿样反应。可通过 EBUS 进行的支气管镜检查以排除疾病进展[69]。

当治疗停止时，影像学改变通常会彻底消退。对于症状持续或影像学改变进一步进展的患者，可考虑使用皮质类固醇或其他免疫调节剂[85]。一些研究表明，ICI 治疗相关肉芽肿样反应与生存期增加相关[84]。

（三）分子靶向药物

近年来，分子靶向药物在晚期非小细胞肺癌治疗中的应用取得重大进展。这些药物已知的肺部及相关毒性在表 11–2 中总结并按类别讨论。

1. VEGF

无论是否存在驱动基因突变，VEGF 靶向的抗血管生成药物与传统化疗药物联用的治疗方案均可用于治疗晚期或进展性 NSCLC [26, 27]。

贝伐珠单抗与咯血和肺泡出血等出血相关并发症有关。排除了出血高风险的人群（鳞状细胞组织学、空洞、中心型肿瘤）的Ⅳ期临床试验提示，≥3 级肺出血和致命咯血的发病率为 1% [86–88]。大多数咯血于治疗开始后数周内发生。若出现≥3 级出血，应永久停用贝伐珠单抗。局部出血的处理可根据实际情况进行支气管镜或血管内介入治疗。

贝伐珠单抗在其他恶性肿瘤中也与动脉血栓栓塞事件相关联（≥3 级事件的发病率约为 5%）。对于高级别严重动脉血栓栓塞患者，应停止使用贝伐珠单抗 [89]。由于增加食管气管瘘形成的风险，避免同时使用贝伐珠单抗和放疗；若瘘管形成，可放置覆膜支架 [90]。

雷莫芦单抗是较少使用的二线治疗药物 [27]。它同样与高级别出血风险相关，包括咯血（2%～5%）、动脉血栓栓塞事件（≥3 级 1%～2%）和输液相关反应 [91]。

2. EGFR

尽管是低发病率事件（约 1%），但肺炎仍是与 EGFR-TKI 使用相关的最常见致命不良反应 [92, 93]。其发病率因患者队列和具体药物而异。吉非替尼、阿法替尼、厄洛替尼和达克替尼的发病率较低（≤1%），约 1/3 的吉非替尼相关 ILD 是致命的 [94–97]。奥西替尼的发病率较高，为 2.4%；莫博瑟尼最高达 4.3% [93, 98]。肺炎 /ILD 的发病通常发生在治疗开始后的 24～42 天内，可见重症病例 [94]。

EGFR-TKI 相关肺炎的危险因素包括高龄、吸烟、既往间质性肺病、一般状态差、近期非小细胞肺癌诊断、CT 扫描示基线肺实质异常 [93]。肺炎的发病率在日本的研究队列中似乎最高 [93, 94]。如前所述，ICI 与 EGFR-TKI 联合使用（尤其是奥西替尼）会增加肺炎的风险 [73, 99]。而在免疫治疗之前进行 EGFR-TKI 治疗时未见此效应，这提示治疗的顺序可能影响风险 [100, 101]。

影像学表现可以从非特异性的磨玻璃影浸润到广泛的实变和牵张性支气管扩张，后者预后较差；影像学表现的多样性表明存在多种病理生理机制 [102, 103]。有研究观察到奥西替尼使用与短暂、无症状肺部浸润相关，并且这种情况与生存率改善有关，但需要进一步研究 [104]。治疗包括停用相关药物并考虑使用全身性皮质类固醇，然而一些患者即使采取这些措施仍会恶化 [103]。对于完全缓解的轻度病例，可以考虑尝试同类药物的替代药物 [93]。

使用 EGFR 靶向单克隆抗体西妥昔单抗治疗的患者（包括之前接受过 EGFR-TKI 治疗的患者）罹患 ILD 的发病率似乎很低 [105]。埃万妥单抗可能存在较大的 ILD/ 肺炎风险，发病率为 3.3% [106]。耐昔妥珠单抗治疗的病例尚未报道 ILD/ 肺炎的情况，尽管该药物增加了动脉和静脉血栓栓塞的风险，并且在非鳞状 NSCLC 治疗中增加了全因死亡风险 [107]。

3. ALK 和 ROS1

在携带 ALK 重排的 NSCLC 患者中，接受多种靶向 ALK 和 ROS 的药物治疗的可能性很高，因为几乎所有携带此突变的患者最终都会在一线克唑替尼治疗后出现进展，且多伴有中枢神经系统的转移 [108]。尽管作为一线药物的 ALK 抑制药引起的肺毒性相对罕见，但不同药物之间存在显著差异。发病率从色瑞替尼的 1.1% 到布加替尼的 7% 不等，个别临床试验报道的发病率更高 [109–111]。ALK-TKI 引起 ILD 的危险因素包括高龄、一般状态差、吸烟、既往或现存的 ILD 及胸腔积液 [111]。

临床表现与疾病的严重程度存在差异，从无症状的影像学改变到严重、不可逆且潜在致命的疾病不等。布加替尼可表现为两种形式，一种是在药物使用后 7 天内出现暴发性、可致命的 ILD，另一种是在治疗数月后呈现为更缓慢的病程 [108, 109]。克唑替尼相关肺炎常在治疗开始后 2 个月内发生 [112]。虽然最常见的影像学改变是 CT 中表现为双肺磨玻璃影的非特异性间质性肺炎，但仍存在其他影像学表现[113, 114]。在 ALK-TKI 反应中，机化性肺炎很罕见，主要与色瑞替尼使用有关。在重症病例中，可见密集的实变和（或）胸腔积液[115]。

当怀疑 ALK-TKI 相关肺毒性时，及时停药与临床和影像学改善及生存率的提高相关[113]。尽管使用类固醇后见症状改善，但未发现其对生存率有明确影响；在严重、危及生命的情况下仍推荐使用类固醇[116]。一旦确诊为药物相关 ILD，建议永久停药。布加替尼例外，对于≤2 级反应，可以考虑以较低剂量重新开始使用[109]。

4. BRAF

由于 BRAF 的靶向药物上市较晚，并且该突变在 NSCLC 中相对罕见，因此关于其毒性的认识主要来源于对转移性黑色素瘤的治疗[117]。据报道，在黑色素瘤患者中单独使用曲美替尼，肺炎的报道率高达 2.4%，同时进行达拉非尼治疗的患者为 2.2%[117, 118]。若出现新发或进展的呼吸道症状，应暂停使用曲美替尼；若影像学结果显示明显的肺炎改变，应永久停用此药。

尽管有研究提示维罗非尼具有放射增敏性质且与放射记忆性肺炎有关，但其很少与肺炎相关[12, 119]。在转移性黑色素瘤患者中，已报道类肉芽肿样反应[120]。

此外，使用达拉非尼和曲美替尼联合治疗 NSCLC 的血栓栓塞风险为 4.3%[117]。

5. 其他新型药物

针对非小细胞肺癌中的其他突变的药物不断涌现，但可用来描述其毒性的数据有限。随着在现实世界中使用新型治疗药物的经验积累，将揭示出从临床试验中所无法提供的信息。

Pneumotox 数据库是一个有价值的资源，可用于审查系统疗法已建立的毒性谱，突出了常见表现，并呈现出许多药物所引起的多样性病理改变；此外，它还有助于探索罕见和最近识别的毒性，在临床实践中可能产生重大影响[121]。

索托拉西布是一种批准治疗携带 KRAS G12C 突变的转移性 NSCLC 的 KRAS 抑制药。一项在 NSCLC 中应用索托拉西布治疗的 Ⅰ/Ⅱ 期临床试验的相关安全数据表明发生肺炎的风险为 1.6%[74]。有一项在混合人群中治疗携带 *KRAS* 突变恶性肿瘤的大规模研究，报道了索托拉西布的三例肺炎病例，其中一例病例死亡；这三名患者都曾接受过 ICI 治疗[122]。

赛普替尼和普拉替尼的靶点是 RET 基因重排。赛普替尼在 Ⅰ 期 /Ⅱ 期临床试验中的显著不良事件中有出血事件，包括咯血（2.3%）[123]。在发生出血并发症的情况下，应暂停使用赛普替尼，若发生严重或危及生命的不良反应，则应永久停用。普拉替尼与肺炎相关（4%，其中包括 2% 的≥3 级的不良反应）[124]。一项针对携带 RET 突变的包括肺和甲状腺癌症的研究，发现 10% 的患者出现肺炎，包括 0.5% 的患者出现死亡事件[125]。

卡马替尼和特泊替尼的靶点是 MET 外显子 14 跳跃突变或变异。针对卡马替尼的临床试验中频繁出现的严重不良反应包括胸腔积液（3.6%）和 ILD/ 肺炎（4.5%，包括高级事件）[126, 127]。在治疗肺和甲状腺癌时，特泊替尼可见到类似的胸腔积液（7%）和肺炎（5%）发病率[126]。尽管两种药物都可能引起 ILD 和肺炎，但在一种药物产生毒性后改用另一种药物的尝试得到了成功[128]。

结论

随着新靶点的发现、新治疗方法的开发、现有疗法的重新组合应用及适应证的范围扩大，肺癌治疗的指南频繁更新。在治疗方案的变化下，应识别已知的治疗相关毒性反应并高度警惕新发的毒性反应。虽然治疗相关的毒性反应相对罕见，但其对个体患者的临床影响深远。因此，在与肺癌患者及多学科治疗团队进行共同决策时，应对潜在的风险和已知的相关并发症进行充分讨论，并根据个体差异调整策略。在出现并发症时，肺科医师的监测、评估和治疗管理至关重要，应确保以最安全的方式为尽可能多的患者提供最佳治疗方案。

参考文献

[1] Limper AH. Chemotherapy-induced lung disease. Clin Chest Med. 2004;25(1):53–64.

[2] Muller NL, White DA, Jiang H, Gemma A. Diagnosis and management of drug-associated interstitial lung disease. Br J Cancer. 2004;91(Suppl 2):S24–30.

[3] Gaga M, Powell CA, Schraufnagel DE, Schonfeld N, Rabe K, Hill NS, et al. An official American Thoracic Society/European Respiratory Society statement: the role of the pul monologist in the diagnosis and management of lung cancer. Am J Respir Crit Care Med. 2013;188(4):503–7.

[4] Bahig H, Filion E, Vu T, Chalaoui J, Lambert L, Roberge D, et al. Severe radiation pneumonitis after lung stereotactic ablative radiation therapy in patients with interstitial lung disease. Pract Radiat Oncol. 2016;6(5):367–74.

[5] Monson JM, Stark P, Reilly JJ, Sugarbaker DJ, Strauss GM, Swanson SJ, et al. Clinical radiation pneumonitis and radiographic changes after thoracic radiation therapy for lung car cinoma. Cancer. 1998;82(5):842–50.

[6] Abratt RP, Morgan GW, Silvestri G, Willcox P. Pulmonary complications of radiation ther apy. Clin Chest Med. 2004;25(1):167–77.

[7] Barriger RB, Forquer JA, Brabham JG, Andolino DL, Shapiro RH, Henderson MA, et al. A dose-volume analysis of radiation pneumonitis in non-small cell lung cancer patients treated with stereotactic body radiation therapy. Int J Radiat Oncol Biol Phys. 2012;82(1):457–62.

[8] Liu H, Zhang X, Vinogradskiy YY, Swisher SG, Komaki R, Chang JY. Predicting radiation pneumonitis after stereotactic ablative radiation therapy in patients previously treated with conventional thoracic radiation therapy. Int J Radiat Oncol Biol Phys. 2012;84(4):1017–23.

[9] Bledsoe TJ, Nath SK, Decker RH. Radiation pneumonitis. Clin Chest Med. 2017;38(2):201–8.

[10] Robnett TJ, Machtay M, Vines EF, McKenna MG, Algazy KM, McKenna WG. Factors predicting severe radiation pneumonitis in patients receiving definitive chemoradiation for lung cancer. Int J Radiat Oncol Biol Phys. 2000;48(1):89–94.

[11] Yamaguchi S, Ohguri T, Ide S, Aoki T, Imada H, Yahara K, et al. Stereotactic body radio therapy for lung tumors in patients with subclinical interstitial lung disease: the potential risk of extensive radiation pneumonitis. Lung Cancer. 2013;82(2):260–5.

[12] Forschner A, Zips D, Schraml C, Rocken M, Iordanou E, Leiter U, et al. Radiation recall dermatitis and radiation pneumonitis during treatment with vemurafenib. Melanoma Res. 2014;24(5):512–6.

[13] Cousin F, Desir C, Ben Mustapha S, Mievis C, Coucke P, Hustinx R. Incidence, risk factors, and CT characteristics of radiation recall pneumonitis induced by immune checkpoint inhibi tor in lung cancer. Radiother Oncol. 2021;157:47–55.

[14] Adhikari B, Dongol RM, Baral D, Hewett Y, Shah BK. Pemetrexed and interstitial lung disease. Acta Oncol. 2016;55(4):521–2.

[15] Harada H, Seto T, Igawa S, Tsuya A, Wada M, Kaira K, et al. Phase I results of vinorelbine with concurrent radiotherapy in elderly patients with unresectable, locally advanced non-small-cell lung cancer: West Japan Thoracic Oncology Group (WJTOG3005–DI). Int J Radiat Oncol Biol Phys. 2012;82(5):1777–82.

[16] Jia W, Gao Q, Wang M, Li J, Jing W, Yu J, et al. Overlap time is an independent risk factor of radiation pneumonitis for patients treated with simultaneous EGFR-TKI and thoracic radio therapy. Radiat Oncol. 2021;16(1):41.

[17] McDonald S, Rubin P, Phillips TL, Marks LB. Injury to the lung from cancer therapy: clinical syndromes, measurable endpoints, and potential scoring systems. Int J Radiat Oncol Biol Phys. 1995;31(5):1187–203.

[18] Hanania AN, Mainwaring W, Ghebre YT, Hanania NA, Ludwig M. Radiation-induced lung injury: assessment and management. Chest. 2019;156(1):150–62.

[19] Common Terminology Criteria for Adverse Events (CTCAE). 2017. Accessed 29 Aug 2022.

[20] Zhang P, Yan H, Wang S, Kai J, Pi G, Peng Y, et al. Post-radiotherapy maintenance treatment with fluticasone propionate and salmeterol for lung cancer patients with grade III radiation pneumonitis: a case report. Medicine (Baltimore). 2018;97(21):e10681.

[21] Flieder DB, Travis WD. Pathologic characteristics of drug-induced lung disease. Clin Chest Med. 2004;25(1):37–45.

[22] Camus P. Interstitial lung disease in patients with non-small-cell lung cancer: causes, mecha nisms and management. Br J Cancer. 2004;91(Suppl 2):S1–2.

[23] Camus P, Fanton A, Bonniaud P, Camus C, Foucher P. Interstitial lung disease induced by drugs and radiation. Respiration. 2004;71(4):301–26.

[24] Camus P, Kudoh S, Ebina M. Interstitial lung disease associated with drug therapy. Br J Cancer. 2004;91(Suppl 2):S18–23.

[25] NCCN. Management of immunotherapy-related toxicities. National Comprehensive Cancer Network. v1.2022.2022.https://www.nccn.org/professionals/physician_gls/pdf/immuno therapy.pdf.

[26] Hanna NH, Schneider BJ, Temin S, Baker S Jr, Brahmer J, Ellis PM, et al. Therapy for stage IV non-small-cell lung cancer without driver alterations: ASCO and OH (CCO) Joint Guideline Update. J Clin Oncol. 2020;38(14):1608–32.

[27] NCCN. Non-small cell lung cancer. National Comprehensive Cancer Network. v3.2022.2022.https://www.nccn.org/professionals/physician_gls/pdf/nscl.pdf.

[28] NCCN. Small cell lung cancer. National Comprehensive Cancer Network. v2.2022.2021.https://www.nccn.org/professionals/physician_gls/pdf/sclc.pdf.

[29] Moore RA, Adel N, Riedel E, Bhutani M, Feldman DR, Tabbara NE, et al. High incidence of thromboembolic events in patients treated with cisplatin-based chemotherapy: a large retro spective analysis. J Clin Oncol. 2011;29(25):3466–73.

[30] Lee YG, Lee E, Kim I, Lee KW, Kim TM, Lee SH, et al. Cisplatin-based chemotherapy is a strong risk factor for thromboembolic events in small-cell lung cancer. Cancer Res Treat. 2015;47(4):670–5.

[31] Wang GS, Yang KY, Perng RP. Life-threatening hypersensitivity pneumonitis induced by docetaxel (taxotere). Br J Cancer. 2001;85(9):1247–50.

[32] Graziano SL, Herndon JE II, Socinski MA, Wang X, Watson D, Vokes E, et al. Phase II trial of weekly dose-dense paclitaxel in extensive-stage small cell lung cancer: cancer and leuke mia group B study 39901.J Thorac Oncol. 2008;3(2):158–62.

[33] Tamiya A, Naito T, Miura S, Morii S, Tsuya A, Nakamura Y, et al. Interstitial lung disease associated with docetaxel in patients with advanced non-small cell lung cancer. Anticancer Res. 2012;32(3):1103–6.

[34] Chen YM, Shih JF, Perng RP, Tsai CM, Whang-Peng J. A randomized trial of different docetaxel schedules in non-small cell lung cancer patients who failed previous platinum-based chemotherapy. Chest. 2006;129(4):1031–8.

[35] Thomas AL, Cox G, Sharma RA, Steward WP, Shields F, Jeyapalan K, et al. Gemcitabine and paclitaxel associated pneumonitis in non-small cell lung cancer: report of a phase I/II dose-escalating study. Eur J Cancer. 2000;36(18):2329–34.

[36] Onishi H, Kuriyama K, Yamaguchi M, Komiyama T, Tanaka S, Araki T, et al. Concurrent two-dimensional radiotherapy and weekly docetaxel in the treatment of stage III non-small cell lung cancer: a good local response but no good survival due to radiation pneumonitis. Lung Cancer. 2003;40(1):79–84.
[37] Semb KA, Aamdal S, Oian P. Capillary protein leak syndrome appears to explain fluid retention in cancer patients who receive docetaxel treatment. J Clin Oncol. 1998;16(10):3426–32.
[38] Ohe Y, Ichinose Y, Nakagawa K, Tamura T, Kubota K, Yamamoto N, et al. Efficacy and safety of two doses of pemetrexed supplemented with folic acid and vitamin B12 in previously treated patients with non-small cell lung cancer. Clin Cancer Res. 2008;14(13):4206–12.
[39] Tomii K, Kato T, Takahashi M, Noma S, Kobashi Y, Enatsu S, et al. Pemetrexed-related interstitial lung disease reported from post marketing surveillance (malignant pleural meso thelioma/non-small cell lung cancer). Jpn J Clin Oncol. 2017;47(4):350–6.
[40] Eagle Pharmaceuticals. Pemfexy (pemetrexed) package insert. Woodcliff Lake, NJ: Eagle Pharmaceuticals; 2020.
[41] Hochstrasser A, Benz G, Joerger M, Templeton A, Brutsche M, Fruh M. Interstitial pneumonitis after treatment with pemetrexed: a rare event? Chemotherapy. 2012;58(1):84–8.
[42] Barlesi F, Villani P, Doddoli C, Gimenez C, Kleisbauer JP. Gemcitabine-induced severe pulmonary toxicity. Fundam Clin Pharmacol. 2004;18(1):85–91.
[43] Arrieta O, Gallardo-Rincon D, Villarreal-Garza C, Michel RM, Astorga-Ramos AM, Martinez-Barrera L, et al. High frequency of radiation pneumonitis in patients with locally advanced non-small cell lung cancer treated with concurrent radiotherapy and gemcitabine after induction with gemcitabine and carboplatin. J Thorac Oncol. 2009;4(7):845–52.
[44] Pavlakis N, Bell DR, Millward MJ, Levi JA. Fatal pulmonary toxicity resulting from treatment with gemcitabine. Cancer. 1997;80(2): 286–91.
[45] Binder D, Hubner RH, Temmesfeld-Wollbruck B, Schlattmann P. Pulmonary toxicity among cancer patients treated with a combination of docetaxel and gemcitabine: a meta-analysis of clinical trials. Cancer Chemother Pharmacol. 2011;68(6):1575–83.
[46] Dajczman E, Srolovitz H, Kreisman H, Frank H. Fatal pulmonary toxicity following oral etoposide therapy. Lung Cancer. 1995;12(1–2):81–6.
[47] Gurjal A, An T, Valdivieso M, Kalemkerian GP. Etoposide-induced pulmonary toxicity. Lung Cancer. 1999;26(2):109–12.
[48] Maitland ML, Wilcox R, Hogarth DK, Desai AA, Caligiuri P, Abrahams C, et al. Diffuse alveolar damage after a single dose of topotecan in a patient with pulmonary fibrosis and small cell lung cancer. Lung Cancer. 2006;54(2):243–5.
[49] Shiozawa T, Tadokoro J, Fujiki T, Fujino K, Kakihata K, Masatani S, et al. Risk factors for severe adverse effects and treatment-related deaths in Japanese patients treated with irinotecan-based chemotherapy: a postmarketing survey. Jpn J Clin Oncol. 2013;43(5):483–91.
[50] Pfizer Injectables. Irinotecan package insert. New York, NY: Pfizer Injectables; 2014.
[51] Teva Pharmaceuticals. Topotecan injection package insert. North Wales, PA: Teva Pharmaceuticals; 2014.
[52] Yoshii N, Suzuki T, Nagashima M, Kon A, Kakihata K, Gemma A. Clarification of clinical features of interstitial lung disease induced by irinotecan based on postmarketing surveillance data and spontaneous reports. Anti-Cancer Drugs. 2011;22(6):563–8.
[53] Madarnas Y, Webster P, Shorter AM, Bjarnason GA. Irinotecan-associated pulmonary toxicity. Anti-Cancer Drugs. 2000;11(9): 709–13.
[54] Tanvetyanon T, Garrity ER, Albain KS. Acute lung injury associated with vinorelbine. J Clin Oncol. 2006;24(12):1952–3.
[55] Ribeiro de Oliveira Santos MB, Mergulhao P. Vinorelbine-induced acute respiratory distress syndrome treated with non-invasive ventilation and immunosuppressive therapy. Respirol Case Rep. 2018;6(7):e00349.
[56] Singh S, Jaigirdar AA, Mulkey F, Cheng J, Hamed SS, Li Y, et al. FDA approval sum mary: lurbinectedin for the treatment of metastatic small cell lung cancer. Clin Cancer Res. 2021;27(9):2378–82.
[57] Abrey LE, Olson JD, Raizer JJ, Mack M, Rodavitch A, Boutros DY, et al. A phase II trial of temozolomide for patients with recurrent or progressive brain metastases. J Neuro-Oncol. 2001;53(3):259–65.
[58] Maldonado F, Limper AH, Lim KG, Aubrey MC. Temozolomide-associated organizing pneumonitis. Mayo Clin Proc. 2007;82(6):771–3.
[59] Koschel D, Handzhiev S, Leucht V, Holotiuk O, Fisseler-Eckhoff A, Hoffken G. Hypersensitivity pneumonitis associated with the use of temozolomide. Eur Respir J. 2009;33(4):931–4.
[60] De Vos FY, Gijtenbeek JM, Bleeker-Rovers CP, van Herpen CM. Pneumocystis jirovecii pneumonia prophylaxis during temozolomide treatment for high-grade gliomas. Crit Rev Oncol Hematol. 2013;85(3):373–82.
[61] Gettinger SN, Horn L, Gandhi L, Spigel DR, Antonia SJ, Rizvi NA, et al. Overall survival and long-term safety of nivolumab (anti-programmed death 1 antibody, BMS-936558, ONO-4538) in patients with previously treated advanced non-small-cell lung cancer. J Clin Oncol. 2015;33(18):2004–12.
[62] Chen TW, Razak AR, Bedard PL, Siu LL, Hansen AR. A systematic review of immune-related adverse event reporting in clinical trials of immune checkpoint inhibitors. Ann Oncol. 2015;26(9):1824–9.
[63] Champiat S, Lambotte O, Barreau E, Belkhir R, Berdelou A, Carbonnel F, et al. Management of immune checkpoint blockade dysimmune toxicities: a collaborative position paper. Ann Oncol. 2016;27(4): 559–74.
[64] Haanen J, Carbonnel F, Robert C, Kerr KM, Peters S, Larkin J, et al. Management of toxicities from immunotherapy: ESMO Clinical Practice Guidelines for diagnosis, treatment and follow-up. Ann Oncol. 2017;28(suppl_4):iv119–iv42.
[65] Reuss JE, Suresh K, Naidoo J. Checkpoint inhibitor pneumonitis: mechanisms, characteris tics, management strategies, and beyond. Curr Oncol Rep. 2020;22(6):56.
[66] Nishino M, Giobbie-Hurder A, Hatabu H, Ramaiya NH, Hodi FS. Incidence of programmed cell death 1 inhibitor-related pneumonitis in patients with advanced cancer: a systematic review and meta-analysis. JAMA Oncol. 2016;2(12):1607–16.
[67] Suresh K, Voong KR, Shankar B, Forde PM, Ettinger DS, Marrone KA, et al. Pneumonitis in non-small cell lung cancer patients receiving immune checkpoint immunotherapy: incidence and risk factors. J Thorac Oncol. 2018;13(12):1930–9.
[68] Zhang M, Fan Y, Nie L, Wang G, Sun K, Cheng Y. Clinical outcomes of immune checkpoint inhibitor therapy in patients with advanced non-small cell lung cancer and preexisting inter stitial lung diseases: a systematic review and meta-analysis. Chest. 2022;161(6):1675–86.
[69] Cadranel J, Canellas A, Matton L, Darrason M, Parrot A, Naccache JM, et al. Pulmonary complications of immune checkpoint inhibitors in patients with nonsmall cell lung cancer. Eur Respir Rev. 2019;28(153): 190058.
[70] Rizvi NA, Hellmann MD, Brahmer JR, Juergens RA, Borghaei H, Gettinger S, et al. Nivolumab in combination with platinum-based doublet chemotherapy for first-line treat ment of advanced non-small-cell lung cancer. J Clin Oncol. 2016;34(25):2969–79.
[71] Sugawara S, Lee JS, Kang JH, Kim HR, Inui N, Hida T, et al. Nivolumab with carboplatin, paclitaxel, and bevacizumab for first-line treatment of advanced nonsquamous non-small-cell lung cancer. Ann Oncol. 2021;32(9):1137–47.
[72] Oxnard GR, Yang JC, Yu H, Kim SW, Saka H, Horn L, et al. TATTON:

a multi-arm, phase Ib trial of osimertinib combined with selumetinib, savolitinib, or durvalumab in EGFR-mutant lung cancer. Ann Oncol. 2020;31(4):507–16.
[73] Oshima Y, Tanimoto T, Yuji K, Tojo A. EGFR-TKI-associated interstitial pneumonitis in nivolumab-treated patients with non-small cell lung cancer. JAMA Oncol. 2018;4(8):1112–5.
[74] Skoulidis F, Li BT, Dy GK, Price TJ, Falchook GS, Wolf J, et al. Sotorasib for lung cancers with KRAS p.G12C mutation. N Engl J Med. 2021;384(25):2371–81.
[75] Antonia SJ, Villegas A, Daniel D, Vicente D, Murakami S, Hui R, et al. Durvalumab after chemoradiotherapy in stage III non-small-cell lung cancer. N Engl J Med. 2017;377(20):1919–29.
[76] Jabbour SK, Lee KH, Frost N, Breder V, Kowalski DM, Pollock T, et al. Pembrolizumab plus concurrent chemoradiation therapy in patients with unresectable, locally advanced, stage III non-small cell lung cancer: the phase 2 KEYNOTE-799 nonrandomized trial. JAMA Oncol. 2021;7:1.
[77] Naidoo J, Wang X, Woo KM, Iyriboz T, Halpenny D, Cunningham J, et al. Pneumonitis in patients treated with anti-programmed death-1/ programmed death ligand 1 therapy. J Clin Oncol. 2017;35(7):709–17.
[78] Michot JM, Bigenwald C, Champiat S, Collins M, Carbonnel F, Postel-Vinay S, et al. Immune-related adverse events with immune checkpoint blockade: a comprehensive review. Eur J Cancer. 2016;54:139–48.
[79] Friedman CF, Proverbs-Singh TA, Postow MA. Treatment of the immune-related adverse effects of immune checkpoint inhibitors: a review. JAMA Oncol. 2016;2(10):1346–53.
[80] Schneider BJ, Naidoo J, Santomasso BD, Lacchetti C, Adkins S, Anadkat M, et al. Management of immune-related adverse events in patients treated with immune checkpoint inhibitor therapy: ASCO guideline update. J Clin Oncol. 2021;39(36):4073–126.
[81] Balaji A, Hsu M, Lin CT, Feliciano J, Marrone K, Brahmer JR, et al. Steroid-refractory PD–(L)1 pneumonitis: incidence, clinical features, treatment, and outcomes. J Immunother Cancer. 2021;9(1):e001731.
[82] Horvat TZ, Adel NG, Dang TO, Momtaz P, Postow MA, Callahan MK, et al. Immune-related adverse events, need for systemic immunosuppression, and effects on survival and time to treatment failure in patients with melanoma treated with ipilimumab at Memorial Sloan Kettering Cancer Center. J Clin Oncol. 2015;33(28):3193–8.
[83] Nishino M, Ramaiya NH, Awad MM, Sholl LM, Maattala JA, Taibi M, et al. PD-1 Inhibitor-related pneumonitis in advanced cancer patients: radiographic patterns and clinical course. Clin Cancer Res. 2016;22(24):6051–60.
[84] Cabanie C, Ammari S, Hans S, Pobel C, Laparra A, Danlos FX, et al. Outcomes of patients with cancer and sarcoid-like granulomatosis associated with immune checkpoint inhibitors: a case-control study. Eur J Cancer. 2021;156:46–59.
[85] Nishino M, Sholl LM, Awad MM, Hatabu H, Armand P, Hodi FS. Sarcoid-like granulomato sis of the lung related to immune-checkpoint inhibitors: distinct clinical and imaging features of a unique immune-related adverse event. Cancer Immunol Res. 2018;6(6):630–5.
[86] Goto K, Endo M, Kusumoto M, Yamamoto N, Ohe Y, Shimizu A, et al. Bevacizumab for non-small-cell lung cancer: a nested case control study of risk factors for hemoptysis. Cancer Sci. 2016;107(12):1837–42.
[87] Johnson DH, Fehrenbacher L, Novotny WF, Herbst RS, Nemunaitis JJ, Jablons DM, et al. Randomized phase II trial comparing bevacizumab plus carboplatin and paclitaxel with car boplatin and paclitaxel alone in previously untreated locally advanced or metastatic non-small-cell lung cancer. J Clin Oncol. 2004;22(11):2184–91.
[88] Crino L, Dansin E, Garrido P, Griesinger F, Laskin J, Pavlakis N, et al. Safety and efficacy of first-line bevacizumab-based therapy in advanced non-squamous non-small-cell lung cancer (SAiL, MO19390): a phase 4 study. Lancet Oncol. 2010;11(8):733–40.
[89] Genetech. Avastin (bevacizumab) package insert. South San Francisco, CA: Genetech; 2017.
[90] Spigel DR, Hainsworth JD, Yardley DA, Raefsky E, Patton J, Peacock N, et al. Tracheoesophageal fistula formation in patients with lung cancer treated with chemoradia tion and bevacizumab. J Clin Oncol. 2010;28(1):43–8.
[91] Eli Lilly and Company. Cyramza (ramucirumab) package insert. Indianapolis, IN: Eli Lilly and Company; 2020.
[92] Xie X, Wang X, Wu S, Yang H, Liu J, Chen H, et al. Fatal toxic effects related to EGFR tyrosine kinase inhibitors based on 53 cohorts with 9,569 participants. J Thorac Dis. 2020;12(8):4057–69.
[93] Suh CH, Park HS, Kim KW, Pyo J, Hatabu H, Nishino M. Pneumonitis in advanced non-small-cell lung cancer patients treated with EGFR tyrosine kinase inhibitor: meta-analysis of 153 cohorts with 15,713 patients: meta-analysis of incidence and risk factors of EGFR-TKI pneumonitis in NSCLC. Lung Cancer. 2018;123:60–9.
[94] Cohen MH, Williams GA, Sridhara R, Chen G, Pazdur R. FDA drug approval summary: gefitinib (ZD1839) (Iressa) tablets. Oncologist. 2003;8(4):303–6.
[95] Sequist LV, Yang JC, Yamamoto N, O'Byrne K, Hirsh V, Mok T, et al. Phase III study of afatinib or cisplatin plus pemetrexed in patients with metastatic lung adenocarcinoma with EGFR mutations. J Clin Oncol. 2013;31(27):3327–34.
[96] Reck M, van Zandwijk N, Gridelli C, Baliko Z, Rischin D, Allan S, et al. Erlotinib in advanced non-small cell lung cancer: efficacy and safety findings of the global phase IV Tarceva Lung Cancer Survival Treatment study. J Thorac Oncol. 2010;5(10):1616–22.
[97] Pfizer Labs. Vizimpro (dacomitinib) package insert. New York, NY: Pfizer Labs; 2018.
[98] Takeda Pharmaceuticals America. Exkivity (mobocertinib) package insert. Cambridge, MA: Takeda Pharmaceuticals America; 2021.
[99] Uchida T, Kaira K, Yamaguchi O, Mouri A, Shiono A, Miura Y, et al. Different incidence of interstitial lung disease according to different kinds of EGFR-tyrosine kinase inhibitors administered immediately before and/or after anti-PD-1 antibodies in lung cancer. Thorac Cancer. 2019;10(4):975–9.
[100] Schoenfeld AJ, Arbour KC, Rizvi H, Iqbal AN, Gadgeel SM, Girshman J, et al. Severe immune-related adverse events are common with sequential PD–(L)1 blockade and osimer tinib. Ann Oncol. 2019;30(5):839–44.
[101] Jia Y, Zhao S, Jiang T, Li X, Zhao C, Liu Y, et al. Impact of EGFR-TKIs combined with PD-L1 antibody on the lung tissue of EGFR-driven tumor-bearing mice. Lung Cancer. 2019;137:85–93.
[102] Endo M, Johkoh T, Kimura K, Yamamoto N. Imaging of gefitinib-related interstitial lung dis ease: multi-institutional analysis by the West Japan Thoracic Oncology Group. Lung Cancer. 2006;52(2): 135–40.
[103] Yoneda KY, Shelton DK, Beckett LA, Gandara DR. Independent review of interstitial lung disease associated with death in TRIBUTE (paclitaxel and carboplatin with or without con current erlotinib) in advanced non-small cell lung cancer. J Thorac Oncol. 2007;2(6): 537–43.
[104] Lee H, Lee HY, Sun JM, Lee SH, Kim Y, Park SE, et al. Transient asymptomatic pulmonary opacities during osimertinib treatment and its clinical implication. J Thorac Oncol. 2018;13(8):1106–12.
[105] Neal JW, Heist RS, Fidias P, Temel JS, Huberman M, Marcoux JP, et al. Cetuximab mono therapy in patients with advanced non-small cell lung cancer after prior epidermal growth factor receptor tyrosine kinase inhibitor therapy. J Thorac Oncol. 2010;5(11):1855–8.
[106] Janssen Biotech. Rybrevant (amivantamab) package insert. Horsham Township, PA: Janssen Biotech; 2021.
[107] Eli Lilly and Company. Portrazza (necitumumab) package insert. Indianapolis, IN: Eli Lilly and Company; 2015.
[108] Gettinger SN, Bazhenova LA, Langer CJ, Salgia R, Gold KA, Rosell

R, et al. Activity and safety of brigatinib in ALK-rearranged non-small-cell lung cancer and other malignancies: a single-arm, open-label, phase 1/2 trial. Lancet Oncol. 2016;17(12):1683–96.

[109] Pellegrino B, Facchinetti F, Bordi P, Silva M, Gnetti L, Tiseo M. Lung toxicity in non-small-cell lung cancer patients exposed to ALK inhibitors: report of a peculiar case and systematic review of the literature. Clin Lung Cancer. 2018;19(2):e151–e61.

[110] Au TH, Cavalieri CC, Stenehjem DD. Ceritinib: a primer for pharmacists. J Oncol Pharm Pract. 2017;23(8):602–14.

[111] Gemma A, Kusumoto M, Kurihara Y, Masuda N, Banno S, Endo Y, et al. Interstitial lung disease onset and its risk factors in Japanese patients with ALK-positive NSCLC after treatment with crizotinib. J Thorac Oncol. 2019;14(4):672–82.

[112] Ou SH. Crizotinib: a novel and first-in-class multitargeted tyrosine kinase inhibitor for the treatment of anaplastic lymphoma kinase rearranged non-small cell lung cancer and beyond. Drug Des Dev Ther. 2011;5:471–85.

[113] Yoneda KY, Scranton JR, Cadogan MA, Tassell V, Nadanaciva S, Wilner KD, et al. Interstitial lung disease associated with crizotinib in patients with advanced non-small cell lung cancer: independent review of four PROFILE trials. Clin Lung Cancer. 2017;18(5):472–9.

[114] Wu Y, Chen H, Guan J, Zhang K, Wu W, Li X, et al. Organizing pneumonia in ALK+ lung adenocarcinoma treated with ceritinib: a case report and literature review. Medicine (Baltimore). 2021;100(26):e26449.

[115] Harrison PK, Boland HE, Aherne NJ, Palmieri DJ. An unusual case of lorlatinib-induced pneumonitis: a case report. Case Rep Oncol. 2022;15(1):225–30.

[116] Lin L, Zhao J, Kong N, He Y, Hu J, Huang F, et al. Meta-analysis of the incidence and risks of interstitial lung disease and QTc prolongation in non-small-cell lung cancer patients treated with ALK inhibitors. Oncotarget. 2017;8(34):57379–85.

[117] Chalmers A, Cannon L, Akerley W. Adverse event management in patients with BRAF V600E-mutant non-small cell lung cancer treated with dabrafenib plus trametinib. Oncologist. 2019;24(7): 963–72.

[118] Novartis Pharmaceuticals Corporation. Mekinist (trametinib) package insert. East Hanover, NJ: Novartis Pharmaceuticals Corporation; 2018.

[119] Schmitt L, Schumann T, Loser C, Dippel E. Vemurafenib-induced pulmonary injury. Onkologie. 2013;36(11):685–6.

[120] Lheure C, Kramkimel N, Franck N, Laurent-Roussel S, Carlotti A, Queant A, et al. Sarcoidosis in patients treated with vemurafenib for metastatic melanoma: a paradoxical autoimmune activation. Dermatology. 2015;231(4):378–84.

[121] Camus P. The drug-induced respiratory disease website. v2.2.2022. https://www.pneumotox.com/drug/index/.

[122] Nakajima EC, Drezner N, Li X, Mishra-Kalyani PS, Liu Y, Zhao H, et al. FDA approval summary: sotorasib for KRAS G12C-mutated metastatic NSCLC. Clin Cancer Res. 2022;28(8):1482–6.

[123] Lilly. Retevmo (selpercatinib) package insert. Indianapolis, IN: Lilly; 2020.

[124] Gainor JF, Curigliano G, Kim DW, Lee DH, Besse B, Baik CS, et al. Pralsetinib for RET fusion-positive non-small-cell lung cancer (ARROW): a multi-cohort, open-label, phase 1/2 study. Lancet Oncol. 2021;22(7):959–69.

[125] Kim J, Bradford D, Larkins E, Pai-Scherf LH, Chatterjee S, Mishra-Kalyani PS, et al. FDA approval summary: pralsetinib for the treatment of lung and thyroid cancers with RET gene mutations or fusions. Clin Cancer Res. 2021;27(20):5452–6.

[126] Mathieu LN, Larkins E, Akinboro O, Roy P, Amatya AK, Fiero MH, et al. FDA approval summary: capmatinib and tepotinib for the treatment of metastatic NSCLC harboring MET exon 14 skipping mutations or alterations. Clin Cancer Res. 2022;28(2):249–54.

[127] Wolf J, Seto T, Han JY, Reguart N, Garon EB, Groen HJM, et al. Capmatinib in MET exon 14–mutated or MET-amplified non-small-cell lung cancer. N Engl J Med. 2020;383(10):944–57.

[128] Hashiguchi MH, Sato T, Yamamoto H, Watanabe R, Kagyo J, Domoto H, et al. Successful tepotinib challenge after capmatinib-induced interstitial lung disease in a patient with lung adenocarcinoma harboring MET exon 14 skipping mutation: case report. JTO Clin Res Rep. 2022;3(2):100271.

第 12 章 肺癌的多学科诊疗

Multidisciplinary Approach to Lung Cancer Care

Thomas Bilfinger　Lee Ann Santore　Barbara Nemesure　著

贾超翼　黄　华　译　　张子禾　校

1995 年以来，肿瘤协会、政府和医疗机构开始推行多学科癌症诊疗[1, 2]，但这不是建立癌症多学科诊疗运动的开始。在过去的 20 年中，越来越多的文献记录了多学科癌症诊疗在普通人群中的潜在益处[1]，一流的癌症诊疗机构早已将综合模式用于癌症专科治疗，并宣称取得了卓越的成果。如今，在诊断和治疗经过改进后发达国家的癌症生存率超过 50%，最好的接近 60%。多学科诊疗的核心目标是于 2035 年实现癌症存活率达到 70%[3]。筛查、及时诊断和迅速治疗、严密监测是减少癌症负荷和改善生存的基础。

肺癌是所有癌症类型中死亡率最高的，并且大多数（46%）非小细胞肺癌在发现时就已进入了晚期[4, 5]。尽管数据统计结果十分严峻，但肺癌并不是最早将多学科治疗模式引入实践的癌症学科。过去 20 年来，随着在筛查、诊断和治疗方面的不断进步，治疗这种复杂的疾病已经有了更多选择。许多协会已经制订了 NSCLC 患者最佳治疗指南，通常需要不同专科医疗人员的参与。多数患者无法完全按照同一套方案进行治疗，因此需要个性化治疗[6]。虽然新的治疗方式，包括免疫检查点抑制药、靶向治疗、更先进的放射技术及外科手术的进步扩大了治疗可选范围，但也使治疗方案变得更加复杂[7, 8]。随着治疗方案的增多，复杂病例的数量也在增加。结合其他癌症（尤其是乳腺癌）的治疗经验，我们建议对肺癌患者进行多学科诊疗。

多学科联合诊疗对Ⅲ期 NSCLC 患者的益处最为明显[9–11]，对早期患者的益处也已得到证实[12]。但由于并发症的存在，患者往往不能完全遵循治疗指南的治疗流程。由于会增加成本，这些治疗流程一直被用作反对多学科治疗的论据，特别是在有明确指南的Ⅰ期和Ⅱ期疾病的患者中。然而，一些研究表明，在进行多学科共同讨论后患者更有可能遵守指南进行治疗[13, 14]。目前，在美国[15, 16]、英国[17]、澳大利亚[18]和法国[19]等国家，多学科诊疗作为肺癌管理的一部分已被推荐在一些指南中，并被认可。

一、多学科肺癌诊疗项目框架：初步接触后体会

肺癌诊疗正变得越来越复杂，需要高水平的及时治疗协调。世界卫生组织于 2010 年发布的《跨专业教育和协作实践行动框架》[20]中认为，在日益复杂的医疗环境中，跨专业 / 跨学科团队合作对于高质量的癌症诊疗至关重要。如今，许多医院正在推行以患者为中心的诊疗模式，在这种模式下，患者可以参与到他们的诊疗和决策过程中。从患者的角度来看，他们期望诊疗体系里能够有多学科的专家团体参与，这个团队由和他们疾病相关的所有学科的专家组成，以便对他们的具体疾病提供意见。诊疗工作应及时进行，并由一位明确的治疗组长向患者传递信息，指导患者完成整个诊疗过程。不同机构、医疗系统和国家的肺癌治疗因基础设施、可用资源、质量标准和操作程序的不同而各异[9]。在多学科诊疗方法的范

畴里，可以确定三种主要的诊疗形式（图 12–1）：①连续转诊模式；②联合实践模式；③中心、联合决策模式。

多学科肺癌诊疗的好处包括：①提高治疗的一致性、连续性、协调性和成本效益；②改善临床效果；③增加临床试验的招募；④改善癌症治疗提供者之间的沟通；⑤提高患者的满意度和心理健康；⑥为卫生专业人员提供教育机会；⑦提供收集相关数据的机会；⑧提高治疗团队成员的工作满意度和心理健康。

同时还有以下问题亟待解决或改进：①获得癌症治疗的机会不均等；②脱节的转诊系统；③个体化治疗使用频率、患者生存率及医师的癌症治疗病例量存在很大差异。

让我们暂时认可多学科诊疗提出的“2035 年存活率达到 70%”这一宏伟但过于理想的目标（毕竟，在过去 20 年中，即使多学科诊疗的实施率较低，肺癌治疗也已将 5 年生存率提高了 53%）[22]，很明显“细节决定成败”。我们在文中描述了从患者的角度来看，“多学科”可能意味着什么，但人们往往忽略了从医师的角度来看这可能是什么样子，尤其是在癌症治疗的背景下。目前只有肿瘤学家和放射肿瘤学家专门从事癌症诊疗。而对于其他可能参与肺癌患者诊疗的学科来说，癌症诊疗只是他们工作中的少部分。因此，“多学科”诊疗的形式会因为兴趣、实际流程、时间投入、对整体诊疗专业需求的看法、医疗结构而有很大差异。学术机构或其他大型医疗机构更容易实施多学科诊疗模式，而社区医疗机构则难上加难，这一点不足为奇。因此，对于多学科诊疗的批评和质疑主要来自在美国提供 70% 肺癌诊疗的社区医疗从业者[23, 24]。尽管多学科诊疗在许多国家是一项任务，但关于不同层面上多学科治疗应如何呈现却缺乏详细的指导，这使得多学科讨论并未得到有效获益。

（一）连续转诊模式

这是相对于传统的一种医疗体系，尤其在美国已经很成熟。患者先去看全科医师（不一定是内科医师），然后可能会做各种影像检查。如果报

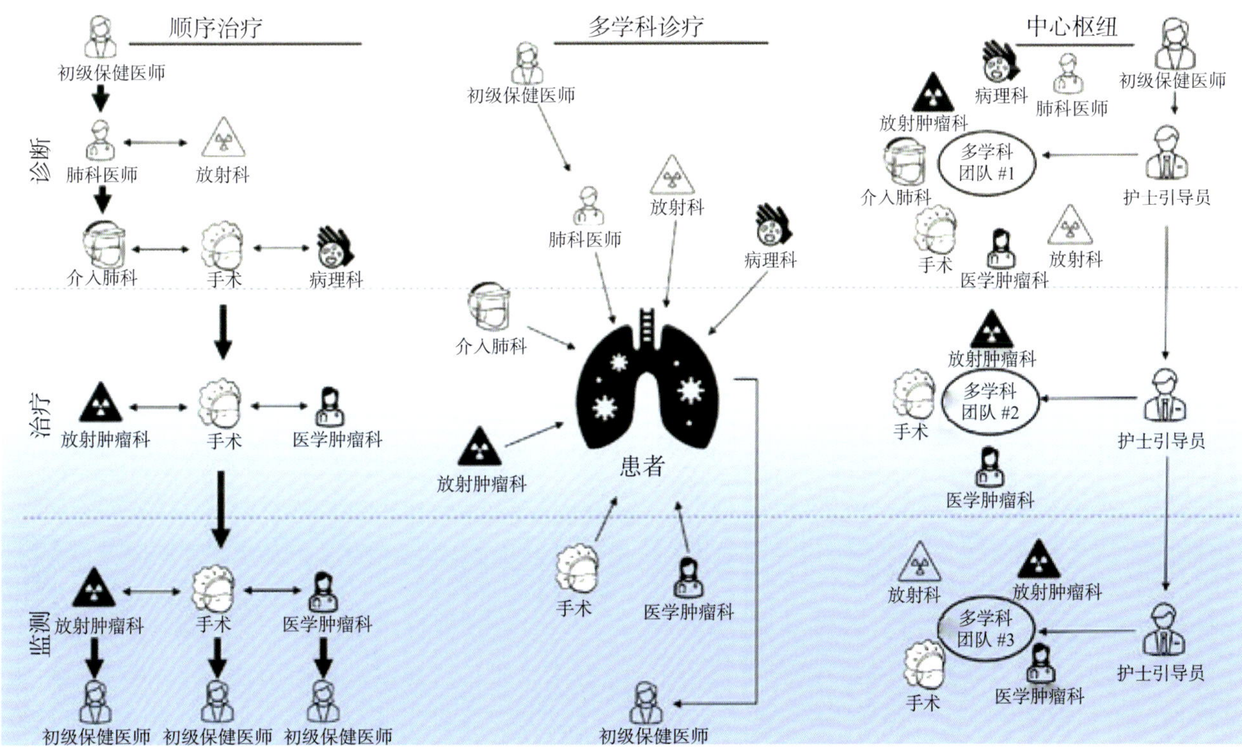

▲ 图 12–1 Moody 等描述的四个不同的护理阶段[21]

告显示有问题，全科医师就会把患者转给专科医师。接下来可能还要进行一连串的转诊，直到最终确诊。如果发现癌症，则需要再次被转诊。然而这种模式存在很多问题，包括（但不限于）预约等待时间长、医师工作孤立缺乏连续性、对指南依从度低、费用增加、辅助医疗专业人员使用较少等。那为什么这个模式还在使用呢？因为对于医务人员来说，这种模式主要优势在于在任何时候都清楚谁负责治疗患者。责任可以由一个医师交接给另一个，并且很容易地用 ICD 编码记录账单。然而，对于患者来说，这种模式远非理想：他们必须为每个步骤获取保险授权、每次就诊都要支付共同费用，并且必须分别向每位专家获取结果。总之，在"系统"层面上看，这种结构仍然优于"综合"模式，因为在"综合"模式中，患者无法确定谁负责治疗，预约没有协调安排，账单难以核对。

（二）联合实践模式

这个模式的基本思想是，患者就诊时只在一个地点，多个学科以协调的方式与患者互动：类似"一站式服务"[25]。从患者角度来看，这种模式是最佳的，并且已被许多专业组织认可为肺癌诊疗的目标[26]。但建立这样的临床诊疗方式是很有挑战性的，因为随着患者从确诊到治疗再到监护阶段，他们的需求会不断变化。那么在这种模式下，门诊日要如何安排？谁先与患者沟通？也许是一个诊疗协调员作为患者代言人并在当天诊疗结束时总结本日发生的事情；或者是任何有时间看望患者的医师，因为这样对于诊所或医疗团队最有效率？接下来下一个治疗阶段又怎么办？由谁开始处理？需要多少名诊疗协调员才够用呢？协调性和诊疗顺序的可取性和重要性如何兼顾？换句话说，采取这种方式后患者会更加困惑还是满意呢？这种诊疗方式在幕后是怎样运作的？所有医疗参与人员是否事先了解病例情况，或在什么时候了解情况呢？诊所诊疗结束后是否进行汇报、开会、书面总结等活动，这又由谁主持呢？这种模式非常难以实施，其成功依赖于强大而紧密合作配合，通常由一群联合诊疗专家团队、执业护士和（或）癌症护理团队及遵守协议规定流程操作程序的医师组成。另外一个具有挑战性（幕后）问题就是账单管理。对于雇用了以上所有医疗参与人员的医疗系统，解决这个问题要比分别向不同部门开具账单或各自部门单独进行临床工作的系统更容易。到目前为止，肺癌治疗还没有实行捆绑收费，而且在基于相对价值单位的环境中实施捆绑收费时遇到了强烈的反对。

（三）中心、联合决策模式

该模式是基于团队共同商讨的想法，就是所有相关人员聚在一起，用指南和最佳临床实践经验来制订以患者为中心的计划。有几种不同的模式变体，每个变体侧重不同。这些"中心"有时被称为肿瘤委员会、多学科团队病例审查、MDT 癌症会议等。它们的目标都是促进沟通和持续合作，为患者制订循证治疗计划，并提供结果反馈[27]。这些"中心"可以服务于许多目的，如召开会议介绍所有新病例，目的是确定最快捷的诊断方法；或根据指南和患者个人并发症确定患者最佳治疗方法；还有一个目的就是治疗质量控制，评估治疗是否有效，如果没有，则评估是否需要修改治疗计划，并且长期监测是否需要新的干预措施。所有这些事情都可以在单独的会议上讨论，而且并不一定要经常召开会议，或者可以把它们合并起来以减少开会次数。虽然跨学科讨论频率和结构各异，但大量文献普遍认为它们都对现代高质量肺癌诊疗很重要[28]。图 12-1 展示了针对肺癌患者进行多学科诊疗所采用的各种模式。

（四）挑战

在医疗保健体系下的医疗机构更容易招募到对多学科诊疗感兴趣的医师。而私人医师往往追求高效率及更多的保险报销机会，对于旨在优化患者体验（而非医师）的系统不感兴趣，但往往私人医师是这些患者诊疗中必需的，因此在团队组建层面形成了挑战。组建好的团队需要定期召开会议，并将潜在患者转到多学科讨论中，医师本身的工作、值班、手术时间等都可以影响 MDT 会议出席率和 MDT 门诊出席率，这些医师职责的相互冲突导致 MDT 出席率低，从而导致病例治疗前准备不足和临床信息收集不足，以及对 MDT 讨论的贡献不平等问题。这种恶性循环会对诊疗质量产生负面影响[29, 30]。领导组织差、团队合作不足和时间不足是公认的实施成功有效的 MDT 的障碍，理想情况下应由一名资深医师（来自团队内的任何专业）担任 MDT 主席。除了提供临床专业知识外，主席还应承担确保意见多样化且可被平等地表达，以及成员之间相互尊重合作的职责。该计划还应包括一名 MDT 领导，其可以与主席是同一个人，但不是必需的。一个具有优秀组织能力的高级执业护士通常是领导职位的一个最佳人选，可以保持会议的按计划进行，记录会议过程，进行必要的预约，并确保信息以容易理解的形式传达给患者。沟通是成功的基石，欧洲的一些项目已经在胸部肿瘤学学科中引入了完整的传授有效分享信息所需的技能的课程，确保多学科胸部肿瘤学临床实践的标准化。这些项目的毕业生，无论其专业背景如何，都掌握了如何正确领导 MDT 的能力[31]。

为了优化效率，为团队每个成员制订标准工作流程对提高效率十分必要，但这可能十分困难，因为各个成员可能对其在团队中的角色有不同看法。需要特别注意的是解决谁在法律上对患者的诊疗负责，谁将与患者或转诊医师沟通并进行指导的问题。应该从一开始就明确这些问题，并且记录下来，避免之后出现可能出现的问题。为此，应当倡导成员进行专门的沟通技巧培训。

我们从 COVID-19 流行中学到共处一室不再是开会的先决条件。虽然从团队关系的角度来看，直接的人际互动似乎更可取，但现实是参加线上 MDT 会议的人数高于面对面的会议。在建立 MDT 会议时，技术支持可能是一个挑战，因为信息技术质量可以显著影响会议讨论质量，特别是在团队成员使用移动设备进行沟通的情况下。在 MDT 诊所中，这些方面的困难成倍增加，因为多个专业科室都依赖于对成像、电子医疗记录和实验室数据的访问。

团队组建通常是阻碍 MDT 项目实施的主要障碍，必须首先解决财政问题。医院管理层需要通过一个令人信服的商业计划来论证该项目的价值，通常需要对包括肺癌多学科项目服务的市场份额进行分析，包括历史和当前提供该服务的机构诊所数量、程序和操作都应列出。我们也鼓励对医院营业利润率、前期成本、预期收入和营销策略等指标的增长进行估计。下一步是获得参与项目的医师及其临床主管医师的承诺。如果正在计划组建一个 MDT 诊所（而不仅仅是一个会议），这一点尤为重要。诊所和会议要求每个专业至少有一名成员参与，同时考虑到休假、服务和出诊等。这可能需要与科室主任和行政部门就工作时间和薪酬进行协商。多学科诊疗和会议需要所有利益相关方提供资源，应尽早进行协商。使用可显示影像和病理切片的技术会议室是最低要求。大多数这方面的专家强烈建议聘请全职的多学科诊所协调员，作为内部和外部转诊的专用且固定的联络点。这个人还可充当转诊医师及患者和家属的联络人。考虑到这个角色的多重职责，一个项目可能需要多个协调员。重要的是，这个人要致力于为诊所，而不是为个人服务。协调员的主要职责是制订和监控诊所的工作流程及时间表，因此机构的承诺是必要的。应该为 MDT 协调员提供可观的薪水，视为对整体医疗服务的投资，而不是单纯的成本开销。如具有出色沟通技能的高级实践提供者特别适合这些职位，如护士。

在雇用项目协调员之后，制订一个计划来规定资源调度是很必要的。事先确定的门诊时间、会议日程、个别团队成员的门诊时间和可用空间都需要考虑在内。冲突必须及时得到确认和处理。所有成员和他们的主管都必须认可，因为不是每个团队成员都能全天不间断地看患者，他们的主管医生也不能期望不间断的创造工作价值。有必要为紧急和不可预见的情况预留空间。这可能需要与机构管理部门进行协商。经验丰富的协调员能够根据其对病例的了解预测哪些团队成员是必要的，并据此制订计划，从而减轻这些压力。这需要与日程安排人员开会，并经常沟通。诊所日程越早制订，团队成员往往越方便[32]。

此外，应该考虑分配时间和空间来支持社会工作、戒烟治疗、财务咨询、注册营养师咨询、遗传咨询、姑息治疗、术前检查和家庭/患者教育等服务。根据需要，这些支持学科可以作为“随叫随到”的选项提供。

如果有一个强有力的财务商业计划，描述了预期增加的收入来源，机构可能愿意考虑建立多学科肺癌诊所。然而，这需要一笔可观的前期投资。因此，收入来源和理由必须尽可能简化。

在许多组织/机构中，团队成员隶属于不同的部门，每个部门都有自己的计费结构、授权要求、共付额需求、参与不同的保险计划等。这可能会对如何处理账单和付款提出挑战。从患者的角度来看，每次就诊后都必须再次支付共同费用，并重新注册，将相同的信息重新输入到另一个计费系统，这是不可取的。从机构的角度来看，这是一个具有挑战性的问题，即使是成立已久的癌症中心也难以解决这一问题，因为迄今为止还没有癌症集成治疗的途径，当然也没有肺癌集成治疗的途径。

试点项目，特别是在耳鼻喉科证明可行，但在其他学科的结果不明确[33]。由于与复杂的账单和保险结构相关的问题会对患者满意度产生负面影响，因此该项目应在第一天就诊前解决这些问题，之后应定期（每周）解决这些问题。这些细节值得高级行政管理人员注意，该管理人员可以裁定利益相关者的各种利益，并监督此类诊所的财务健康状况。这些问题的解决方案很少；然而，有出版物描述了多学科方法在肺癌治疗中的总体花费节省。例如，Voong 等描述了约翰斯·霍普金斯大学[34]的多学科肺癌诊疗方法仅在治疗前诊断阶段就节省了 23%（5839 美元）。在另一份美国出版物中，人群中参加 MDT 会议的患者与未参加会议的患者进行倾向匹配后的比较显示，MDT 组每例患者节省 3001 美元，具有统计学意义（$P<0.0001$）[35]。

拥有国家支付系统的体系更容易计算出多学科肺癌诊所的整体成本节约。例如，加拿大的一项研究对 428 名患者（78 名传统患者 vs. 350 名 MDT 患者）进行了为期 22 个月的研究，结果显示节省了 48 389 加元，其中包括 24 167 加元的患者直接自付费用[36]。来自英格兰和荷兰的研究显示出类似的趋势[37]。困境在于多学科团队诊所成本高昂，每例病例增加超过 500 美元的费用。这笔费用由医疗服务提供者承担，而整个医疗保健系统则实现了节约[38]。

列出一个 MDT 会议的团队成员名单并不难，许多出版物提倡肺病学家和（或）介入肺病学家、胸部肿瘤科医师、病理科医师、专门的胸部放射科医师、核医学医师、放射肿瘤学家、胸外科医师及越来越多的姑息治疗医师定期参加会议。他们由一位协调员、辅助医疗提供者和行政专家共同协助。从实际的角度来看，一个病例可以分为三个阶段：诊断阶段、治疗阶段和监测阶段。每一个阶段都需要来自不同专业医师的技术支持。在以欧洲为主的医疗保健系统中，公共支付方占主导地位，因此很容易对患者的流动，尤其是初始接诊点进行监管；但在美国却不是这样。肺科医师并不是唯一的初治接诊点，胸外科、介入肺科、放射肿瘤学或肿瘤学都可以是新患者的初治接诊点。据推测，所有患者都需要首先进行诊断，金标准是组织学诊断，然后进行初步分期。诊断阶段可能是最耗时的环节。如果患者在这段不确定时长的时期由于不知道谁负责这一阶段便会产生不满。患者必须有这样一种印象，即他/她在诊疗系统中有一名领航员，该领航员主张进行快速而最佳的检查，并为检查结果和诊疗计划提供反馈。电子病历上的患者门户网站虽有帮助，但不足以达到这一目的。同样，这个人对患者来说是谁，谁对患者负有法律责任，是两个独立的概念，需要从一开始就加以澄清，并在 MDT 会议期间记录下来。随着患者进入下一个阶段，最初的团队组成可能会发生变化。肿瘤科医师、放射肿瘤科医师、胸外科医师或其他组合现在可能是团队的主导成员，应该清楚地与患者沟通。该病例可能需要派代表在 MDT 会议上讨论，团队的变化应记录在案并与患者沟通。最后，癌症指南对监测阶段提出了建议，但由于监测阶段大部分时间由主导治疗的专业实施，因此处理起来往往很棘手。每个专科及其专业组织都有不同的指导方针，因此患者往往从 MDT 诊所出院，转而接受全科医师的治疗。统计数据表明，继续由 MDT 诊所照顾的患者更能遵守国家癌症指南，并且可获得更好的长期生存。

二、多学科肺癌诊疗：是否存在知识空白

现有的癌症诊疗政策和国家计划清楚地表明，多学科诊疗作为一个概念将会持续存在，并且要求必须召开多学科团队会议。虽然支持多学科医疗的出版物数量每天都在增加，但仍有少量但也同样深思熟虑的出版物要求对这种热情的浪潮进行严格的审视与批判[24]。关于该主题的出版物经常交替使用术语“多学科诊疗”来指代 MDT 会议和 MDT 诊所。这些术语的使用通常没有提供系统的定义和区别特征[39]。这表明决策所依据的数据并不理想。虽然多学科肺癌治疗模式的理论和潜在益处难以辩驳，但即使在资源充足的国家，其实际实施情况仍然很低。识别在不同诊疗环境中不同的显性和隐性障碍对于成功至关重要。大多数关于多学科肺癌治疗的出版物来自学术中心；然而，在美国，超过 70% 的肺癌患者在这些机构之外接受治疗[23]，而来自这些中心[40]的报告显示的获益的高质量证据并不一致。许多现有的关于 MDT 治疗益处的报告要么是回顾性的，单中心的，包含非同时收集的数据，要么根本没有对照组。它们描述了治疗提供的及时性和某些疗法的使用情况，但缺乏对所提供的“多学科”治疗的精确描述。结论从无益处到极大益处不等。有人说，多学科医疗模式破坏了既定的实践模式、医师互动、转诊模式和医疗基础设施。当在不存在相互绩效监测的情况下引入相互绩效监测的系统时，医师自主权会受到挑战。此外，在没有解决高度专业化的医疗服务人员短缺问题的情况下，对人力和基础设施的需求形成了挑战，特别是在大规模流行病后。肺科医师在重症监护室比在门诊赚钱更多；肿瘤学家通过化疗赚钱；外科医师想做手术，而不是花几个小时在会议或诊所里。病理学家和放射科医师很少能从面对面的临床互动中获益。这一严格评估的旨在说明，在以相对价值单位驱动为导向的世界中缺乏 MDT 治疗真实成本的数据。现有的成本分析忽略了这一方面，而是倾向于关注患者和整体的节省[36, 41]，但依赖利他主义和信念似乎不是一个稳定的新项目的基础。在这种背景下，提出几个基本问题似乎是合理的，而这些问题的答案可能会根据特定的环境、资源、人口和规模而有所不同。

1. 在这种特殊情况下，多学科肺癌诊疗模式应该是什么样子？是病例讨论（肿瘤委员会）？是否应该有质量保证功能？还是以建立多学科治疗诊所为目标？

2. 一个成功的多学科治疗计划有哪些基本组成部分是最关键的？哪些专科医师是绝对必要的，他们之间互动的最有效方式是什么？

3. 哪些患者从多学科治疗中获益最多，是每个人，还是只有那些病例复杂、不完全符合指南要求的患者？

4. 健全的与不健全的多学科计划有什么区别？

5. 我们如何为有效的多学科计划设定基准？我们衡量什么？

6. 是什么阻止了人们在没有带来任何实际利益的情况下使用“多学科”这个术语？

有关多学科肺癌治疗的数据有限，因此值得

思考如何改进现有数据。在许多已经将多学科诊疗视为标准的国家，随机研究不太可能被认为符合伦理。闭环沟通、共享心智模型、相互信任、相互绩效监测和支持行为等团队科学原则在传统医学观念中是新的，并且考虑到社会经济地位、地理位置、文化因素和资源获取等混杂因素，这些原则难以量化。不可能一蹴而就，任何答案都将在很大程度上依赖于循证政策决策[42]，同时也将依赖于医疗行业和医疗经济学的发展。

在肺癌“多学科治疗”方面，争议最小的是MDT管理表现出了良好的一致性，提高了对指南的依从性[43]，提高了总体治疗率[44]。在获取多学科诊疗效果的高质量数据方面，条件最为有利的是荷兰肺癌审计等国家授权的注册机构。这个有着二十年历史的注册机构报告了包括MDT参与情况在内的治疗及质量成果[45]。它描述了在一个有强制性MDT政策的国家，对95%接受放疗的患者和97%接受手术的患者都进行了多学科讨论，这表明随着时间的推移，应用多学科治疗的患者比例有所增加。使用登记处获取高质量数据的想法并不新鲜，如胸外科学会（自愿）成人心脏手术数据库几十年来提供了高质量的数据，目前这些数据被用于国家政策和报销决策，并且有90%以上的美国CT外科医师自愿参与。

三、支持多学科医疗团队的证据

（一）减少诊断和分期的延误

缩短初始症状出现或筛查异常与细胞学诊断之间的时间对于改善患者预后至关重要[46]，这是MDT的主要目标。诊断延误可能发生在诊断过程的每一步之间：从患者首次出现症状，到异常的影像学结果，再到转诊到专科医师，再到专科医师的实际就诊，再到诊断性检查，再到其他诊断性检查，再到患者被告知活检结果[47]。这些时间框架被进一步描述为四个不同的诊疗阶段（图12-2），第一阶段描述了从出现恶性变化到有症状表现的时间，第二阶段描述了从有症状表现到首次就诊的时间，第三阶段描述了从首次就诊到诊断的时间，第四阶段描述了从诊断到[21]分期的时间。在这四个诊疗阶段中，MDT有能力改善第三阶段和第四阶段[48]。

第三和第四阶段侧重于诊断。许多肺癌患者在诊断过程本身（包括管理、操作、诊断和分期相关问题）面临延迟。行政方面的延误包括排期困难、获得保险公司批准和获得事先授权。程序上的延迟包括需要在某些程序之前进行影像学检查、在分阶段或多次手术之间需要足够的患者恢复时间。诊断延误包括由于取样不足而导致的细胞学结果不确定，只包含正常组织，或者细胞学结果提示非典型性，这表明医师没有在预定的活检部位取到组织[49]。最后，在分期过程中出现给药、操作或诊断方面的难题，以及分期本身需要纵隔镜检查、EBUS引导下的淋巴结针吸活检、胸腔积液抽吸等多个操作时，可能会出现分期延迟[50]。诊断阶段可能是肺癌诊断中涉及最多学科的方面，对行政人员、放射科医师、介入肺科医师、胸外科医师和病理学家都是挑战，因此，应该通过纳入MDT加以改进。

一篇关于多学科团队环境下肺癌分期的综述研究了这一点[51]，结果发现，在疑似肺癌患者的诊断和分期中，接受多学科团队治疗使采样程序的成功率更高、更及时、更准确。在MDT会议上讨论的患者也更有可能接受纵隔镜检查，并接受完整的术前纵隔分期[10, 43, 52]。一项对接受MDT治疗的患者进行的为期7年的回顾性观察队列研究发现，与国家基准治疗相比，接受MDT治疗的患者的第三阶段治疗时间显著缩短[48]。这种减少是由于PET扫描和诊断取样程序之间的时间缩短，MDT的中位数为13天，而国家基准为28天[48]。诊断和分期延迟的减少可能使患者在疾病早期就能得到诊断。一个多专科私人诊所的回顾性观察队列研究发现，在实施MDT后的前2年内，早期（第一阶段和第二阶段）肺癌诊出率上升，晚期（第三阶段和第四阶段）肺癌诊出率下降[53]。

MDT的实施也能使第四阶段诊疗的显著改善[48]。一项研究发现，MDT从诊断到化疗或放射

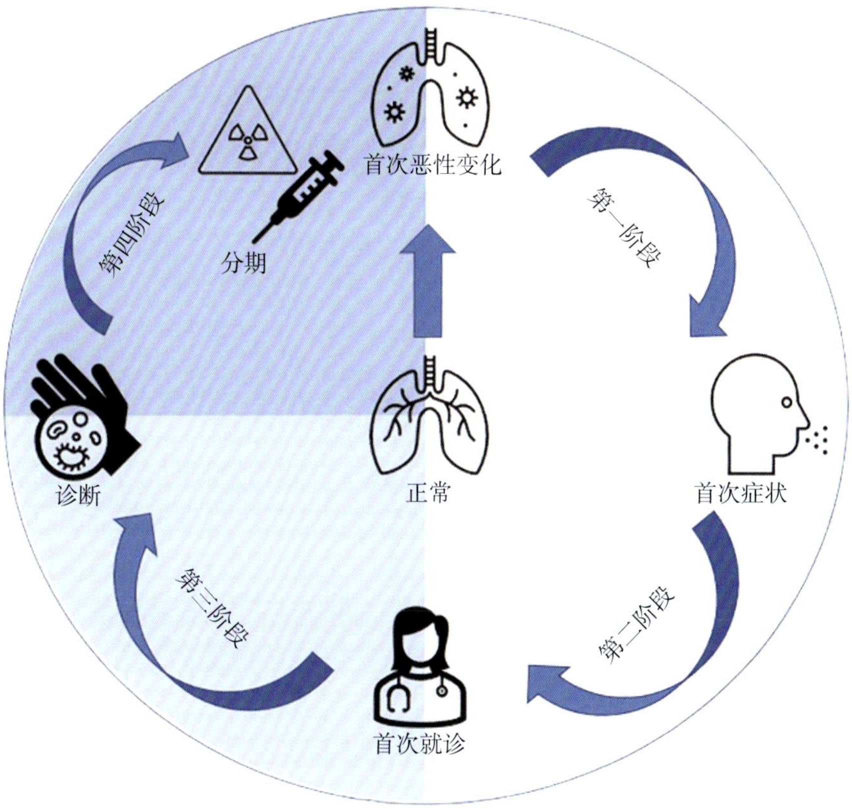

◀ 图 12-2 多学科护理的三种主要形式

肿瘤学咨询的中位时间分别为 9 天和 13 天，而国家基准为 24～34 天[48]。

（二）治疗的利用率

由于新辅助和辅助治疗、免疫治疗和靶向治疗[54]的不断进步，肺癌的治疗正在迅速发展。曾经被认为不能手术的肿瘤患者现在可能在新辅助治疗后获得手术机会[55]，而以前只会在术后进行影像学和（或）化疗随访的患者现在可能会接受靶向辅助治疗[56, 57]。外科医师在治疗肺癌患者中的作用也在迅速发展，因为外科医生现在必须规划诊断程序，以便进行适当的生物标志物筛选，规划微创手术，进患者快速康复，以免延迟辅助治疗，引导患者认识在适当情况下接受辅助治疗的重要性[54]。由于目前缺乏应筛查哪些生物标志物的指南，外科医师对于 NSCLC 的相关突变的熟悉程度比以往时刻都要重要[54]。在这种情况下，通过 MDT 与其他医学专业合作是至关重要的[58]。

在 MDT 会议上讨论的肺癌患者总体上更有可能接受治疗，并且更有可能获得根治性治疗[12, 13, 58–61]。虽然在 MDT 会议上讨论并不会增加总体上接受手术治疗的概率[43]，但它确实增加了Ⅰ期和Ⅱ期非小细胞肺癌患者接受手术治疗的可能性[62, 63]，以及通过 MDT 在与胸外科部门相关的三级诊疗中心或区域中心就诊的患者接受手术治疗的可能性[64]。在 MDT 会议上讨论的患者也比没有讨论的患者更有可能接受姑息性和治愈性放疗[65]。MDT 会议上的讨论与化疗的利用率增加有关[43, 65]；然而，这一增加仅在新辅助化疗[43]中得到证实，而在辅助化疗中未得到证实[66]。由于免疫治疗和靶向治疗的复杂性，预计 MDT 促进肿瘤内科、胸外科、病理学甚至遗传学家之间的合作对于提高这些治疗方式的利用率至关重要[54]；但目前还缺乏这方面的实证研究[58]。

（三）患者报告结局

大量证据表明 MDT 改善了患者报告结局，但结论相互矛盾[58, 67]。一项针对 103 名接受放疗的患者且 5 年生存率低于 50% 的患者进行的随机对照试验发现，与基线相比，随机分配到MDT的患者的生活质量显著改善，而对照组患者的生活质量与基线相比有所下降[68]。另一项随机对照试验发现，与接受正常标准治疗的患者相比，随机接受MDT治疗的患者的生活质量更差。然而，MDT组中接受化疗的患者比例更高，可能会出现更多与治疗相关的不良反应，从而影响生活质量[69]。因此，目前的文献表明，与未接受MDT治疗的患者相比，接受MDT治疗的患者可能会因接受更严格的治疗而导致整体生活质量下降，但与基线相比，MDT治疗可以改善患者的生活质量。

（四）改善患者生存

MDT对肺癌患者生存的影响尚不清楚[58]。回顾2000—2019年评估MDT护理对患者预后影响的文献，发现有15项评估MDT对肺癌生存影响的研究[58]。在这15项研究[58]中，有10项研究发现生存率有显著改善[13, 52, 60–62, 70–73]，1项研究发现生存率改善趋势不显著[10]，4项研究发现接受MDT治疗的患者与在其他环境中治疗的患者之间生存率无差异[65, 66, 69, 74]。

表明MDT可提高肺癌患者生存率的证据主要来自回顾性分析[58]。一项针对2002—2016年在美国某高等学术中心诊断的4271例肺癌患者的异质性和样本的研究发现，1956例接受MDT治疗的患者的生存率高于2315例未接受MDT治疗的患者[62]。同样，美国某三级学术中心对2008—2014年接受治疗的388例非转移性非小细胞肺癌患者进行的一项研究发现，接受MDT治疗的患者中位生存期提高[70]。

虽然很多研究强调了早期疾病患者的生存改善，但同时也不应忽视有研究证明了MDT对晚期疾病患者的生存有改善作用。两项针对无法手术的Ⅲ期或Ⅳ期非小细胞肺癌患者的研究发现，与未接受MDT治疗的患者相比，接受MDT治疗的患者生存率更高[60, 72]。其他研究发现，MDT对生存率的改善在肺癌的所有分期[11, 62]或者是除ⅢB期外的所有分期[73]都是一致的。

国际上也有类似的生存改善模式。澳大利亚在2009—2012年对386名MDT患者和207名非MDT患者进行的一项回顾性研究发现，在接受治疗前进行MDT会议可降低死亡率[13]。澳大利亚对1197名肺癌患者进行的另一项研究发现，接受MDT治疗后的患者5年生存率有所提高[73]。2003年，澳大利亚国家癌症登记处对841名患者进行了回顾性研究发现，在MDT会议上讨论的患者的生存率显著提高，并且这种生存率的提高与预后因素无关[61]。在意大利，一项针对2008—2015年接受手术治疗的非小细胞肺癌患者的回顾性研究发现，与未进行MDT治疗的患者相比，接受MDT治疗的患者1年生存率有显著提高[52]。2005—2011年，一项针对32 569名新确诊的非小细胞肺癌患者的大型异质性回顾性研究发现，接受MDT治疗的患者2年生存率有所提高，而且MDT是预测患者生存率的一个独立指标[11]。

这些生存率的改善在老年患者群体中也得到了证实。一项对1995—2000年在苏格兰东南部放射肿瘤科登记的542例70岁以上非小细胞肺患者的回顾性研究发现，与未接受MDT治疗的患者相比，接受MDT治疗的患者1年生存率增加[71]。

这些研究的局限性在于它们是回顾性的[11, 13, 52, 60–62, 70–73]，同质样本[60, 70, 71]，缺乏比较组[70]，以及在研究中，非MDT组比MDT组早治疗数年引起的时间效应[11, 52, 58, 62, 71, 72, 75]。

反对MDT能改善患者生存的最有力证据可能来自一项随机对照试验，该试验于1998—2001年在英国3家不同的诊所招募了88名疑似肺癌患者[69]。45名患者被随机分配到MDT会议，43名患者接受常规治疗，最后发现两组之间的总生存期和一部分继续接受根治性治疗的患者的生存期没有显著差异[69]。虽然这项研究的优势在于是一项随机对照试验，但其局限性是同质样本量小，并且纳入的患者中未诊断为肺癌的比例高[58, 69]。其他不利于MDT改善肺癌患者生存的证据包括对在退伍军人事务部中心登记的患者的回顾性分析[66, 74]。一项针对24 616例小细胞和非小细胞肺癌患者的研究[66]和一项针对 345 例非小细胞肺癌患者的较小规模的研究[74]均报道，无论在 MDT 会议上的表现如何，患者生存率均无差异[66]。这两项研究均受到样本同质性、女性入选人数有限和回顾性的限制[58, 66, 74]。这种结果在国际上也得到了证实，澳大利亚对 2005—2008 年接受治疗的非小细胞肺癌患者进行的一项研究也发现，在 MDT 会议上讨论的患者与未接受 MDT 治疗的患者之间的生存率没有显著差异的[75]。自这些研究发表以来，肺癌治疗方案的进展发生了显著变化，这些结果可能不能直接应用于当今的肺癌治疗。

最近的研究表明，接受 MDT 治疗的患者生存率有所提高。一项对 2011—2020 年在维多利亚肺癌登记处发现的 9628 例患者的回顾性研究发现，与在 MDT 会议上进行预先讨论的患者相比，参加 MDT 会议的患者死亡风险降低 25%[76]。这种生存率的提高是由Ⅲ期和Ⅳ期肺癌患者生存率的增加所推动的。一项针对 2013—2016 年在退伍军人中心接受治疗的患者的回顾性研究发现，MDT 的使用是改善Ⅲ期非小细胞肺癌患者的独立预后因素[77]。另一项对在同一机构接受治疗的 300 例患者的回顾性研究发现，MDT 治疗可提高Ⅲ期和Ⅳ期肺癌患者的总生存率和癌症特异性生存率[78]。在 COVID-19 大流行的背景下，MDT 可能最大限度地缓解了肺癌患者生存状况的恶化[79]。然而，与接受 MDT 治疗的患者相关的这些生存改善可能会被混淆，因为 MDT 更多地在学术机构而不是社区中心提供，而学术中心更有能力提供新的治疗方法来改善患者生存[75, 80]。虽然 MDT 似乎可以提高肺癌患者的生存率，但要真正确定 MDT 的影响，还需要对大量不同样本进行随机对照试验[58, 75]。尽管 MDT 对肺癌患者生存率的影响目前尚不清楚，但免疫治疗、化疗和手术治疗方式的快速发展可能会在未来显示出对生存率的更大影响[67]。

（五）在接受多学科治疗方面的差异

尽管有上述证据支持 MDT，但并非所有患者都能获得 MDT 的治疗。最近对 SEER 数据库的一项研究分析了 10 年来医疗保险受益人中手术预后良好的乳腺癌、结直肠癌或肺癌患者中接受 MDT 的趋势，发现患者、外科医师、社区和医疗机构因素显著阻碍了 MDT 的开展[81]。此外，黑种人、有并发症、有医疗保险和医疗补助双重覆盖、居住在农村地区或居住在黑种人或西班牙裔居民比例较高的地区的患者接受 MDT 治疗的可能性较低于没有这些因素的患者[81]。然而，在资源不足的卫生系统中发展 MDT 可能无法带来在资金更充足的机构中表现出的同样效益。例如，在一项研究中，MDT 的实施提高了诊断率，但未能达到与诊断和治疗之间的时间相关的目标，因为通过 MDT 成功识别出肺癌的患者数量超过了该放射肿瘤学服务的水平[53]。围绕减少获得 MDT 肺癌治疗的障碍进行研究，对于减少这些不公平现象，并向代表性不足的患者和资源不足的地区提供 MDT 治疗至关重要。

结论

多学科肺癌治疗将继续存在；这是一项全国性的规定，在许多州都是癌症治疗认证的一部分。“多学科”对不同的利益相关者有着不同的含义。目前还没有对肺癌的“多学科”治疗进行分类。在不久的将来，国家和国际癌症组织有必要对不同类别的多学科治疗提出全面的详细定义。与此同时，每个医疗机构都应最好以书面形式确定当地肺癌多学科治疗的内容。在此基础上，可以设定当地的目标，以便进行核查。定期审查结果测量、目标、计划需求、患者和医疗服务提供者的满意度至关重要。目前必须承认的是，支持多学科治疗的数据是积极乐观的，但并不能脱离审查。在多学科诊疗成为标准诊疗方案的情况下，不可能开展随机研究来填补这一知识空白。隐性和实际的额外成本，以及医疗市场、政策和经济前景的未来发展，都会对此产生影响。

参考文献

[1] Borras JM, Albreht T, Audisio R, Briers E, Casali P, Esperou H, et al. Policy statement on multidisciplinary cancer care. Eur J Cancer. 2014;50(3):475–80.
[2] Selby P, Gillis C, Haward R. Benefits from specialised cancer care. Lancet. 1996;348(9023):313–8.
[3] Lawler M, Banks I, Law K, Albreht T, Armand J-P, Barbacid M, et al. The European cancer patient's bill of rights, update and implementation 2016.ESMO Open. 2016;1(6):e000127.
[4] Fitzmaurice C, Allen C, Barber RM, Barregard L, Bhutta ZA, Brenner H, et al. Global, regional, and national cancer incidence, mortality, years of life lost, years lived with disability, and disability-adjusted life-years for 32 cancer groups, 1990 to 2015: a systematic analysis for the global burden of disease study. JAMA Oncol. 2017;3(4):524–48.
[5] Siegel RL, Miller KD, Jemal A. Cancer statistics, 2018.CA Cancer J Clin. 2018;68(1):7–30.
[6] Howington JA, Blum MG, Chang AC, Balekian AA, Murthy SC. Treatment of stage I and II non-small cell lung cancer: diagnosis and management of lung cancer: American College of Chest Physicians evidence-based clinical practice guidelines. Chest. 2013;143(5):e278S–313S.
[7] Duma N, Santana-Davila R, Molina JR, editors. Non–small cell lung cancer: epidemiology, screening, diagnosis, and treatment. Mayo Clinic proceedings. Amsterdam: Elsevier; 2019.
[8] Kris MG, Johnson BE, Berry LD, Kwiatkowski DJ, Iafrate AJ, Wistuba II, et al. Using multiplexed assays of oncogenic drivers in lung cancers to select targeted drugs. JAMA. 2014;311(19):1998–2006.
[9] Blum TG, Rich A, Baldwin D, Beckett P, De Ruysscher D, Faivre-Finn C, et al. The European initiative for quality management in lung cancer care. Eur Respir Soc. 2014;43:1254.
[10] Friedman EL, Kruklitis RJ, Patson BJ, Sopka DM, Weiss MJ. Effectiveness of a thoracic multidisciplinary clinic in the treatment of stage III non-small-cell lung cancer. J Multidiscip Healthc. 2016;9:267.
[11] Pan C-C, Kung P-T, Wang Y-H, Chang Y-C, Wang S-T, Tsai W-C. Effects of multidisciplinary team care on the survival of patients with different stages of non-small cell lung cancer: a national cohort study. PLoS One. 2015;10(5):e0126547.
[12] Stevens W, Stevens G, Kolbe J, Cox B. Management of stages I and II non-small-cell lung cancer in a New Zealand study: divergence from international practice and recommendations. Intern Med J. 2008;38(10):758–68.
[13] Rogers MJ, Matheson L, Garrard B, Maher B, Cowdery S, Luo W, et al. Comparison of out comes for cancer patients discussed and not discussed at a multidisciplinary meeting. Public Health. 2017;149: 74–80.
[14] Vinod SK, Sidhom MA, Delaney GP. Do multidisciplinary meetings follow guideline-based care? J Oncol Pract. 2010;6(6):276–81.
[15] American Society of Clinical Oncology, European Society for Medical Oncology. ASCO-ESMO consensus statement on quality cancer care. Ann Oncol. 2006;17(7):1063–4.
[16] Network NCCN. Non-small cell lung cancer (version 2.2023). J Natl Compr Canc Netw. 2023;21(4):340–50.
[17] NIfHaC E Lung cancer: diagnosis and management. NICE Clinical Guideline 2011.Nice.org,uk/guidance/ng122/evidence/full-guideline-april2011–6722113501.
[18] Australian Cancer Network Colorectal Cancer Guidelines Revision Committee. Clinical practice guidelines for the prevention, diagnosis and management of lung cancer. The Cancer Council Australia and Australian Cancer Network, National Health and Medical Research Council Canberra. 2004.Cancer.org.au/health-professionals/clinical-practice-guidelines/lung-cancer.
[19] Leo F, Venissac N, Poudenx M, Otto J, Mouroux J. Multidisciplinary management of lung cancer: how to test its efficacy? J Thorac Oncol. 2007;2(1):69–72.
[20] World Health Organization. Framework for action on interprofessional education & collabora tive practice; 2010.
[21] Moody A, Muers M, Forman D. Delays in managing lung cancer. BMJ Publishing London; 2004.p. 1–3.
[22] American Cancer Society. Key statistics for lung cancer. 2019.https://www.cancer.org/cancer/lung-cancer.html.
[23] Little AG, Gay EG, Gaspar LE, Stewart AK. National survey of non-small cell lung cancer in the United States: epidemiology, pathology and patterns of care. Lung Cancer. 2007;57(3):253–60.
[24] Osarogiagbon RU. Making the evidentiary case for universal multidisciplinary thoracic onco logic care. Clin Lung Cancer. 2018;19(4):294–300.
[25] Kedia SK, Ward KD, Digney SA, Jackson BM, Nellum AL, McHugh L, et al. 'One-stop shop': lung cancer patients' and caregivers' perceptions of multidisciplinary care in a community healthcare setting. Transl Lung Cancer Res. 2015;4(4):456.
[26] Gaga M, Powell CA, Schraufnagel DE, Schönfeld N, Rabe K, Hill NS, et al. An official American Thoracic Society/European Respiratory Society statement: the role of the pul monologist in the diagnosis and management of lung cancer. Am J Respir Crit Care Med. 2013;188(4):503–7.
[27] Denton E, Conron M. Improving outcomes in lung cancer: the value of the multidisciplinary health care team. J Multidiscip Healthc. 2016;9:137.
[28] Osarogiagbon RU, Phelps G, McFarlane J, Bankole O. Causes and consequences of deviation from multidisciplinary care in thoracic oncology. J Thorac Oncol. 2011;6(3):510–6.
[29] Lamb BW, Sevdalis N, Arora S, Pinto A, Vincent C, Green JS. Teamwork and team decision-making at multidisciplinary cancer conferences: barriers, facilitators, and opportunities for improvement. World J Surg. 2011;35(9):1970–6.
[30] Rosell L, Alexandersson N, Hagberg O, Nilbert M. Benefits, barriers and opinions on mul tidisciplinary team meetings: a survey in Swedish cancer care. BMC Health Serv Res. 2018;18(1):1–10.
[31] Gamarra F, Noël J-L, Brunelli A, Dingemans A-MC, Felip E, Gaga M, et al. Thoracic oncology HERMES: European curriculum recommendations for training in thoracic oncology. Breathe. 2016;12(3):249–55.
[32] Meguid C, Ryan CE, Edil BH, Schulick RD, Gajdos C, Boniface M, et al. Establishing a framework for building multidisciplinary programs. J Multidiscip Healthc. 2015;8:519.
[33] Spinks T, Guzman A, Beadle BM, Lee S, Jones D, Walters R, et al. Development and feasibil ity of bundled payments for the multidisciplinary treatment of head and neck cancer: a pilot program. J Oncol Pract. 2018;14(2):e103–e12.
[34] Voong KR, Liang OS, Dugan P, Torto D, Padula WV, Senter JP, et al. Thoracic oncology multi disciplinary clinic reduces unnecessary health care expenditure used in the workup of patients with non–small-cell lung cancer. Clin Lung Cancer. 2019;20(4):e430–e41.
[35] Freeman RK, Ascioti AJ, Dake M, Mahidhara RS. The effects of a multidisciplinary care conference on the quality and cost of care for lung cancer patients. Ann Thorac Surg. 2015;100(5):1834–8.
[36] Stone CJ, Johnson AP, Robinson D, Katyukha A, Egan R, Linton S, et al. Health resource and cost savings achieved in a multidisciplinary lung cancer clinic. Curr Oncol. 2021;28(3):1681–95.

[37] van der Linden N, Bongers M, Coupé V, Smit E, Groen H, Welling A, et al. Costs of non-small cell lung cancer in The Netherlands. Lung Cancer. 2016;91:79–88.

[38] Munro A. Multidisciplinary team meetings in cancer care: an idea whose time has gone? Clin Oncol. 2015;27(12):728–31.

[39] Quality AfHR. Working for quality annual report; 2011.www.ahrq.gov/qual/qrdr10.htm.

[40] Osarogiagbon RU, Freeman RK, Krasna MJ. Implementing effective and sustainable multidis ciplinary clinical thoracic oncology programs. Transl Lung Cancer Res. 2015;4(4):448.

[41] Rankin NM, Fradgley EA, Barnes DJ. Implementation of lung cancer multidisciplinary teams: a review of evidence-practice gaps. Transl Lung Cancer Res. 2020;9(4):1667.

[42] Iyer NG, Chua ML. Multidisciplinary team meetings—challenges of implementation science. Nat Rev Clin Oncol. 2019;16(4):205–6.

[43] Freeman RK, Van Woerkom JM, Vyverberg A, Ascioti AJ. The effect of a multidisciplinary tho racic malignancy conference on the treatment of patients with lung cancer. Eur J Cardiothorac Surg. 2010;38(1):1–5.

[44] Wang J, Kuo YF, Freeman J, Goodwin JS. Increasing access to medical oncology consultation in older patients with stage II-IIIA non-small-cell lung cancer. Med Oncol. 2008;25(2):125–32.

[45] Liu H, Song Y. MDT is still important in the treatment of early stage lung cancer. J Thorac Dis. 2018;10(Suppl 33):S3984.

[46] Mackillop WJ. Killing time: the consequences of delays in radiotherapy. Radiother Oncol. 2007;84(1):1–4.

[47] Vidaver RM, Shershneva MB, Hetzel SJ, Holden TR, Campbell TC. Typical time to treatment of patients with lung cancer in a multisite, US-based study. J Oncol Pract. 2016;12(6):e643–e53.

[48] Albano D, Bilfinger T, Feraca M, Kuperberg S, Nemesure B. A multidisciplinary lung cancer program: does it reduce delay between diagnosis and treatment? Lung. 2020;198(6):967–72.

[49] Albano D, Santore LA, Bilfinger T, Feraca M, Novotny S, Nemesure B. Clinical implications of "atypia" on biopsy: possible precursor to lung cancer? Curr Oncol. 2021;28(4):2516–22.

[50] Liam CK, Andarini S, Lee P, Ho JCM, Chau NQ, Tscheikuna J. Lung cancer staging now and in the future. Respirology. 2015;20(4):526–34.

[51] Liam C-K, Liam Y-S, Poh M-E, Wong C-K. Accuracy of lung cancer staging in the multidis ciplinary team setting. Transl Lung Cancer Res. 2020;9(4):1654.

[52] Tamburini N, Maniscalco P, Mazzara S, Maietti E, Santini A, Calia N, et al. Multidisciplinary management improves survival at 1 year after surgical treatment for non-small-cell lung can cer: a propensity score-matched study. Eur J Cardiothorac Surg. 2018;53(6):1199–204.

[53] LeMense GP, Waller EA, Campbell C, Bowen T. Development and outcomes of a comprehen sive multidisciplinary incidental lung nodule and lung cancer screening program. BMC Pulm Med. 2020;20(1):1–8.

[54] Donington JS, Gitlitz B, Lim E, Opitz I, Kim YT, Altorki N. Integration of new systemic adjuvant therapies for non-small cell lung cancer: role of the surgeon. Ann Thorac Surg. 2023;115:1544.

[55] Forde PM, Spicer J, Lu S, Provencio M, Mitsudomi T, Awad MM, et al. Neoadjuvant nivolumab plus chemotherapy in resectable lung cancer. N Engl J Med. 2022;386:1973.

[56] Felip E, Altorki N, Zhou C, Csőszi T, Vynnychenko I, Goloborodko O, et al. Adjuvant atezolizumab after adjuvant chemotherapy in resected stage IB–IIIA non-small-cell lung cancer (IMpower010): a randomised, multicentre, open-label, phase 3 trial. Lancet. 2021;398(10308):1344–57.

[57] Paz-Ares L, O'Brien M, Mauer M, Dafni U, Oselin K, Havel L, et al. VP3–2022: Pembrolizumab (pembro) versus placebo for early-stage non-small cell lung cancer (NSCLC) following com plete resection and adjuvant chemotherapy (chemo) when indicated: randomized, triple-blind, phase III EORTC-1416–LCG/ETOP 8–15–PEARLS/KEYNOTE-091 study. Ann Oncol. 2022;33(4):451–3.

[58] Heinke MY, Vinod SK. A review on the impact of lung cancer multidisciplinary care on patient outcomes. Transl Lung Cancer Res. 2020;9(4):1639.

[59] Bjegovich-Weidman M, Haid M, Kumar S, Huibregtse C, McDonald J, Krishnan S. Establishing a community-based lung cancer multidisciplinary clinic as part of a large integrated health care system: aurora health care. J Oncol Pract. 2010;6(6):e27–30.

[60] Bydder S, Nowak A, Marion K, Phillips M, Atun R. The impact of case discussion at a multi disciplinary team meeting on the treatment and survival of patients with inoperable non-small cell lung cancer. Intern Med J. 2009;39(12):838–41.

[61] Mitchell PL, Thursfield VJ, Ball DL, Richardson GE, Irving LB, Torn-Broers Y, et al. Lung cancer in Victoria: are we making progress? Med J Aust. 2013;199(10):674–9.

[62] Bilfinger TV, Albano D, Perwaiz M, Keresztes R, Nemesure B. Survival outcomes among lung cancer patients treated using a multidisciplinary team approach. Clin Lung Cancer. 2018;19(4):346–51.

[63] Kehl KL, Landrum MB, Kahn KL, Gray SW, Chen AB, Keating NL. Tumor board participation among physicians caring for patients with lung or colorectal cancer. J Oncol Pract. 2015;11(3):e267–e78.

[64] Davison A, Eraut C, Haque A, Doffman S, Tanqueray A, Trask C, et al. Telemedicine for mul tidisciplinary lung cancer meetings. J Telemed Telecare. 2004;10(3):140–3.

[65] Boxer MM, Vinod SK, Shafiq J, Duggan KJ. Do multidisciplinary team meetings make a difference in the management of lung cancer? Cancer. 2011;117(22):5112–20.

[66] Keating NL, Landrum MB, Lamont EB, Bozeman SR, Shulman LN, McNeil BJ. Tumor boards and the quality of cancer care. J Natl Cancer Inst. 2013;105(2):113–21.

[67] Batra U, Munshi A, Kabra V, Momi G. Relevance of multi-disciplinary team approach in diagnosis and management of Stage III NSCLC. Indian J Cancer. 2022;59(Suppl 1):S46.

[68] Rummans TA, Clark MM, Sloan JA, Frost MH, Bostwick JM, Atherton PJ, et al. Impacting quality of life for patients with advanced cancer with a structured multidisciplinary interven tion: a randomized controlled trial. J Clin Oncol. 2006;24(4):635–42.

[69] Murray P, O'Brien M, Sayer R, Cooke N, Knowles G, Miller A, et al. The pathway study: results of a pilot feasibility study in patients suspected of having lung carcinoma investi gated in a conventional chest clinic setting compared to a centralised two-stop pathway. Lung Cancer. 2003;42(3):283–90.

[70] Senter J, Hooker C, Lang M, Voong K, Hales R. Thoracic multidisciplinary clinic improves survival in patients with lung cancer. Int J Radiat Oncol Biol Phys. 2016;96(2):S134.

[71] Price A, Kerr G, Gregor A, Ironside J, Little F. The impact of multidisciplinary teams and site specialisation on the use of radiotherapy in elderly people with non-small cell lung cancer (NSCLC). Radiother Oncol. 2002;64(Suppl 1):80.

[72] Forrest L, McMillan D, McArdle C, Dunlop D. An evaluation of the impact of a multidisci plinary team, in a single centre, on treatment and survival in patients with inoperable non-small-cell lung cancer. Br J Cancer. 2005;93(9):977–8.

[73] Stone E, Rankin N, Kerr S, Fong K, Currow DC, Phillips J, et al. Does presentation at multi disciplinary team meetings improve lung cancer survival? Findings from a consecutive cohort study. Lung Cancer. 2018;124:199–204.

[74] Riedel RF, Wang X, McCormack M, Toloza E, Montana GS, Schreiber G, et al. Impact of a multidisciplinary thoracic oncology clinic on the timeliness of care. J Thorac Oncol. 2006;1(7):692–6.

[75] Bertolaccini L, Mohamed S, Bardoni C, Lo Iacono G, Mazzella A, Guarize J, et al. The Interdisciplinary Management of Lung Cancer in the European community. J Clin Med. 2022;11(15):4326.

[76] Lin T, Pham J, Paul E, Conron M, Wright G, Ball D, et al. Impacts of lung cancer multidis ciplinary meeting presentation: drivers and outcomes from a population registry retrospective cohort study. Lung Cancer. 2022;163:69–76.
[77] Hung H-Y, Tseng Y-H, Chao H-S, Chiu C-H, Hsu W-H, Hsu H-S, et al. Multidisciplinary team discussion results in survival benefit for patients with stage III non-small-cell lung cancer. PLoS One. 2020;15(10):e0236503.
[78] Gaudioso C, Sykes A, Whalen PE, Attwood KM, Masika MM, Demmy TL, et al. Impact of a thoracic multidisciplinary conference on lung cancer outcomes. Ann Thorac Surg. 2022;113(2):392–8.
[79] Round T, L'Esperance V, Bayly J, Brain K, Dallas L, Edwards JG, et al. COVID-19 and the multidisciplinary care of patients with lung cancer: an evidence-based review and commen tary. Br J Cancer. 2021;125(5):629–40.
[80] Popat S, Navani N, Kerr KM, Smit EF, Batchelor TJP, Van Schil P, et al. Navigating diagnostic and treatment decisions in non-small cell lung cancer: expert commentary on the multidisci plinary team approach. Oncologist. 2020;26(2):e306–e15.
[81] Sanchez JI, Doose M, Zeruto C, Chollette V, Gasca N, Verhoeven D, et al. Multilevel factors associated with inequities in multidisciplinary cancer consultation. Health Serv Res. 2022;57:222.

第 13 章　肺癌护理中的生理学和以患者为中心的注意事项

Physiologic and Patient-Centered Considerations in Lung Cancer Care

Duc M.Ha　著

高鹏虎　丁　晨　译　　任　凡　校

肺癌治疗的目标是在可能的情况下实现治愈和（或）控制肿瘤负担，改善症状，并提高与健康相关生活质量（HRQL），这取决于疾病阶段、患者对推荐治疗的耐受性，以及他们的个人价值观和偏好[1]。肺癌的根治性治疗通常包括手术治疗，对于适当选定的患者，解剖性肺叶切除（如肺叶切除术）是指南推荐的方法[2]。然而，外科治疗伴随着术后发病率和死亡率的风险，1%～5% 的患者会出现包括死亡在内的并发症[3]。这种死亡风险可能会更高（如 10%～15%），具体取决于患者的健康状况、外科手术方法、切除范围、手术技能、医院手术量和其他因素[2, 4, 5]。此外，在肺叶切除后，患者通常会失去 10%～15% 的肺功能（即 FEV_1、DL_{CO}）[6, 7]，每切除一个肺段会失去 3% 的肺功能[8]，这可能导致气体交换和其他生理功能障碍。此外，许多患者会出现呼吸困难和症状增加、功能性运动能力下降和（或）HRQOL 降低的情况[9-12]。因此，在考虑对肺癌患者进行根治性治疗的管理时，有必要进行风险评估，以权衡危害与益处的概率[13, 14]。

对考虑接受外科治疗的肺癌患者进行生理评估的主要目标是使用尽可能少的侵入性检查，来评估术后并发症和长期残疾的风险，其结果将用于知情决策和患者咨询，以了解治疗方案及相关风险[13]。此外，确定术后风险增加的患者为降低与治疗相关的术后并发症和长期残疾的风险提供了干预机会[13]。本章将总结这些评估的生理基础和支持证据。此外，还将讨论其他（生理和非生理）措施和注意事项，以指导临床医师为考虑接受根治性治疗的肺癌患者做出决策。

一、肺功能测试

对于拟接受根治性治疗的肺癌患者，生理评估首先进行肺功能测试，以测量 FEV_1 和 DL_{CO}。FEV_1 和 DL_{CO} 降低与接受肺癌切除手术的患者呼吸系统发病率和死亡率增加有关[15, 16]，包括那些接受开放性胸腔切开术[17]、视频辅助[18]和机器人辅助胸腔镜手术的患者[19]。虽然用于确定风险的阈值可能会有所不同，但术前 FEV_1<60% 与术后死亡率和呼吸道发病率相关[20]，大约 20% 的患者会出现不良的呼吸系统结果[17]。此外，DL_{CO} 的降低是手术结果的重要预测因子，术前 DL_{CO}<60% 的患者中大约有 40% 可能会发生围术期呼吸道并发症[21]。这种风险也存在于没有呼吸道流量受限的患者中[22, 23]。

预测术后肺功能（$ppoFEV_1$ 和 $ppoDL_{CO}$）比实测值更有用，因为它考虑了手术中将被切除的肺组织量。$ppoFEV_1$ 和 $ppoDL_{CO}$ 值可以使用解剖学方法或灌注方法计算。在解剖学方法中，ppo 值是根据计划手术中将被切除的肺段数量的分数来计算的[8]。

$ppoFEV_1$（或 $ppoDL_{CO}$）= 术前预测 FEV_1（或 DL_{CO}）×（1– 计划切除的肺段数量 ÷19）

例如，对于一位术前 FEV_1 预测值为 70% 并考虑接受右上肺叶切除术的患者，$ppoFEV_1$ 将计算为 70%×（1–3÷19），即约为 59%。

解剖学方法的一个局限性是假设所有肺段在气体交换中起到同等作用，这在某些患者中可能是非常不准确的（如在患有明显大疱性肺气肿的患者）。灌注方法利用定量放射性核素灌注扫描评估将被切除的肺部的灌注情况，以更准确地计算 ppo 值。这种方法也被称为分流功能研究。在这种方法中，ppo 值是根据将被切除的灌注肺组织的比例来计算的[24]。

$ppoFEV_1$（或 $ppoDL_{CO}$）= 术前预测的 FEV_1（或 DL_C）×（1- 计划切除肺部的灌注率）

例如，对于术前 FEV_1 预计值为 70% 的患者，若考虑行右肺全切术，且定量放射性核素灌注显像显示右肺灌注为 60%，则术后预计 FEV1（$ppoFEV_1$）将等于 70%×（1–0.60），即 28%。对于考虑行肺叶切除术的患者，通常推荐采用解剖学方法；而对于考虑行全肺切除术的患者，则推荐采用灌注法[13]。

二、运动测试

（一）心肺运动测试

在肺功能受损的患者中，进行运动测试以评估功能或峰值运动能力可以更好地评估手术风险。在进行运动的个体中，为满足收缩骨骼肌的代谢需求而产生的生理反应包括通气量、心输出量、肺部和全身血流的变化，最终目标是保持细胞氧合和酸碱平衡。评估运动能力传统上依赖于心肺运动试验，用于测量氧消耗（VO_2），反映身体在运动过程中摄取、运输和利用氧气以产生 ATP 的能力。在健康人中，VO_2 随着运动强度的增加而增加，并达到一个平台，在这个点上，由于骨骼肌的氧化能力和（或）心输出量的限制，进一步增加运动强度不再导致 VO_2 的增加（最大 VO_2，或 VO_{2max}）。正常的 VO_{2max} 通常排除了重要的肺部、心血管、血液学、神经心理学和骨骼肌疾病。因此，VO_{2max} 通常被视为心肺适应性的公认标准测量指标。在 CPET 期间未达到 VO_{2max} 的个体中，通常是由于出现限制性症状，通常会使用峰值摄氧量（VO_{2peak}）这一术语来表示所达到的最高摄氧量。

在肺癌患者中，由于高龄、合并心肺或其他疾病和（或）癌症的影响，VO_2 可能较低。在最大的研究中，癌症和白血病 B 组进行了一项前瞻性、多机构研究，以探讨 VO_{2peak} 在已知或疑似可切除的非小细胞肺癌患者中预测手术风险的应用[25]。这项研究采用了一种算法方法，其中 $ppoFEV_1$ <33% 的患者接受了 CPET 测试，结果发现，在 346 名参与者中，那些 VO_2<15ml/（min·kg）（或<65% 预测值）的患者更有可能经历呼吸衰竭或死亡等不良手术结果[25]。一项包括 955 名患者的 14 项研究的系统回顾也显示，术前 VO_{2max} 较低[平均降低 3ml/（kg·min），或 8% 预测值]，其中发生了临床相关并发症的患者在接受治愈性肺叶切除后[26]。因此，ACCP[13]、BTS[27] 和 ERS/ESTS[28] 在考虑接受肺癌切除手术的肺功能受损患者的临床实践指南中推荐测量 VO_2[29]。不同学会之间的建议差异在本章后面讨论。

（二）简易现场运动测试

尽管 VO_2 测量在心肺运动测试中具有预测价值，但其需要高度的设备和技术专业知识，通常需要复杂的解释策略[30]。此外，许多肺癌患者由于严重的并发症无法进行心肺运动测试。例如，一项研究发现，约有 20% 的接受肺癌切除手术评估的患者由于肌肉骨骼疾病、神经功能障碍、外周血管疾病或精神疾病而无法进行心肺运动测试[31]。因此，低技术和简易的现场运动测试被用来补充心肺运动测试[29]。这些简易的现场运动测试包括爬楼梯测试（stair climbing test，SCT）、逐渐加速步行测试（incre mental shuttle walk test，ISWT）和 6 分钟步行测试（6-minute walk test，6MWT）。

一项涉及 640 名接受肺叶切除或全肺切除术的肺癌患者的研究发现，与 SCT 高度>22m 的患者相比，那些 SCT 高度<12m 的患者，其术后心肺并发症和死亡的概率分别增加了 2.5 倍和 13 倍[32]。爬楼梯测试高度还显示与 VO_{2max} 良好的相关性（r=0.70），SCT 高度>22m 的患者其 VO_{2peak}>15ml/(kg·min）的阳性预测值为 86%[33]。一项涉及六项研究的系统回顾也显示，尽管 SCT 高度的截断值存在较大变异（范围为 2.4～12.0m），但总高度<10m 与肺癌切除手术后发生术后并发症的概率增加了 2.3 倍，其阳性和阴性预测值分别为 62% 和 75%[34]。事实上，ACCP 建议使用 SCT 期间达到的高度对考虑进行肺癌切除手术的患者进行风险分层[13]。然而，SCT 的一个重要限制是缺乏标准化，包括测试持续时间、上升速度的说明、每层楼的步数、每步的高度及测试终止标准[13]。

逐渐加速步行测试和 6 分钟步行测试是简易的现场运动测试，在慢性肺部疾病患者中已有建立的性能和解释标准[35-37]。在 ISWT 中，患者被指示在两个相距 9m 的锥形物之间来回行走，其步行速度由一系列预先录制的听觉信号外部节奏增加[36]。当患者表示无法继续进行（如因为筋疲力尽）或由评估者（如认为不适宜或不安全继续进行）指示终止测试，或者达到最大测试持续时间 20min 时，测试终止[36]。主要测量指标是总步行距离[37]。在一项涉及 125 名潜在可手术治疗的肺癌患者的研究中，发现 ISWT 距离与 VO_{2peak} 之间有中度相关性（r=0.67），其中所有 55 名达到 ISWT 距离>400m 的患者均具有 VO_{2peak}≥15ml/（kg · min）[38]。一项回顾性研究涉及 101 名接受肺癌切除手术的患者，在单变量分析中发现 ISWT 距离的<400m 和<250m 与术后心肺并发症分别增加了 3.0 倍和 2.5 倍的概率，而在多变量分析中，ISWT 距离<400m（但不是<250m）与术后心肺并发症增加了 4.3 倍的概率[39]。一项系统回顾发现，涉及 236 名患者的三项研究发现，尽管一项研究描述了 ISWT 距离与围术期并发症之间的关联，但另外两项研究未发现关联[40]。尽管如此，鉴于 ISWT 距离与 VO_2 之间的相关性，ACCP[13] 和 BTS[27] 建议使用 ISWT 对考虑接受肺癌切除手术的患者进行风险分层。

6 分钟步行测试是一种自定速测试，患者尽可能远地沿着 30m 的平坦走廊来回行走 6 分钟[35]。测试在 6 分钟后终止，或者如果患者无法继续（如由于症状或安全问题）。主要的衡量标准是步行距离。在肺癌患者中，两项系统综述涉及 681 名患者的 6 项研究，所有研究都表明 6MWT 距离（或预测百分比）与肺癌切除手术后围术期发病率或死亡率存在关联[29, 40]。此外，其他研究人员对 1100 名患者进行的三项研究也显示了类似的发现[41-43]。除一项较早的研究外，所有较新的研究都使用 6MWT 距离阈值<400m 来指示手术风险增加，没有研究报道使用超过 6MWT 的额外运动测试来确定风险和治疗选择[41-47]。所有这些研究的围术期死亡率均<1%[41-47]。

在一项前瞻性观察性研究中，招募了 416 名接受肺叶切除手术的参与者，其中发现，在那些中度肺功能下降（即 $ppoFEV_1$ 或 $ppoDL_{CO}$<60% 且两者>30%）的参与者中，与 6 分钟步行测试距离≥400m 相比，距离<400m 的参与者术后心肺并发症的概率增加了约 8 倍；然而，只有 14 名参与者被分配到“中度风险和短距离”组，术后死亡率<1%，并且未单独进行分析[42]。另一项类似的前瞻性队列研究涉及 224 名参与者，也发现与 6MWT 距离≥400m 相比，距离<400m 的参与者在接受肺叶切除手术后 5 年死亡的风险增加了 2.4 倍；然而，这一阈值在东部合作肿瘤组织表现状态之外并未提供额外的预后价值[44]。

从生理学上讲，由于其自我调节的特性，6min 步行测试传统上被认为是一个亚极量测试，并用于测量功能能力[35]。一项涉及 20 名 Ⅰ～ⅢB 期肺癌患者的研究中，35% 合并慢性阻塞性肺疾病，发现 6MWT 距离与 VO_{2peak} 之间的相关性较差（r=0.24）[48]。然而，在慢性肺疾病患者中，6MWT 的表现已知能引发类似于心肺运动测试的 VO_{2peak} 反应[36]，6MWT 距离与 VO_{2peak} 之间显示出较高的相关性（r=0.59～0.93）[37]。因此，ERS/ATS 支持使用 6MWT 来测试慢性肺疾病（如肺功能受损）患者的功能运动能力[36, 37]。鉴于简易现场运动测试通常适用于肺功能受损和 ppo 值降低的患者，6MWT 距离在考虑接受肺癌切除手术的患者的生理评估中具有结构和预测效度。此外，另一项涉及 62 名接受治愈性治疗的肺癌患者的研究发现，6MWT 距离与健康相关生活质量有中等程度的相关性（r=0.45），支持其用于评估和预测肺癌切除手术后的其他结果[49]。

（三）额外的生理学和其他测量

1. 附加的生理学测量

除了测量或估算 VO_2 外，运动测试还可以引发其他生理学反应，可用于预测接受肺癌切除手术的患者的围术期结果[29]。例如，运动测试期间达到最大运动强度时获得的分钟通气量（VE）和二氧化碳产生量（VCO_2）之间的关系，以线性回归线表示（通气效率斜率），已被证明与围术期结果相关联[50]。VE/VCO_2 斜率>35 与呼吸并发症和死亡的概率分别增加了 3 倍和 12 倍[51]。此外，在爬楼梯测试期间出现氧饱和度下降（SCT 期间氧饱和度降低>4%）已显示与围术期呼吸并发症的 2 倍概率增加相关[52]。心率恢复受损（6MWT 后心率≤12 次 / 分钟）是一种被认为反映了迷走神经功能受损的指标[53]，已显示与接受肺癌切除手术后围术期心肺并发症的 5 倍概率增加相关[54]。然而，使用这些附加生理学指标来指导临床决策尚不成熟[13, 29]。

2. 其他测量

除了肺功能和运动测试之外，还可以使用其他措施来预测围术期结果。对应激因子的增加易感状态被称为虚弱，概念化为"身体"（表现为肌肉无力、精力不足、运动性能下降、身体活动减少和非故意体重减轻[55]）或"累积缺陷"（由医疗状况、功能、心理、认知下降和随时间积累的非特异性健康问题，包括营养不良[56, 57]）的状态。一项对美国住院患者样本数据库的研究发现，在接受解剖性肺叶切除术的成年人中，有 4% 存在虚弱，这是通过 ICD-9 诊断集中于营养不良或分解代谢疾病、失禁、体重减轻、社会支持需求、行走困难和跌倒来评估的[58]。该研究发现，虚弱与术后非居家回家率和死亡率分别增加了 5.0 倍和 3.5 倍[58]。然而，另一项对 193 名患者进行的回顾性单中心研究发现，术前 7% 的患者报告中存在虚弱，但与手术并发症无关[59]。在这项研究中，虚弱通过自我报告的体重减轻、疲劳、体力活动不足、握力不佳（意识到肌肉无力的存在）及（意识到）步行速度缓慢进行评估[59]。另一项针对 552 名Ⅰ～ⅢA 期肺癌患者的回顾性单中心研究，其中 44% 接受手术治疗，还发现术前患者报告的体力活动不足与术后急性医疗利用和总生存率存在显著关联[60]；然而，该研究未评估术后并发症[60]。一项涉及 4183 名肺癌患者的 16 项研究的系统回顾发现，45% 的患者患有虚弱，虚弱与死亡风险增加了 3 倍[61]。然而，在虚弱的发病率中存在显著的异质性（如通过 Fried 脆弱性指数评估的男性的发病率范围为 0%～80%），只有一项研究专注于接受手术治疗的患者[61]。

肌肉萎缩，即与年龄相关的肌肉质量和力量或身体功能的丧失[62]，也与围术期并发症有关。在一项回顾性研究中，对 328 名接受根治性肺叶切除手术的患者进行的研究中，通过 CT 评估的腰大肌质量指数显示，约 56% 的患者患有肌肉萎缩，并与术后并发症相关[63]。然而，另一项类似的回顾性研究，涉及 391 名患者，未发现肌肉萎缩与术后并发症之间的关联[64]。一项关于 23 项研究的系统回顾，重点关注Ⅰ～Ⅲ期非小细胞肺癌患者和手术治疗，通过多种方法衡量术前营养状况，包括肌肉萎缩、功能或生化（如人血白蛋白）测试、人体测量特征（如 BMI）和营养风险指数概念化，发现术前营养状况差与术后并发症和死亡呈显著相关[65]。然而，该研究还指出需要（和易于使用）术前营养评估工具，以准确识别存在治疗并发症风险的患者[65]。其他放射学评估包括肺气肿（如通过定量 CT）[66, 67] 和肺动脉高压（如肺动脉与主动脉上行段大小比率）[68]，也显示出潜在的价值，但相关研究有限。

三、实际挑战和考虑因素

（一）指南建议的差异

ACCP、BTS 和 ERS/ESTS 的临床实践指南都

支持使用算法对考虑接受肺癌切除手术的患者进行风险分层[13, 27, 28]，但它们之间用于指导测试和临床决策的指征和阈值有所不同[29]。例如，ACCP 建议对于 ppoFEV_1 或 ppoDL_{CO} 为 30%～60% 的患者进行 SCT 或 ISWT 测试，如果 SCT 或 ISWT 的表现受损（即 SCT 高度＜22m 或 ISWT＜400m），则随后进行 CPET 测试[13]。在这类患者中，如果 VO_2 峰值＜10ml/（kg·min）（或＜35% 预测），因为担心手术风险过高 / 禁忌，通常不建议进行肺癌切除手术[13]。相比之下，ERS/ESTS 建议所有 FEV_1 或 DL_{CO}＜80% 预测值的患者接受 CPET 测试，并不赞成使用任何简易现场运动测试进行风险分层，使用类似的 VO_2 峰值阈值来指示手术风险过高 / 禁忌[28]。另外，BTS 建议 ppoFEV_1 或 ppoDL_{CO}≤40% 的患者接受 ISWT 或 CPET 测试，ISWT 距离＜400m 或 VO_2 峰值＜15ml/（kg·min）表示手术风险过高和禁忌[27]（表 13-1）。

（二）定义风险和可接受阈值

由于与肺癌通常预后较差，高手术死亡率被接受为可能获益于治愈的潜在机会。例如，ACCP 将高（和禁忌）手术风险定义为肺癌切除手术后围术期死亡率超过 10%，中度为 1%～10%，低风险为＜1% 的机会。然而，包括视频辅助胸腔镜手术和 SBRT 在内的治疗技术的进步已经提高了早期肺癌患者的生存率[69]。一项研究报道称，根据指南推荐的算法定义为“中度”手术风险的患者，接受双肺叶切除或全肺切除术后围术期死亡率为 8%～9%[70]。ASCO 指南建议考虑对Ⅲ期非小细胞肺癌进行手术治疗的患者的围术期死亡率不超过 5%[71]。此外，并没有一个被广泛接受或验证的“不良”（非致命）复合手术结果的定义。一些研究包括不明确重要性的临床事件（如肺不张，是否伴有治疗性支气管镜检查），可能与心肺功能或健康水平（如胸内或胸外出血）无关。因此，人们开始关注对迄今常见的评估手术结果的重要性[72]。

（三）现实世界的挑战

尽管存在可用的生理学预测因子和相关算法，但现实世界中存在挑战。许多肺癌患者年龄较大，并且存在严重的合并症，使他们无法进行运动测试，包括像 SCT 这样的简单现场运动测试[31, 73]。未能进行指示的运动测试与较差的围术期结果相关。此外，虽然 VO_{2peak} 是围术期发病率和死亡率的一个被广泛接受的生理预测指标，但 CPET 的

表 13-1　肺癌切除手术的生理评估临床指南总结

临床问题	ACCP 指南[13]	BTS 指南[27]	ERS/ESTS 指南[28]
应接受检测的人群及应选择哪种检测	ppoFEV_1 或 ppoDL_{CO} 30%～60%：SCT 或 ISWT ppoFEV_1 或 ppoDL_{CO}＜30%：CPET	ppoFEV_1 或 ppoDL_{CO}≤40%：ISWT 或 CPET	FEV_1 或 DL_{CO}≤预测值的 80%：CPET
功能性截止点表明手术风险增加	SCT 高度＜22m 或 ISWT 距离＜400m 和（或）VO_{2peak}＜20ml/（kg·min）（或＜预测值的 75%）	ISWT 距离＜400m 或 VO_{2peak}＜15ml/（kg·min）	VO_{2peak}＜20ml/（kg·min）（或＜预测值的 75%）
一般不推荐解剖性切除（即“禁忌风险”）	VO_2＜10ml/（kg·min）（或＜预测值的 35%		VO_{2peak}＜10ml/（kg·min）（或＜预测值的 35%）

ACCP. 美国胸科医师学会；BTS. 英国胸科学会；CPET. 心肺运动测试；DL_{CO}. 一氧化碳肺扩散能力；ERS/ESTS. 欧洲呼吸学会 / 欧洲胸外科医师学会；FEV_1.1s 用力呼气容积；ISWT. 递增式梭子步行测试；ppo. 预测术后；SCT. 爬楼测试；VO_{2peak}. 峰值氧耗量

可用性有限，而 SCT 高度尽管具有构建和预测有效性，但没有被广泛接受的测试性能和解释标准。2021 年对一组胸外科医师、肺科医师和放射肿瘤学家进行的调查表明，在评估肺癌切除手术的手术风险时，实际上被认为最重要的五个风险因素是家庭氧气使用、虚弱、预期的肺功能（即 ppoFEVi 和 $ppoDL_{CO}$）及功能状态[74]。CPET 和简单的场地运动测试分别排在考虑的 16 个风险因素中的第 13 位和第 10 位[74]。

（四）以患者为中心的护理

除了生理学措施和相关算法外，针对肺癌患者考虑到治愈性治疗的临床决策还可以采用以患者为中心的方法[14, 29]。一项对 114 名早期肺癌患者进行的横断面研究发现，在接受手术切除或 SBRT 治疗 4～6 个月后，患者对所偏好的治疗和实际接受的治疗之间存在高达 50% 的不一致性，更多的患者将独立性和生活质量视为“最重要”的因素，而不是传统上被接受的临床结果，如存活或癌症复发。该研究还发现，绝大多数患者（约 80%）愿意接受不超过 2% 的围术期死亡率以换取 1 年的额外生命[75]。另一项对 660 名肺癌患者进行的横断面研究发现，≥90% 的患者将生活质量、保持独立性和能够进行正常活动视为“非常重要”或“重要”，而不管疾病分期（转移性或非转移性）或状态（无疾病或有疾病）[76]。纵向研究还表明，在接受治愈性治疗的肺癌患者中，有许多患者在 1 年内经历了呼吸困难和症状负担增加、功能性运动能力受损和生活质量下降[9-12]。一项对定性研究的 Meta 分析还显示，接受手术治疗后，肺癌患者“渴望重返正常生活”，感觉自己“在需要支持和想要独立之间摇摆不定”，并“因术后症状感到沉重负担”[77]。一项定性和定量研究的系统综述特别指出，许多肺癌患者经历了显著的呼吸困难、疲劳、睡眠困难，以及对日常生活活动的限制、失去独立性和身体残疾的担忧[78]。因此，以患者为中心的护理，特别是将患者的偏好、价值观和以患者为中心的结果（如生活质量和残疾）纳入决策过程[1, 13, 79]。在肺癌中提出了一套标准的以患者为中心的结果，包括患者报告的生活质量领域（如疲劳、呼吸困难和咳嗽），以及治疗期间或治疗后 6 个月内的并发症和存活率[80]。

此外，共享决策是以患者为中心护理的一个重要组成部分[81]。使用决策辅助工具促进共享决策已被证明可以提高患者满意度、价值观一致性和知识水平，并降低接受选择性手术的患者的冲突和焦虑[82, 83]。在肺癌筛查方面，共享决策被推荐用于促进决策[84, 85]，并且可以取得良好的效果[86]。对于考虑进行治愈性治疗的肺癌患者，共享决策的效果并不理想[87, 88]。已经探索了使用决策辅助工具促进与考虑进行诊断程序[89, 90]和肺癌治疗的患者[91]之间的共享决策。

四、额外考虑因素

（一）降低风险

风险评估的组成部分还包括确定减轻风险的策略。鉴于低运动能力与术后不良结果相关，已经尝试通过运动训练来改善运动能力以减少手术风险。例如，一项对 151 名可手术肺癌患者进行的随机对照试验（randomized controlled trial，RCT），其中 38% 患有慢性阻塞性肺疾病，结果表明与常规护理组相比，高强度间歇性运动训练组的患者在 VO_2 峰值和 6 分钟步行试验距离方面有显著改善[92]。此外，一项后续的 RCT 系统评价和 Meta 分析发现，在 14 项研究中共有 791 名参与者，与常规护理相比，术前运动训练可以减少总体和临床相关的术后并发症[93]。关于运动训练对死亡率的影响的估计不够精确（并且在统计学上不显著），运动训练可能改善运动能力、肺功能和生活质量，尽管这些变化的临床意义尚不清楚[93]。在这个系统评价中确定的术前运动训练程序持续时间范围为 1～8 周[93]。

在治疗后阶段，一项对 61 名接受手术治疗的患者进行的随机对照试验，其中 30% 患有慢性阻塞性肺疾病，结果表明与常规护理相比，分配到为期 20 周的高强度耐力和力量运动训练计划的患者，该计划大约在治疗后 1 个月开始，经历了 VO_2 峰值、腿部肌肉力量、总肌肉量和生活质量的改善[94]。随后进行的一项系统评价和 Meta 分析涉及 450 名在肺癌切除手术后 12 个月内的参与者的 8 项随机对照试验显示，运动训练可以改善运动能力和腿部肌肉力量，并可能改善身体生活质量和呼吸困难的控制[95]。在这个阶段评估的运动训练计划持续时间范围为 4～20 周[95]。因此，运动训练或康复计划可以减轻术中外科并发症的风险，并可能在治疗后改善生活质量。事实上，对于术前或术后运动功能和肺功能受损的肺癌患者，推荐在术前或术后进行肺康复治疗[13]。

戒烟也可以对结果产生积极影响。一项追踪了 517 名患有Ⅰ～ⅡA 期非小细胞肺癌的吸烟者的前瞻性研究，平均随访时间为 7 年。该研究发现，与继续诊断后继续吸烟的人相比，戒烟者的调整后中位总生存时间长了 22 个月；他们的 5 年总生存率和无进展生存率也显著更高，分别为 61% 和 49%，以及 54% 和 44%[96]。在这项研究中，戒烟与各种死亡、癌症特异性死亡和疾病进展的风险降低约 30%，无论肺癌处于何种阶段[96]。此外，在接受手术治疗前戒烟与更低的手术并发症发病率相关联，尽管这种关系在研究中并不一致[97-99]。虽然如此，考虑到它的潜在好处，戒烟被推荐用于减轻考虑手术治疗的肺癌患者的手术风险[13]。

（二）护理团队特征

医疗团队和医院特征与肺癌的治疗结果相关。手术结果可能取决于专业知识（即与普通外科相比，胸外科更好）[100]，以及医师或医院手术量（即与低量相比，高量更好）[101, 102]。指南建议在手术量多的中心（如每年超过 20～25 例）由胸外科医师进行肺癌切除手术[2, 28]。此外，多学科团队的参与治疗的及时性、治疗选择、遵循临床指南建议及较低的医疗成本和支出相关联[103-107]。ACCP 建议考虑进行肺癌切除手术的患者的多学科团队包括胸外科医师、放射肿瘤科医师、内科肿瘤学家和肺科医师[1, 13]。然而，大约 30% 的肺癌切除手术由普通外科医师执行[2]，在医疗中心特征方面存在明显的现实差异（专业 / 复杂中心比非专业 / 附属中心更好[108]），包括在护理方面的差异（如城市与农村地区相比，城市地区更好[109]），以及地理位置（根据美国各州和县的水平[110, 111]）。因此，考虑到团队和中心特征及护理的可及性，可以指导对考虑接受治疗的肺癌患者的临床决策。

五、综合性的方法

患者能否在手术治疗中存活是评估肺癌治疗生理学的主要考虑因素。传统上，由于缺乏有效的替代治疗选择，人们通常会冒高风险以实现潜在的治愈获益。因此，针对肺癌根治性手术的生理学评估的早期研究报道了较高的手术死亡率（如 20%）[16, 112]。手术和放射技术的进步使得治疗方法更安全、更易耐受、更有效，早期肺癌患者的生存率显著提高[69]。在临床决策中应考虑其他结果指标，如 HRQOL 和残疾程度[3, 79]。

因此，一个综合的生理学和以患者为中心的方法可能更好地指导肺癌患者选择根治性治疗，其中包括以下重要考虑因素。

1. 生理学测量和相关算法结合了肺功能测试和运动能力评估，可以在一定程度上预测患者是否能够耐受根治性肺切除手术所引起的必要压力，特别是对心肺系统的影响。在肺功能受损患者中，直接或间接测量 VO_{2peak} 的能力已经相当确定，无论是通过心肺运动试验还是简单现场运动测试，都可以预测手术结果。然而，由于风险评估的不确定性，包括使用的阈值以及对传统临床结果的接受程度不明确，单一变量或涉及生理学测量的算法不应该在决策中单独使用。

2. 尽管围术期死亡率是评估手术风险的重要且被广泛接受的指标，但现有的文献和支持性证据突显了以患者为中心的护理的重要性，包括纳入患者报告的结果，如 HRQOL 和残疾，以及在共同决策中征求患者的偏好和价值观。

3. 临床决策，特别是关于二元决策（如手术或不手术）的决策是复杂而多方面的，应该采用多学科的方法进行，考虑到医疗资源的可及性。

考虑到这些因素，对于肺癌切除手术，$ppoFEV_1$ 和 $ppoDL_{CO}$＞60% 的患者可以被视为围术期发病率和死亡率低的低风险患者。对于 $ppoFEV_1$ 和（或）$ppoDL_{CO}$ 处于边缘区域（30%～60%）且在运动测试中表现良好的患者，也可以被视为低风险。进行运动测试的决定应考虑患者接受所需测试的能力、测试的可用性及解释结果以指导决策。在简单现场运动测试中表现良好可以定义为 SCT 高度＞22m，ISWT 距离＞400m，或 6MWT 距离＞400～500m。运动测试表现差的患者通常表示手术风险高（通常是禁忌），包括 CPET 中的 VO_{2peak}＜10ml/(kg·min)（或＜35% 预测值），或者如果不可用，简单现场运动测试中更高的距离阈值（即 SCT 高度＜22m，ISWT 距离＜400m 或 6MWT 距离＜500m）。在围术期设置中减轻手术风险的策略，特别是对于被认为处于“中等”风险的患者，应包括可减少围术期并发症的运动训练计划，尤其是如果这样的计划可行。对于 $ppoFEV_1$ 或 $ppoDL_{CO}$＜30% 的患者，特别是在运动测试中表现不佳的患者，可以被视为高风险，并提供非手术治疗或亚叶切除。围术期死亡率＞5% 可以被用作指示高和禁忌风险的阈值。对于所有患者，应采取以患者为中心的方法，旨在进行知情共同决策和优化治疗选择。这种以患者为中心的方法应包括患者偏好、价值观，以及考虑到 HRQOL、残疾和团队和医疗中心水平特征的考虑（图 13–1）。

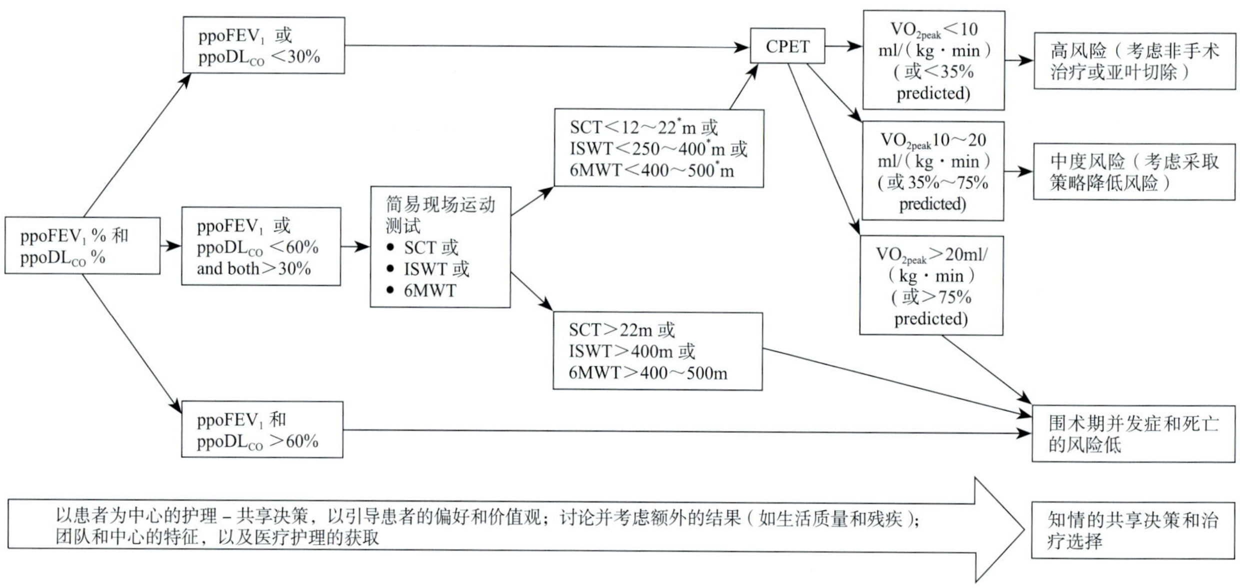

▲ **图 13–1　对考虑进行肺癌切除手术的患者评估的综合方法**

* 如果 CPET 不可用，考虑使用更高的距离或高度截止值来提示高手术风险。† 如果 CPET 不可用，考虑使用简单的场地运动测试（即 6MWT、ISWT 或 SCT）（和更高的距离或高度截止值来提示高手术风险）。6MWT.6min 步行测试；CPET. 心肺运动测试；DL_{CO}. 一氧化碳扩散能力；FEV_1.1s 用力呼气容积；ISWT. 递增式步行测试；ppo. 术后预测；SCT. 上楼测试，VO_{2peak}. 峰值氧摄取量

参考文献

[1] Ost DE, Jim Yeung SC, Tanoue LT, Gould MK. Clinical and organizational factors in the initial evaluation of patients with lung cancer: diagnosis and management of lung cancer, 3rd ed: American College of Chest Physicians evidence-based clinical practice guidelines. Chest. 2013;143(5 Suppl):e121S–e41S.

[2] Howington JA, Blum MG, Chang AC, Balekian AA, Murthy SC. Treatment of stage I and II non-small cell lung cancer: diagnosis and management of lung cancer, 3rd ed: American College of Chest Physicians evidence-based clinical practice guidelines. Chest. 2013;143(5 Suppl):e278S–313S.

[3] Donington J, Ferguson M, Mazzone P, Handy J Jr, Schuchert M, Fernando H, et al. American College of Chest Physicians and Society of Thoracic Surgeons consensus statement for eval uation and management for high-risk patients with stage I non-small cell lung cancer. Chest. 2012;142(6):1620–35.

[4] Tabutin M, Couraud S, Guibert B, Mulsant P, Souquet PJ, Tronc F. Completion pneumonec tomy in patients with cancer: postoperative survival and mortality factors. J Thorac Oncol. 2012;7(10):1556–62.

[5] Thibout Y, Guibert B, Bossard N, Tronc F, Tiffet O, de la Roche E, et al. Is pneumonectomy after induction chemotherapy for non-small cell lung cancer a reasonable procedure? A mul ticenter retrospective study of 228 cases. J Thorac Oncol. 2009;4(12):1496–503.

[6] Win T, Groves AM, Ritchie AJ, Wells FC, Cafferty F, Laroche CM. The effect of lung resection on pulmonary function and exercise capacity in lung cancer patients. Respir Care. 2007;52(6):720–6.

[7] Bolliger CT, Jordan P, Soler M, Stulz P, Tamm M, Wyser C, et al. Pulmonary function and exercise capacity after lung resection. Eur Respir J. 1996;9(3):415–21.

[8] Zeiher BG, Gross TJ, Kern JA, Lanza LA, Peterson MW. Predicting postoperative pulmonary function in patients undergoing lung resection. Chest. 1995;108(1):68–72.

[9] Ha D, Ries AL, Lippman SM, Fuster MM. Effects of curative-intent lung cancer therapy on functional exercise capacity and patient-reported outcomes. Supportive Care Cancer. 2020;28(10):4707–20.

[10] Nugent SM, Golden SE, Hooker ER, Sullivan DR, Thomas CR Jr, Deffebach ME, et al. Longitudinal health-related quality of life among individuals considering treatment for stage I non-small-cell lung cancer. Ann Am Thorac Soc. 2020;17(8):988–97.

[11] Granger CL, McDonald CF, Irving L, Clark RA, Gough K, Murnane A, et al. Low physical activity levels and functional decline in individuals with lung cancer. Lung Cancer (Amsterdam, Netherlands). 2014;83(2):292–9.

[12] Pompili C, Rogers Z, Absolom K, Holch P, Clayton B, Callister M, et al. Quality of life after VATS lung resection and SABR for early-stage non-small cell lung cancer: a longitudinal study. Lung Cancer. 2021;162:71–8.

[13] Brunelli A, Kim AW, Berger KI, Addrizzo-Harris DJ. Physiologic evaluation of the patient with lung cancer being considered for resectional surgery: diagnosis and management of lung cancer, 3rd ed: American College of Chest Physicians Evidence-Based Clinical Practice Guidelines. Chest. 2013;143(5 Suppl):e166S–90S.

[14] Choi H, Mazzone P. Preoperative evaluation of the patient with lung cancer being considered for lung resection. Curr Opin Anaesthesiol. 2015;28(1):18–25.

[15] Markos J, Mullan BP, Hillman DR, Musk AW, Antico VF, Lovegrove FT, et al. Preoperative assessment as a predictor of mortality and morbidity after lung resection. Am Rev Respir Dis. 1989;139(4):902–10.

[16] Pierce RJ, Copland JM, Sharpe K, Barter CE. Preoperative risk evaluation for lung cancer resection: predicted postoperative product as a predictor of surgical mortality. Am J Respir Crit Care Med. 1994;150(4):947–55.

[17] Berry MF, Villamizar-Ortiz NR, Tong BC, Burfeind WR Jr, Harpole DH, D'Amico TA, et al. Pulmonary function tests do not predict pulmonary complications after thoracoscopic lobec tomy. Ann Thorac Surg. 2010;89(4):1044–51; discussion 1051–2.

[18] Zhang R, Lee SM, Wigfield C, Vigneswaran WT, Ferguson MK. Lung function predicts pulmonary complications regardless of the surgical approach. Ann Thorac Surg. 2015;99(5):1761–7.

[19] Cao C, Louie BE, Melfi F, Veronesi G, Razzak R, Romano G, et al. Impact of pulmonary function on pulmonary complications after robotic-assisted thoracoscopic lobectomy. Eur J Cardiothorac Surg. 2020;57(2):338–42.

[20] Licker MJ, Widikker I, Robert J, Frey JG, Spiliopoulos A, Ellenberger C, et al. Operative mortality and respiratory complications after lung resection for cancer: impact of chronic obstructive pulmonary disease and time trends. Ann Thorac Surg. 2006;81(5):1830–7.

[21] Ferguson MK, Little L, Rizzo L, Popovich KJ, Glonek GF, Leff A, et al. Diffusing capacity predicts morbidity and mortality after pulmonary resection. J Thorac Cardiovasc Surg. 1988;96(6):894–900.

[22] Brunelli A, Refai MA, Salati M, Sabbatini A, Morgan-Hughes NJ, Rocco G. Carbon mon oxide lung diffusion capacity improves risk stratification in patients without airflow limita tion: evidence for systematic measurement before lung resection. Eur J Cardiothorac Surg. 2006;29(4):567–70.

[23] Ferguson MK, Vigneswaran WT. Diffusing capacity predicts morbidity after lung resection in patients without obstructive lung disease. Ann Thorac Surg. 2008;85(4):1158–64; discus sion 1164–5.

[24] Olsen GN, Block AJ, Tobias JA. Prediction of postpneumonectomy pulmonary function using quantitative macroaggregate lung scanning. Chest. 1974;66(1):13–6.

[25] Loewen GM, Watson D, Kohman L, Herndon JE 2nd, Shennib H, Kernstine K, et al. Preoperative exercise Vo2 measurement for lung resection candidates: results of Cancer and Leukemia Group B Protocol 9238.J Thorac Oncol. 2007;2(7):619–25.

[26] Benzo R, Kelley GA, Recchi L, Hofman A, Sciurba F. Complications of lung resection and exercise capacity: a meta-analysis. Respir Med. 2007;101(8):1790–7.

[27] Lim E, Baldwin D, Beckles M, Duffy J, Entwisle J, Faivre-Finn C, et al. Guidelines on the radical management of patients with lung cancer. Thorax. 2010;65(Suppl 3):iii1–27.

[28] Brunelli A, Charloux A, Bolliger CT, Rocco G, Sculier JP, Varela G, et al. ERS/ESTS clinical guidelines on fitness for radical therapy in lung cancer patients (surgery and chemo-radiotherapy). Eur Respir J. 2009;34(1):17–41.

[29] Ha D, Mazzone PJ, Ries AL, Malhotra A, Fuster M. The utility of exercise testing in patients with lung cancer. J Thorac Oncol. 2016;11(9):1397–410.

[30] American Thoracic Society, American College of Chest Physicians. ATS/ACCP statement on cardiopulmonary exercise testing. Am J Respir Crit Care Med. 2003;167(2):211–77.

[31] Epstein SK, Faling LJ, Daly BD, Celli BR. Inability to perform bicycle ergometry predicts increased morbidity and mortality after lung resection. Chest. 1995;107(2):311–6.

[32] Brunelli A, Refai M, Xiume F, Salati M, Sciarra V, Socci L, et al. Performance at symptom-limited stair-climbing test is associated with increased cardiopulmonary complications, mortality, and costs after major lung resection. Ann Thorac Surg. 2008;86(1):240–7; discus sion

247–8.
[33] Brunelli A, Xiumé F, Refai M, Salati M, Di Nunzio L, Pompili C, et al. Peak oxygen con sumption measured during the stair-climbing test in lung resection candidates. Respiration. 2010;80(3):207–11.
[34] Boujibar F, Gillibert A, Gravier FE, Gillot T, Bonnevie T, Cuvelier A, et al. Performance at stair-climbing test is associated with postoperative complications after lung resection: a systematic review and meta-analysis. Thorax. 2020;75(9):791–7.
[35] ATS Committee on Proficiency Standards for Clinical Pulmonary Function Laboratories. ATS statement: guidelines for the six-minute walk test. Am J Respir Crit Care Med. 2002;166(1):111–7.
[36] Holland AE, Spruit MA, Troosters T, Puhan MA, Pepin V, Saey D, et al. An official European Respiratory Society/American Thoracic Society technical standard: field walking tests in chronic respiratory disease. Eur Respir J. 2014;44(6):1428–46.
[37] Singh SJ, Puhan MA, Andrianopoulos V, Hernandes NA, Mitchell KE, Hill CJ, et al. An official systematic review of the European Respiratory Society/American Thoracic Society: measurement properties of field walking tests in chronic respiratory disease. Eur Respir J. 2014;44(6):1447–78.
[38] Win T, Jackson A, Groves AM, Sharples LD, Charman SC, Laroche CM. Comparison of shuttle walk with measured peak oxygen consumption in patients with operable lung cancer. Thorax. 2006;61(1):57–60.
[39] Fennelly J, Potter L, Pompili C, Brunelli A. Performance in the shuttle walk test is associated with cardiopulmonary complications after lung resections. J Thorac Dis. 2017;9(3):789–95.
[40] Voorn MJJ, Franssen RFW, Verlinden J, Bootsma GP, de Ruysscher DK, Bongers BC, et al. Associations between pretreatment physical performance tests and treatment complications in patients with non-small cell lung cancer: a systematic review. Crit Rev Oncol Hematol. 2021;158:103207.
[41] Hattori K, Matsuda T, Takagi Y, Nagaya M, Inoue T, Nishida Y, et al. Preoperative six-minute walk distance is associated with pneumonia after lung resection. Interact Cardiovasc Thorac Surg. 2018;26(2): 277–83.
[42] Lee H, Kim HK, Kang D, Kong S, Lee JK, Lee G, et al. Prognostic value of 6–min walk test to predict postoperative cardiopulmonary complications in patients with non-small cell lung cancer. Chest. 2020;157(6):1665–73.
[43] Wesolowski S, Orlowski TM, Kram M. The 6–min walk test in the functional evaluation of patients with lung cancer qualified for lobectomy. Interact Cardiovasc Thorac Surg. 2020;30(4):559–64.
[44] Hamada K, Irie M, Fujino Y, Hyodo M, Hanagiri T. Prognostic value of preoperative exercise capacity in patients undergoing thoracoscopic lobectomy for non-small cell lung cancer. Lung Cancer (Amsterdam, Netherlands). 2019;128:47–52.
[45] Marjanski T, Badocha M, Wnuk D, Dziedzic R, Ostrowski M, Sawicka W, et al. Result of the 6–min walk test is an independent prognostic factor of surgically treated non-small-cell lung cancer. Interact Cardiovasc Thorac Surg. 2019;28(3):368–74.
[46] Marjanski T, Wnuk D, Bosakowski D, Szmuda T, Sawicka W, Rzyman W. Patients who do not reach a distance of 500 m during the 6–min walk test have an increased risk of postop erative complications and prolonged hospital stay after lobectomy. Eur J Cardiothorac Surg. 2015;47(5):e213–9.
[47] Irie M, Nakanishi R, Yasuda M, Fujino Y, Hamada K, Hyodo M. Risk factors for short-term outcomes after thoracoscopic lobectomy for lung cancer. Eur Respir J. 2016;48(2):495–503.
[48] Granger CL, Denehy L, Parry SM, Martin J, Dimitriadis T, Sorohan M, et al. Which field walking test should be used to assess functional exercise capacity in lung cancer? An obser vational study. BMC Pulm Med. 2015;15:89.
[49] Ha D, Ries AL, Mazzone PJ, Lippman SM, Fuster MM. Exercise capacity and cancer-specific quality of life following curative intent treatment of stage I-IIIA lung cancer. Support Care Cancer. 2018;26(7):2459–69.
[50] Brunelli A. Ventilatory efficiency slope: an additional prognosticator after lung cancer surgery. Eur J Cardiothorac Surg. 2016;50(4):780–1.
[51] Brunelli A, Belardinelli R, Pompili C, Xiumé F, Refai M, Salati M, et al. Minute ventilation-to-carbon dioxide output (VE/VCO2) slope is the strongest predictor of respiratory complica tions and death after pulmonary resection. Ann Thorac Surg. 2012;93(6):1802–6.
[52] Brunelli A, Refai M, Xiume F, Salati M, Marasco R, Sciarra V, et al. Oxygen desaturation during maximal stair-climbing test and postoperative complications after major lung resec tions. Eur J Cardiothorac Surg. 2008;33(1):77–82.
[53] Ha D, Fuster M, Ries AL, Wagner PD, Mazzone PJ. Heart rate recovery as a preoperative test of perioperative complication risk. Ann Thorac Surg. 2015;100(5):1954–62.
[54] Ha D, Choi H, Zell K, Raymond DP, Stephans K, Wang XF, et al. Association of impaired heart rate recovery with cardiopulmonary complications after lung cancer resection surgery. J Thorac Cardiovasc Surg. 2015;149(4):1168–73.e3.
[55] Fried LP, Tangen CM, Walston J, Newman AB, Hirsch C, Gottdiener J, et al. Frailty in older adults: evidence for a phenotype. J Gerontol A Biol Sci Med Sci. 2001;56(3):M146–56.
[56] Mitnitski AB, Mogilner AJ, Rockwood K. Accumulation of deficits as a proxy measure of aging. ScientificWorldJournal. 2001;1:323–36.
[57] Walston J, Bandeen-Roche K, Buta B, Bergman H, Gill TM, Morley JE, et al. Moving frailty toward clinical practice: NIA intramural frailty science symposium summary. J Am Geriatr Soc. 2019;67(8):1559–64.
[58] Karunungan KL, Hadaya J, Tran Z, Sanaiha Y, Mandelbaum A, Revels SL, et al. Frailty is independently associated with worse outcomes after elective anatomic lung resection. Ann Thorac Surg. 2021;112(5):1639–46.
[59] Kaneda H, Nakano T, Murakawa T. The predictive value of preoperative risk assessments and frailty for surgical complications in lung cancer patients. Surg Today. 2021;51(1):86–93.
[60] Ha DM, Zeng C, Chan ED, Gray M, Mazzone PJ, Samet JM, et al. Association of exer cise behavior with overall survival in stage I-IIIA lung cancer. Ann Am Thorac Soc. 2021;18(6):1034–42.
[61] Komici K, Bencivenga L, Navani N, D'Agnano V, Guerra G, Bianco A, et al. Frailty in patients with lung cancer: a systematic review and meta-analysis. Chest. 2022;162:485.
[62] Batsis JA, Villareal DT. Sarcopenic obesity in older adults: aetiology, epidemiology and treatment strategies. Nat Rev Endocrinol. 2018;14(9):513–37.
[63] Nakamura R, Inage Y, Tobita R, Yoneyama S, Numata T, Ota K, et al. Sarcopenia in resected NSCLC: effect on postoperative outcomes. J Thorac Oncol. 2018;13(7):895–903.
[64] Shinohara S, Otsuki R, Kobayashi K, Sugaya M, Matsuo M, Nakagawa M. Impact of sarcope nia on surgical outcomes in non-small cell lung cancer. Ann Surg Oncol. 2020;27(7):2427–35.
[65] Voorn MJJ, Beukers K, Trepels CMM, Bootsma GP, Bongers BC, Janssen-Heijnen MLG. Associations between pretreatment nutritional assessments and treatment complications in patients with stage I-III non-small cell lung cancer: a systematic review. Clin Nutr ESPEN. 2022;47:152–62.
[66] Sato S, Nakamura M, Shimizu Y, Goto T, Koike T, Ishikawa H, et al. The impact of emphy sema on surgical outcomes of early-stage lung cancer: a retrospective study. BMC Pulm Med. 2019;19(1):73.
[67] Yasuura Y, Maniwa T, Mori K, Miyata N, Mizuno K, Shimizu R, et al. Quantitative com puted tomography for predicting cardiopulmonary complications after lobectomy for lung cancer in patients with chronic obstructive pulmonary disease. Gen Thorac Cardiovasc Surg.

2019;67(8):697–703.

[68] Asakura K, Mitsuboshi S, Tsuji M, Sakamaki H, Otake S, Matsuda S, et al. Pulmonary arte rial enlargement predicts cardiopulmonary complications after pulmonary resection for lung cancer: a retrospective cohort study. J Cardiothorac Surg. 2015;10:113.

[69] Siegel RL, Miller KD, Fuchs HE, Jemal A. Cancer statistics, 2021.CA Cancer J Clin. 2021;71(1):7–33.

[70] Gooseman MR, Falcoz PE, Decaluwe H, Szanto Z, Brunelli A. Morbidity and mortality of lung resection candidates defined by the American College of Chest Physicians as 'mod erate risk': an analysis from the European Society of Thoracic Surgeons database. Eur J Cardiothorac Surg. 2021;60(1):91–7.

[71] Daly ME, Singh N, Ismaila N, Antonoff MB, Arenberg DA, Bradley J, et al. Management of stage III non-small-cell lung cancer: ASCO guideline. J Clin Oncol. 2022;40(12):1356–84.

[72] Lim E, Beckles M, Warburton C, Baldwin D. Cardiopulmonary exercise testing for the selec tion of patients undergoing surgery for lung cancer: friend or foe? Thorax. 2010;65(10):847–9.

[73] Brunelli A, Sabbatini A, Xiume F, Borri A, Salati M, Marasco RD, et al. Inability to perform maximal stair climbing test before lung resection: a propensity score analysis on early out come. Eur J Cardiothorac Surg. 2005;27(3):367–72.

[74] Pennathur A, Brunelli A, Criner GJ, Keshavarz H, Mazzone P, Walsh G, et al. Definition and assessment of high risk in patients considered for lobectomy for stage I non-small cell lung cancer: The American Association for Thoracic Surgery expert panel consensus document. J Thorac Cardiovasc Surg. 2021;162(6):1605–18.e6.

[75] Sullivan DR, Eden KB, Dieckmann NF, Golden SE, Vranas KC, Nugent SM, et al. Understanding patients' values and preferences regarding early stage lung cancer treatment decision making. Lung Cancer. 2019;131:47–57.

[76] Gralla RJ, Hollen PJ, Msaouel P, Davis BV, Petersen J. An evidence-based determination of issues affecting quality of life and patient-reported outcomes in lung cancer: results of a survey of 660 patients. J Thorac Oncol. 2014;9(9):1243–8.

[77] Salander P, Lilliehorn S. To carry on as before: a meta-synthesis of qualitative studies in lung cancer. Lung Cancer (Amsterdam, Netherlands). 2016;99:88–93.

[78] Maguire R, Papadopoulou C, Kotronoulas G, Simpson MF, McPhelim J, Irvine L. A systematic review of supportive care needs of people living with lung cancer. Eur J Oncol Nurs. 2013;17(4):449–64.

[79] Colt HG, Murgu SD, Korst RJ, Slatore CG, Unger M, Quadrelli S. Follow-up and surveil lance of the patient with lung cancer after curative-intent therapy: diagnosis and management of lung cancer, 3rd ed: American College of Chest Physicians evidence-based clinical prac tice guidelines. Chest. 2013;143(5 Suppl):e437S–54S.

[80] Mak KS, van Bommel AC, Stowell C, Abrahm JL, Baker M, Baldotto CS, et al. Defining a standard set of patient-centred outcomes for lung cancer. Eur Respir J. 2016;48(3):852–60.

[81] Barry MJ, Edgman-Levitan S. Shared decision making––pinnacle of patient-centered care. N Engl J Med. 2012;366(9):780–1.

[82] Niburski K, Guadagno E, Abbasgholizadeh-Rahimi S, Poenaru D. Shared decision making in surgery: a meta-analysis of existing literature. Patient. 2020;13(6):667–81.

[83] Niburski K, Guadagno E, Mohtashami S, Poenaru D. Shared decision making in surgery: a scoping review of the literature. Health Expect. 2020;23(5):1241–9.

[84] Krist AH, Davidson KW, Mangione CM, Barry MJ, Cabana M, Caughey AB, et al. Screening for lung cancer: US Preventive Services Task Force recommendation statement. JAMA. 2021;325(10):962–70.

[85] Mazzone PJ, Silvestri GA, Souter LH, Caverly TJ, Kanne JP, Katki HA, et al. Screening for lung cancer: CHEST guideline and expert panel report. Chest. 2021;160:e427.

[86] Volk RJ, Lowenstein LM, Leal VB, Escoto KH, Cantor SB, Munden RF, et al. Effect of a patient decision aid on lung cancer screening decision-making by persons who smoke: a randomized clinical trial. JAMA Netw Open. 2020;3(1):e1920362.

[87] De Roo AC, Vitous CA, Rivard SJ, Bamdad MC, Jafri SM, Byrnes ME, et al. High-risk surgery among older adults: not-quite shared decision-making. Surgery. 2021;170(3):756–63.

[88] Golden SE, Thomas CR Jr, Moghanaki D, Slatore CG. Dumping the information bucket: a qualitative study of clinicians caring for patients with early stage non-small cell lung cancer. Patient Educ Couns. 2017;100(5):861–70.

[89] Olling K, Stie M, Winther B, Steffensen KD. The impact of a patient decision aid on shared decision-making behaviour in oncology care and pulmonary medicine-a field study based on real-life observations. J Eval Clin Pract. 2019;25(6):1121–30.

[90] Søndergaard SR, Madsen PH, Hilberg O, Jensen KM, Olling K, Steffensen KD. A prospec tive cohort study of shared decision making in lung cancer diagnostics: impact of using a patient decision aid. Patient Educ Couns. 2019;102(11):1961–8.

[91] Spronk I, Meijers MC, Heins MJ, Francke AL, Elwyn G, van Lindert A, et al. Availability and effectiveness of decision aids for supporting shared decision making in patients with advanced colorectal and lung cancer: results from a systematic review. Eur J Cancer Care (Engl). 2019;28(3):e13079.

[92] Licker M, Karenovics W, Diaper J, Fresard I, Triponez F, Ellenberger C, et al. Short-term preoperative high-intensity interval training in patients awaiting lung cancer surgery: a ran domized controlled trial. J Thorac Oncol. 2017;12(2):323–33.

[93] Gravier FE, Smondack P, Prieur G, Medrinal C, Combret Y, Muir JF, et al. Effects of exercise training in people with non-small cell lung cancer before lung resection: a systematic review and meta-analysis. Thorax. 2022;77(5):486–96.

[94] Edvardsen E, Skjonsberg OH, Holme I, Nordsletten L, Borchsenius F, Anderssen SA. High-intensity training following lung cancer surgery: a randomised controlled trial. Thorax. 2015;70(3):244–50.

[95] Cavalheri V, Burtin C, Formico VR, Nonoyama ML, Jenkins S, Spruit MA, et al. Exercise training undertaken by people within 12 months of lung resection for non-small cell lung cancer. Cochrane Database Syst Rev. 2019;6:CD009955.

[96] Sheikh M, Mukeriya A, Shangina O, Brennan P, Zaridze D. Postdiagnosis smoking cessation and reduced risk for lung cancer progression and mortality : a prospective cohort study. Ann Intern Med. 2021;174(9):1232–9.

[97] Lugg ST, Tikka T, Agostini PJ, Kerr A, Adams K, Kalkat MS, et al. Smoking and timing of cessation on postoperative pulmonary complications after curative-intent lung cancer sur gery. J Cardiothorac Surg. 2017;12(1):52.

[98] Mason DP, Subramanian S, Nowicki ER, Grab JD, Murthy SC, Rice TW, et al. Impact of smoking cessation before resection of lung cancer: a Society of Thoracic Surgeons General Thoracic Surgery Database study. Ann Thorac Surg. 2009;88(2):362–70; discussion 370–1.

[99] Takenaka T, Shoji F, Tagawa T, Kinoshita F, Haratake N, Edagawa M, et al. Does short-term cessation of smoking before lung resections reduce the risk of complications? J Thorac Dis. 2020;12(12):7127–34.

[100] von Meyenfeldt EM, Gooiker GA, van Gijn W, Post PN, van de Velde CJ, Tollenaar RA, et al. The relationship between volume or surgeon specialty and outcome in the surgical treatment of lung cancer: a systematic review and meta-analysis. J Thorac Oncol. 2012;7(7):1170–8.

[101] Birkmeyer JD, Stukel TA, Siewers AE, Goodney PP, Wennberg DE, Lucas FL. Surgeon volume and operative mortality in the United States. N Engl J Med. 2003;349(22):2117–27.

[102] Birkmeyer JD, Siewers AE, Finlayson EV, Stukel TA, Lucas FL,

Batista I, et al. Hospital volume and surgical mortality in the United States. N Engl J Med. 2002;346(15):1128–37.
[103] Boxer MM, Vinod SK, Shafiq J, Duggan KJ. Do multidisciplinary team meetings make a difference in the management of lung cancer? Cancer. 2011;117(22):5112–20.
[104] Coory M, Gkolia P, Yang IA, Bowman RV, Fong KM. Systematic review of multidisciplinary teams in the management of lung cancer. Lung Cancer. 2008;60(1):14–21.
[105] Freeman RK, Ascioti AJ, Dake M, Mahidhara RS. The effects of a multidisciplinary care conference on the quality and cost of care for lung cancer patients. Ann Thorac Surg. 2015;100(5):1834–8; discussion 1838.
[106] Freeman RK, Van Woerkom JM, Vyverberg A, Ascioti AJ. The effect of a multidisciplinary thoracic malignancy conference on the treatment of patients with lung cancer. Eur J Cardiothorac Surg. 2010;38(1):1–5.
[107] Voong KR, Liang OS, Dugan P, Torto D, Padula WV, Senter JP, et al. Thoracic oncology multidisciplinary clinic reduces unnecessary health care expenditure used in the workup of patients with non-small-cell lung cancer. Clin Lung Cancer. 2019;20(4):e430–e41.
[108] Boffa DJ, Mallin K, Herrin J, Resio B, Salazar MC, Palis B, et al. Survival after cancer treatment at top-ranked US cancer hospitals vs affiliates of top-ranked cancer hospitals. JAMA Netw Open. 2020;3(5):e203942.
[109] Nicoli CD, Sprague BL, Anker CJ, Lester-Coll NH. Association of rurality with survival and guidelines-concordant management in early-stage non-small cell lung cancer. Am J Clin Oncol. 2019;42(7):607–14.
[110] Sineshaw HM, Sahar L, Osarogiagbon RU, Flanders WD, Yabroff KR, Jemal A. County-level variations in receipt of surgery for early-stage non-small cell lung cancer in the United States. Chest. 2020;157(1):212–22.
[111] Sineshaw HM, Wu XC, Flanders WD, Osarogiagbon RU, Jemal A. Variations in receipt of curative-intent surgery for early-stage non-small cell lung cancer (NSCLC) by state. J Thorac Oncol. 2016;11(6):880–9.
[112] Holden DA, Rice TW, Stelmach K, Meeker DP. Exercise testing, 6–min walk, and stair climb in the evaluation of patients at high risk for pulmonary resection. Chest. 1992;102(6):1774–9.D. M. Ha